Vaincre
l'hypoglycémie

Catalogage avant publication de la Bibliothèque nationale du Canada

Bouchard, Odette
Vaincre l'hypoglycémie : guide pour se guérir des mauvais sucres

1. Hypoglycémie – Traitement. 2. Hypoglycémie – Diétothérapie. 3. Hypoglycémie. I. Thériault, Murielle. II. Titre.

RC662.2.B68 2003 616.4'6606 C2003-940520-6

DISTRIBUTEURS EXCLUSIFS:

• Pour le Canada
et les États-Unis:
MESSAGERIES ADP*
955, rue Amherst
Montréal, Québec
H2L 3K4
Tél.: (514) 523-1182
Télécopieur: (514) 939-0406
* Filiale de Sogides ltée

• Pour la France et les autres pays:
VIVENDI UNIVERSAL PUBLISHING SERVICES
Immeuble Paryseine, 3, Allée de la Seine
94854 Ivry Cedex
Tél.: 01 49 59 11 89/91
Télécopieur: 01 49 59 11 96
Commandes: Tél.: 02 38 32 71 00
Télécopieur: 02 38 32 71 28

• Pour la Suisse:
VIVENDI UNIVERSAL PUBLISHING SERVICES SUISSE
Case postale 69 - 1701 Fribourg - Suisse
Tél.: (41-26) 460-80-60
Télécopieur: (41-26) 460-80-68
Internet: www.havas.ch
Email: office@havas.ch
DISTRIBUTION: OLF SA
Z.I. 3, Corminbœuf
Case postale 1061
CH-1701 FRIBOURG
Commandes: Tél.: (41-26) 467-53-33
Télécopieur: (41-26) 467-54-66
Email: commande@ofl.ch

• Pour la Belgique et le Luxembourg:
VIVENDI UNIVERSAL PUBLISHING SERVICES BENELUX
Boulevard de l'Europe 117
B-1301 Wavre
Tél.: (010) 42-03-20
Télécopieur: (010) 41-20-24
http://www.vups.be
Email: info@vups.be

Dépôt légal: 2e trimestre 2003
Bibliothèque nationale du Québec

ISBN 2-7619-1826-6

Gouvernement du Québec – Programme de crédit d'impôt pour l'édition de livres – Gestion SODEC.

L'Éditeur bénéficie du soutien de la Société de développement des entreprises culturelles du Québec pour son programme d'édition.

Nous reconnaissons l'aide financière du gouvernement du Canada par l'entremise du Programme d'aide au développement de l'industrie de l'édition (PADIÉ) pour nos activités d'édition.

Odette Bouchard
Murielle Thériault

Vaincre l'hypoglycémie

Guide pour se guérir des mauvais sucres

LES ÉDITIONS DE L'HOMME

AVIS AU LECTEUR

Ce livre a pour objectif d'informer quiconque veut prévenir le diabète ainsi que l'hypoglycémie et être en meilleure santé. Mais il ne peut en aucun cas se substituer aux soins éclairés d'un professionnel de la santé. En cas de maladie, il est conseillé de consulter un médecin.

REMERCIEMENTS

Nous tenons à remercier les médecins qui nous ont apporté leur éclairage professionnel : d'abord le Dr André Sévigny, omnipraticien et cofondateur de l'Association des hypoglycémiques du Québec (AHQ), puis le Dr André Nadeau, endocrinologue et chercheur au Centre hospitalier de l'Université Laval.

Nous sommes fières de la contribution de Louise Lambert-Lagacé, diététiste et auteur de plusieurs ouvrages sur l'alimentation. Nous la remercions tout particulièrement pour son texte sur la problématique de l'hypoglycémie chez les enfants ainsi que pour les judicieux conseils qui nous ont permis d'améliorer le contenu du chapitre sur la saine alimentation de cette édition 2003.

Merci à Rita Chouinard, infirmière, qui a œuvré pendant 10 ans à l'Association des hypoglycémiques du Québec (AHQ). Son expérience et sa compétence clinique ont été un apport important dans la compréhension de l'hypoglycémie et des différentes étapes de sa guérison.

Nous aimerions souligner la qualité du travail de révision des chapitres sur l'alimentation effectué par toute une équipe de personnes-ressources : Suzanne Landry, nutritionniste, qui cumule 10 années de travail auprès des hypoglycémiques ; Johanne Tremblay, technologue en diététique qui a été consultante à l'AHQ pendant 13 ans, ainsi que Marie-France Lalancette, dietétiste, Anne Blais, enseignante, et Martine Thomas, professeur en alimentation saine.

Nous aimerions de plus reconnaître le précieux soutien au travail graphique de Nicole Desaulniers.

Nous exprimons également notre reconnaissance aux Éditions de l'Homme, qui ont reconnu l'utilité de rééditer cet ouvrage et qui en ont assuré une publication de qualité.

À tous ces collaborateurs, nous disons un chaleureux merci !

PRÉFACE

L'Association des hypoglycémiques du Québec (AHQ) et le Centre d'Hypoglycémie et des Troubles Alimentaires du Québec (Centre HYPOTALQ) offrent au grand public des services de base inusités. Malgré les nombreux besoins en région, ces services n'existent pas de façon aussi complète ailleurs au Québec. Grâce à la qualité et à la variété de leurs services respectifs, ces deux organismes permettent à ceux qui le désirent de faire un premier pas vers la détection de ce problème qu'est l'hypoglycémie fonctionnelle, quitte, par la suite, à pousser plus loin l'investigation pour en découvrir toutes les facettes connues.

On peut parfois remonter très loin dans la genèse de ce dysfonctionnement. Mais souvent le stress relié au travail, une mauvaise alimentation ou un choc émotif en sont les éléments déclencheurs. Cela étant admis, l'une des solutions que les auteurs de ce livre proposent est le changement des habitudes alimentaires, car le contrôle de ce dérèglement passe d'abord par cette voie. Mais l'alimentation n'est pas le seul changement à envisager. Depuis parfois très longtemps, le corps a envoyé des signaux d'alarme que l'on s'est empressé d'ignorer. Ces signaux, on les reconnaîtra avec d'autant plus d'acuité que notre alimentation sera meilleure. Toutefois, d'autres éléments sont importants : un sommeil suffisant, des loisirs agréables, une activité physique modérée, l'amélioration de l'estime de soi et l'acceptation de ses propres limites.

En somme, sans une bonne gestion du stress dans notre vie, il sera plus difficile d'en arriver à un équilibre satisfaisant.

Régulariser son taux de sucre dans le sang, c'est un travail qui nécessite des efforts soutenus. Il ne fait aucun doute que tous ces changements pourront se faire par étapes et en douceur selon la personnalité et les disponibilités de chacun.

Les services d'aide offerts à la clientèle de l'AHQ et du Centre HYPOTALQ s'appuient sur des connaissances médicales reconnues ainsi que sur l'expérience et le vécu de plus de mille de personnes, expérience acquise depuis plus de vingt ans. Ces deux organismes apportent ainsi de l'espoir à de nombreuses personnes. Elle leur fournit les outils nécessaires pour retrouver la santé… À elles d'en tirer profit!

Nous vous souhaitons donc bonne route vers une santé intégrale.

Dr André Sévigny
Omnipraticien
Cofondateur de l'Association
des hypoglycémiques du Québec (AHQ)

AVANT-PROPOS

Ce guide est l'heureux aboutissement de plus de 20 ans d'expérience de l'Association des hypoglycémiques du Québec (AHQ). Il a été rédigé par Odette Bouchard (formatrice, psychothérapeute et sexologue) et Murielle Thériault (enseignante et cofondatrice de l'AHQ) qui œuvrent depuis le début à l'Association. Odette Bouchard est maintenant formatrice et directrice du Centre HYPOTALQ.

L'édition de 2003, tout comme celle de 1998, a été conçue pour être l'expression la plus complète de l'expérience de l'Association. On y présente l'opinion de deux médecins qui s'intéressent au métabolisme du glucose et qui soutiennent depuis plusieurs années la cause des personnes souffrant d'hypoglycémie. Riche en conseils pratiques, *Vaincre l'hypoglycémie* apporte un soutien concret à toutes les personnes qui souffrent du «mal du sucre». Les auteurs sensibilisent les professionnels de la santé aux méfaits pernicieux des mauvais sucres ainsi qu'au rôle essentiel d'une saine alimentation et de bonnes habitudes de vie pour préserver son capital santé.

À la lumière des données les plus récentes concernant le métabolisme des sucres et une saine alimentation, la présente édition a permis de mettre à jour et d'améliorer une centaine de pages, lesquelles présentent plusieurs tableaux synthèses inédits. Certains tableaux proposent de nouveaux aliments à privilégier et précisent les portions adaptées aux besoins des hypoglycémiques. Dans les chapitres III, IV, V et VI concernant l'alimentation, les auteurs posent un regard neuf sur les divers éléments qui constituent une assiette santé ainsi que sur les grands principes qui s'y rattachent. Elles insistent sur la répartition équilibrée des bons gras, des bons sucres ainsi que des sources variées de protéines soutenantes pour mieux stabiliser la glycémie tout en favorisant une santé optimale. Elles portent une attention spéciale aux fonctions bénéfiques des fibres alimentaires, aux valeurs nutritionnelles exceptionnelles des protéines végétales comme les noix, les légumineuses, incluant les dérivés du soja. Pour les aider à jouir d'une meilleure santé globale et prévenir les maladies cardiovasculaires, elles invitent les hypoglycémiques à mieux connaître et à augmenter les sources de bons gras. Elles les sensibilisent aussi à la teneur en alcool, en glucides et en calories des boissons alcoolisées.

Voilà donc, pour mieux vous guider, une version tout à fait renouvelée de *Vaincre l'hypoglycémie*.

INTRODUCTION

Se guérir des mauvais sucres, pourquoi ?

par Odette Bouchard

Sur le plan médical, le XXe siècle a su relever avec succès plusieurs défis humanitaires : l'amélioration des conditions de vie et d'hygiène, un meilleur contrôle des maladies infectieuses et des épidémies ainsi que l'application de traitements efficaces pour guérir certaines maladies autrefois incurables.

Au-delà de ces victoires, la dernière partie du XXe siècle n'est pas à l'abri de ses erreurs et de ses inconsciences. Malgré l'avancement des connaissances et de la science médicale, la population subit avec de plus en plus d'acuité les effets néfastes d'une mauvaise alimentation et d'une agriculture utilisant des pesticides. Le Dr Catherine Kousmine, médecin suisse[1], a été la première scientifique à clamer sans équivoque le lien étroit entre les déficiences nutritionnelles propres à notre alimentation moderne et les nouvelles maladies dégénératives et auto-immunes (sclérose en plaques, polyarthrite, cancer, etc.). Elle a établi une relation évidente entre la mauvaise alimentation et l'augmentation substantielle des maladies neuromusculaires, cardiovasculaires et autres déséquilibres fonctionnels ou endocriniens.

L'alimentation moderne a entraîné une transformation des aliments de base ainsi qu'une surconsommation de produits alimentaires raffinés ou trafiqués. Elle se caractérise par une sous-consommation d'aliments complets, riches en fibres, en vitamines et en oligo-éléments essentiels au maintien d'une bonne santé. C'est une alimentation de plus en plus pauvre en nutriments et de plus en plus riche en «anutriments» venant s'ajouter au cumul de déchets toxiques que l'organisme tente constamment d'éliminer pour conserver son équilibre, mais à quel prix!

Parmi l'ensemble des produits alimentaires trafiqués, les huiles hydrogénées, les sucres raffinés, et les aliments provenant d'organismes génétiquement modifiés (OGM) se trouvent aux premiers rangs. Pour la santé de la population actuelle et celle des générations qui nous suivent, nous avons le devoir de mesurer l'impact d'une alimentation riche en huiles saturées, en mauvais sucres et en OGM. Ce n'est pas parce que la médecine vient de confirmer les effets nuisibles des huiles transformées sur notre santé sans corroborer ceux des mauvais sucres que les dangers du sucre sont pour autant éliminés et qu'il ne faut pas les prendre au sérieux.

Le mal du sucre n'a rien d'une mode susceptible d'être remplacée par une autre pour des raisons idéologiques ou des priorités dites économiques. **Découverte par le Dr Seale Harris en 1924, l'hypoglycémie demeure une réalité qui cause toujours autant de souffrances et de problèmes.** À cause de leurs effets néfastes sur le plan personnel, familial et social, les ravages du sucre sont tout aussi importants que ceux des mauvais gras. Ils sont tout aussi insidieux et ils touchent une population de plus en plus jeune. De plus, associés à d'autres facteurs, ils favoriseraient, entre autres affections, l'obésité ainsi qu'une certaine forme de diabète du type 2. Ils seraient responsables d'importants déficits magnésiques et de l'augmentation du nombre de maladies ostéo-articulaires et cardiovasculaires[2]. En effet, en raison de la présence de multiples symptômes non spécifiques et reliés aux baisses anormales de sucre dans le sang – fatigue extrême, irritabilité, étourdissements, états dépressifs, manque de concentration, etc. –, trop de cas d'hypoglycémie sont à tort diagnostiqués comme des dépressions ou tout autre désordre psychosomatique[3]. Il va sans dire que ces erreurs de diagnostic entraînent des coûts médicaux et psychosociaux fort importants. Les personnes atteintes d'hypoglycémie non diagnostiquée ne voient aucune amélioration substantielle de leur santé malgré le repos, la médication ou le suivi psychothérapeutique. Elles continuent inlassablement et avec ténacité à chercher auprès des diverses disciplines médicales une explication à leurs malaises. Durant tout ce temps, pendant des mois et dans certains cas pendant plusieurs années, ces personnes perdent un nombre important de journées de travail. Très souvent, la vie de famille et de couple se détériore. Les projets personnels et familiaux sont mis en suspens. En état d'hypoglycémie ponctuelle ou chronique, plusieurs hypoglycémiques non diagnostiqués sont victimes d'accidents de voiture plus ou moins graves. D'autres perdent leur emploi, subissent un divorce et se retrouvent très souvent dans une situation précaire. En plus d'être affectés physiquement, ces individus sont affligés d'une grande souffrance psychologique. En perte d'autonomie et de dignité, ils souffrent de n'avoir aucun diagnostic clair sur lequel ils pourraient s'appuyer pour entamer un processus de prise en charge et de guérison.

C'est aussi pour l'avenir de notre jeunesse qu'il faut s'attaquer sérieusement aux méfaits des mauvais sucres. Malheureusement, l'intolérance au sucre touche depuis quelques années une population de plus en plus jeune (enfants et adolescents[4]). Il fallait s'y attendre. Nos enfants sont nés de parents dont une forte proportion a une tendance à l'hypoglycémie. Ils sont issus d'une génération où le sucre est roi sous toutes ses formes, où l'alimentation dénaturée de type *fast food* est à la mode, où le grignotage de produits «camelotes» tout au long de la journée se substitue à la prise de trois bons repas complets et équilibrés. La crème glacée, les gâteaux sucrés et les friandises se sont substitués aux bons desserts à base de céréales et de fruits frais. Les boissons gazeuses et les boissons sucrées à saveur artificielle ont remplacé les breuvages lactés et édulcorés naturellement. Trop souvent, au moment de la collation, les jus de fruits et les boissons à saveur de fruits ont détrôné les savoureux fruits frais, accompagnés d'un morceau de fromage, dans lesquels on se plaisait à croquer et qui fournissaient de manière progressive les bons glucides (l'énergie), les protéines et d'autres nutriments essentiels à notre organisme.

Enfin, pour des raisons humanitaires et économiques, notre société gagnerait à s'occuper aussi sérieusement de l'hypoglycémie que du diabète, deux affections reliées au problème de régulation du glucose dans le sang.

D'autant plus qu'aujourd'hui nous savons qu'une certaine forme d'hypoglycémie non soignée (une hypoglycémie réactionnelle à court palier diabétique) peut entraîner un diabète de type 2[5]. Ainsi, en épousant la cause de l'hypoglycémie, grâce à des techniques efficaces de dépistage et à la promotion d'une alimentation saine et complète, dépourvue de produits raffinés et de sucres vides (rapidement métabolisés), nous pourrions participer à une action préventive doublement gagnante. Nous pourrions par la même occasion aider à prévenir le diabète, qui est la troisième cause de décès au Québec et qui touche un demi-million de personnes au Québec et un million et demi au Canada. Selon Diabète Québec, environ 30% des diabétiques (la plupart ayant dépassé la quarantaine) ignorent leur condition. On estime aussi que 50 % des femmes enceintes qui ont développé un diabète gestationnel souffriront du diabète de type 2 (non insulino-dépendant) au cours de leur vie. Avec le vieillissement de la population, on prévoit d'ici 2005 que le nombre de personnes diabétiques doublera au Québec. Selon l'Organisation mondiale de la santé (OMS), le diabète est une affection qui est en évolution galopante à travers l'Amérique du Nord et le monde entier. S'il n'est pas dépisté à temps et bien soigné, le diabète entraînera à long terme des complications sérieuses telles que la cécité, l'hypertension, l'amputation d'un membre, des troubles respiratoires, rénaux, hépatiques, nerveux, cérébraux, cardiaques et cutanés. Des études confirment aujourd'hui que 70% des personnes diabétiques mourront d'une maladie cardiovasculaire[6].

Mais pourquoi y a-t-il tant de résistance à prendre au sérieux le mal du sucre? Parce que le sucre est une véritable drogue légale; une drogue facile mais puissante dont on ne veut pas se départir et dont on ne peut se sevrer aisément[7]. Il faut être gravement atteint du mal du sucre pour le prendre au sérieux. Ce fut le cas de quelques médecins américains, canadiens et québécois qui s'occupent généreusement, depuis quelques années de la souffrance hypoglycémique. Ils ont dû parfois en souffrir eux-mêmesprofondément dans leur corps et dans leur esprit pour croire à cette dure réalité et être poussés par la suite à priviligier cette problématique dans leur pratique professionnelle. Grâce à cette nouvelle conscience médicale présente sur une base individuelle, plusieurs personnes peuvent maintenant trouver une oreille attentive à leurs malaises; elles peuvent profiter d'un diagnostic plus rapide et obtenir des services multidisciplinaires auprès de quelques organismes et professionnels de la santé.

Si l'on constate tant de retenue vis-à-vis de ce problème, c'est aussi parce que l'hypoglycémie n'est pas toujours un syndrome spécifique. Elle est souvent associée à d'autres désordres fonctionnels ou biochimiques (intolérances alimentaires, allergies, troubles digestifs ou états anxio-dépressifs) qui peuvent s'entretenir mutuellement et venir embrouiller les pistes.

La profession médicale est parfois réticente à reconnaître comme véritable hypoglycémie ces états de déséquilibre superposés. En revanche, nous savons par expérience que les cas limites, c'est-à-dire les personnes dont les diagnostics médicaux attestent qu'elles ne souffrent pas d'hypoglycémie, se soignent de la même manière que les cas dûment reconnus. Le traitement doit être étalé sur plusieurs mois et favoriser une digestion optimale, une meilleure gestion du stress ainsi qu'une alimentation complète, saine, équilibrée et dépourvue de mauvais sucres et d'aliments allergènes.

Deux autres éléments sont responsables de plusieurs cas d'hypoglycémie laissés-pour-compte: les limites des tests de dépistage actuellement offerts[8] ainsi que l'utilisation de critères restrictifs pour analyser les résultats des tests et conclure à une hypoglycémie. Trop souvent, on ne retient que le chiffre absolu minimal sans tenir compte des symptômes ressentis et de l'allure générale de la courbe (vitesse de la chute, lenteur à remonter dans le corridor de la normalité), comme le suggère l'Association de médecine préventive des États-Unis[9]. Nous sommes toutefois heureux de constater dans le texte du Dr André Nadeau, endocrinologue de Québec, une certaine ouverture quant à ces critères d'analyse. Nous sommes convaincus que de plus amples recherches cliniques favoriseraient le dépistage de l'hypoglycémie.

Nous croyons, à la lumière de plusieurs années d'expérience, que **la médecine devrait élargir les critères diagnostiques de l'hypoglycémie à tout autre désordre biochimique où le sucre joue un rôle néfaste et entraîne des symptômes semblables**. Cette ouverture, qui nécessiterait peut-être une nouvelle appellation, permettrait à de nombreuses personnes privées d'un diagnostic clair de trouver une explication à leurs malaises. Elles pourraient alors profiter plus rapidement de services de soutien adéquats et efficaces, préservant ainsi l'État du coût élevé de soins de santé inutiles.

Ce volume résume 20 ans d'expérience pratique auprès d'une clientèle souffrant à divers degrés de troubles glycémiques associés ou non à d'autres affections. Laissant aux endocrinologues le soin d'établir la définition clinique et biochimique de l'hypoglycémie[10], au fil des ans nous avons compilé un ensemble de connaissances pratiques tout à fait inédites pour aider efficacement les gens qui souffrent d'hypoglycémie ou d'une certaine forme d'intolérance au sucre. Notre expertise s'est enrichie de l'expérience de plusieurs médecins et autres professionnels de la santé (diététiste, acupuncteur, chiropraticien, homéopathe, etc.) œuvrant auprès de cette clientèle. Le présent guide est le fruit de cette riche expertise.

Malgré des moyens financiers plus que restreints, grâce à sa compréhension globale de l'hypoglycémie, à ses outils de dépistage, à ses conseils adaptés et à son soutien diététique et psychologique, l'équipe de l'Association et du Centre HYPOTALQ a pu réhabiliter plus de 80 % de sa clientèle. Autant d'hommes et de femmes désorientés, en perte d'autonomie physique et psychologique, qui ont pu retrouver un mieux-être et la joie de se réaliser sur les plans familial, professionnel et social.

Cet ouvrage s'adresse à tous ceux qui s'intéressent à la problématique de l'intolérance au sucre et plus particulièrement aux personnes hypoglycémiques et aux divers groupes à risque qui ont besoin d'outils concrets et efficaces pour mieux régulariser leur glycémie. Enfin, parce qu'il étudie en détail les aspects physiologique, diététique, psychosocial et affectif de l'hypoglycémie, **ce guide est une banque précieuse d'informations pour tous les professionnels de la santé (incluant les médecins) désireux d'élargir leur compréhension de l'hypoglycémie, de mieux la dépister chez les personnes de tout âge qui en souffrent et de les accompagner de manière efficace.**

Le volume présente d'abord ce qu'est l'hypoglycémie. Il fait le point sur les symptômes et les causes, sur les principaux outils de dépistage ainsi que sur les diverses courbes associées à la glycémie.

Dans un deuxième temps, l'ouvrage expose les principes d'une alimentation saine et équilibrée, établit la source des bons sucres et énumère plusieurs éléments d'apprentissage afin de bien contrôler les baisses anormales de sucre. Pour parer aux circonstances particulières (voyages, restaurants, activité physique, grossesse, insomnie, etc.), il propose aux hypoglycémiques des conseils très spécifiques. Il privilégie certaines suggestions pour les enfants et les adolescents ayant une tendance à faire de l'hypoglycémie.

En troisième lieu, ce volume décrit les liens qui existent entre l'hypoglycémie et d'autres problèmes de santé tels les troubles digestifs, les états anxio-dépressifs, la toxicomanie et la fibromyalgie. Il propose des avenues spécifiques de soutien qui tiennent compte de ces autres problématiques.

Enfin, dans la dernière partie, le volume aborde les aspects psychologiques et socio-affectifs de l'hypoglycémie. Il suggère une gestion du stress par une saine hygiène de vie et par l'identification de souffrances émotives chroniques susceptibles d'entretenir l'état d'hypoglycémie. Enfin, il présente les principales étapes de la guérison et le processus progressif de consolidation des acquis menant au mieux-être.

PREMIÈRE PARTIE

QU'EST-CE QUE L'HYPOGLYCÉMIE ?

Dans la première partie du présent ouvrage, nous examinerons d'abord l'expérience pratique de deux médecins auprès de la clientèle hypoglycémique : celle d'un endocrinologue et chercheur réputé, le Dr André Nadeau, puis celle du Dr André Sévigny, omnipraticien et cofondateur de l'AHQ.

Nous définirons ensuite la nature de l'hypoglycémie, ses causes et ses symptômes. Puis nous présenterons les principaux outils de dépistage avant de nous pencher sur l'interprétation des diverses courbes issues des tests. Enfin, nous évoquerons les manières tout à fait spécifiques de réagir au diagnostic de l'hypoglycémie selon les individus.

CHAPITRE I

L'opinion de deux médecins

Pour les hypoglycémiques qui se sentent parfois incompris par la profession médicale et pour ceux qui souhaitent se familiariser avec les aspects cliniques et biochimiques de l'hypoglycémie, voici d'abord un texte du Dr André Sévigny, omnipraticien et cofondateur de l'AHQ. Pendant vingt-cinq ans, son expertise auprès de milliers de patients hypoglycémiques a considérablement enrichi le travail de l'Association et du Centre HYPOTALQ. Il nous livre sa pensée au moyen d'un texte présenté à la commission Rochon en 1986.

Vous pourrez lire ensuite un article du Dr André Nadeau, texte revu et corrigé en 2003 et qui fut initialement publié dans la revue médicale *Le Clinicien* en juillet 1996. Le Dr Nadeau, endocrinologue et chercheur au Centre Hospitalier de l'Université Laval et au Centre Hospitalier Universitaire de Québec, se penche depuis plusieurs années sur la problématique du diabète et du métabolisme des sucres. Dans cette publication, il nous fait part de données récentes relatives à la compréhension médicale de l'hypoglycémie. En 2003, il déplore que les progrès médicaux n'existent à peu près pas dans ce domaine.

Si le contenu de ces deux articles s'avère trop ardu pour certains lecteurs, nous les invitons à lire d'abord le chapitre II, qui décrit sous une forme simplifiée les divers aspects de l'hypoglycémie. Par la suite, ils pourront revenir à ces deux textes avec plus de facilité et d'intérêt.

PRINCIPALES NORMES PERMETTANT D'IDENTIFIER LA PRÉSENCE D'UNE HYPOGLYCÉMIE FONCTIONNELLE

par le Dr André Sévigny

L'hypoglycémie existe. En effet, si l'on reconnaît que certaines personnes éprouvent des problèmes de santé parce que, à un moment donné, une trop grande quantité de glucose circule dans leur organisme – ce qui est appelé «état diabétique» –, il est logique de penser qu'il existe des cas inverses, c'est-à-dire des cas où il y a une carence plus ou moins grande de glucose.

L'unanimité est faite par le corps médical concernant le premier problème; quant au second, un grand nombre de médecins ignorent comment composer avec lui.

À ce stade-ci, il est bon de préciser qu'il ne s'agit pas d'une hypoglycémie de cause organique, mais bien d'un type d'hypoglycémie appelée «fonctionnelle et réactionnelle».

Je crois, au départ, que ce qui empêche une juste appréciation du problème pour de nombreux médecins, ce sont les données de base qui permettent d'établir, avec le plus de certitude possible dans l'état actuel des connaissances, quelle personne fait de l'hypoglycémie – associée ou non à d'autres problèmes de santé – et quelle personne n'en fait pas.

La médecine traditionnelle a choisi comme base, et comme seule base, le fait que la glycémie baisse ou non en bas de 50 mg (2,8 mmol/L) lors d'une glycémie provoquée de cinq heures; la médecine officielle, je le répète, ne s'occupe d'aucun autre facteur. Je crois que cette façon unique d'apprécier l'hypoglycémie ne cadre pas avec la réalité; d'ailleurs, mon expérience personnelle et l'expérience qu'ont acquise les dirigeants de l'AHQ et du Centre HYPOTALQ nous font vérifier ce fait presque tous les jours, chez les gens qui nous arrivent avec leurs problèmes non résolus et que nous réussissons à remettre sur pied.

Au sein de ces deux organismes, on emploie les normes de l'Association de médecine préventive des États-Unis – qui regroupe quelques milliers de médecins pour qui la nutrition est importante dans le traitement des maladies.

Plusieurs normes ont été mises de l'avant par cette association. **La première norme** est que la glycémie, après ingestion du glucose lors d'une glycémie provoquée, augmente d'au moins 50% par rapport à ce qu'elle était lorsque le patient était à jeun.

La deuxième est qu'il doit y avoir un plateau ascendant entre les dosages d'une demi-heure et d'une heure. La médecine officielle ne s'entend pas sur ce point, à savoir si le sommet d'une courbe d'hyperglycémie provoquée doit être après une demi-heure ou une heure.

La troisième norme, c'est que la baisse normale devrait se faire après trois heures et qu'elle ne devrait pas dépasser 20% de la glycémie à jeun. Pour la médecine officielle, une personne qui fait 80 mg (4,4 mmol/L) à jeun et 45 mg (2,5 mmol/L) plus tard durant la glycémie est considérée comme hypoglycémique, mais si elle fait 115 mg (6,4 mmol/L) à jeun et 60 mg (3,3 mmol/L) par la suite, elle ne l'est pas. Pourtant, en pourcentage, le deuxième résultat a baissé plus bas que le premier.

La quatrième norme est que la baisse d'un dosage horaire à l'autre ne doit pas dépasser 50 mg (2,8 mmol/L) à partir du dosage horaire de la première heure. Les gens qui ont des baisses importantes comme 100 à 150 mg (5,5 à 8,3 mmol/L) ressentent vivement leurs symptômes.

Enfin, une dernière norme; au départ, chez une personne ayant un métabolisme normal en ce qui concerne les glucides, la glycémie provoquée ne cause aucun problème. Lorsqu'il y a certaines réactions telles que transpiration, somnolence, nervosité, faiblesse, anxiété, sensation de perte imminente de connaissance, etc., il faut penser qu'il y a là, très probablement, une intolérance aux «sucres rapides», réaction qu'on peut aussi appeler «dysinsulinisme» pour satisfaire les puristes, mais qui se traite tout comme l'hypoglycémie, même si les dosages sont normaux. Il pourrait également arriver qu'il s'agisse d'intolérance ou d'allergie aux colorants ou aux saveurs artificielles incluses dans le glucose qu'on fait boire.

L'hypoglycémie a un impact important sur l'organisme à cause de son apport nourricier pour les muscles et le cerveau. Rien de surprenant à ce que certains symptômes soient reliés aux émotions et aux facultés intellectuelles et d'autres au fonctionnement physique.

Déjà, dans les années cinquante, le Dr Stephen P. Gyland[1] a fait un relevé des symptômes que percevaient 600 hypoglycémiques. Les voici:

TABLEAU 1A
Symptômes de l'hypoglycémie

Nervosité	94 %	Engourdissements	51 %
Irritabilité	89 %	Indécision	50 %
Épuisement	87 %	Comportement antisocial	47 %
Tremblements	86 %	Manque de coordination	47 %
Étourdissements	86 %	Envie de pleurer	46 %
Transpiration froide	86 %	Baisse de l'intérêt sexuel	44 %
Faiblesse	86 %	Allergies	43 %
État dépressif	77 %	Crampes dans les jambes	43 %
Vertiges	73 %	Manque de concentration	42 %
Somnolence	72 %	Vision embrouillée	40 %
Maux de tête	71 %	Sensation de démangeaisons et de fourmillements	38 %
Problèmes digestifs	69 %	Difficultés à respirer	32 %
Trous de mémoire	67 %	Bâillements	30 %
Anxiété spontanée	62 %	Difficulté érectile sporadique	29 %
Insomnie; réveil et incapacité de se rendormir	62 %	Inconscience	27 %
Tracas constants	62 %	Phobies	23 %
Confusion mentale	57 %	Pensées suicidaires	20 %
Tremblements internes	57 %	Dépression sévère	17 %
Palpitations	54 %	Convulsions	2 %
Douleurs musculaires	53 %		

Je dois ajouter qu'au cours des 25 dernières années de ma pratique, alors qu'environ 70 à 75% de ma clientèle était constituée de personnes hypoglycémiques, j'ai effectivement retrouvé plusieurs de ces symptômes chez elles.

Les symptômes de ces personnes régressent plus ou moins vite selon une foule de facteurs; tout dépend d'abord de leur promptitude à mettre de côté le thé, le café, le chocolat, l'alcool, le tabac, les sucres concentrés, les aliments à base de farine raffinée; à changer certaines habitudes de vie; à faire de l'exercice et à apprendre à se relaxer pour diminuer le stress. Cependant, de 5 à 10% des hypoglycémiques ont de la difficulté à retrouver leur équilibre. Dans ces cas tenaces, les médecines douces comme l'homéopathie, l'ostéopathie et l'acupuncture peuvent aider.

Des recherches plus approfondies permettraient de comprendre tous les mécanismes qui jouent dans l'hypoglycémie, par exemple: le rôle précis du pancréas, du foie, des surrénales, de l'hypophyse et de la thyroïde; le rôle du système neurovégétatif, le rôle des vitamines et des minéraux, le rôle des protéines et des enzymes, et ce, dans chaque cas donné, ou du moins, dans les cas difficiles. Il serait bien utile d'en savoir davantage et il serait sans aucun doute moins long de diagnostiquer l'hypoglycémie dans certains cas.

La médecine étant ce qu'elle est, c'est-à-dire une science expérimentale, elle ne livre malheureusement ses secrets que petit à petit.

L'AHQ répond à un besoin de la société; c'est pourquoi nous aimerions qu'elle continue à être subventionnée de plus en plus généreusement, à l'aide des fonds gouvernementaux dispensés pour le bien-être de cette société. Ces subventions serviraient, il n'y a pas de doute, à mieux faire connaître auprès des médecins et du public les services importants que l'AHQ peut rendre ainsi que les services de qualité offerts par d'autres centres spécialisés en hypoglycémie, tel le Centre HYPOTALQ.

L'HYPOGLYCÉMIE RÉACTIONNELLE, MYTHE OU RÉALITÉ?

par le Dr André Nadeau, endocrinologue

Par définition, l'hypoglycémie est un problème biochimique: il y a hypoglycémie si la glycémie est inférieure à la normale. En pratique médicale, cependant, la définition se doit d'être plus spécifique: il y a hypoglycémie si un taux trop bas de glucose dans le sang est responsable de symptômes cliniques. Il est important de reconnaître cela, car le niveau glycémique susceptible d'entraîner des malaises varie non seulement d'un sujet à l'autre, mais aussi chez le même sujet. En règle générale, il se situe entre 2,5 et 3 mmol/L. Cependant, certains individus sont asymptomatiques à une glycémie de 2,1 alors que d'autres présentent des symptômes typiques à une glycémie de 3,5.

Symptomatologie

Typiquement, l'hypoglycémie se manifeste sous forme d'épisodes ou de crises. Les malaises surviennent d'abord parce que le cerveau ne reçoit pas une quantité suffisante de glucose pour fonctionner normalement. Le glucose est le principal, sinon le seul substrat énergétique utilisé par le cerveau. L'oxygène, qui est transporté au cerveau par l'hémoglobine, sert à oxyder le glucose et à produire l'énergie requise par la cellule cérébrale. **Le glucose est donc aussi important que l'oxygène pour le cerveau.** Le cerveau est normalement capable de réagir à un déficit énergétique en augmentant la sécrétion d'hormones hyperglycémiantes : adrénaline, cortisol, hormone de croissance. La sécrétion rapide et importante d'épinéphrine (adrénaline) par la médullosurrénale se traduit par les signes et les symptômes d'une réaction adrénergique.

TABLEAU 1B
Symptômes de l'hypoglycémie

Symptômes de dysfonctionnement cérébral	• Symptômes subjectifs : troubles de la concentration, vision brouillée, difficultés d'expression, étourdissements • Symptômes objectifs (formes plus graves) : convulsions, coma
Symptômes adrénergiques	• Palpitations • Nervosité • Agressivité • Chaleurs • Sudations • Tremblements
Autres symptômes	• Sensation de faim ou de fringales • Nausées

Les symptômes de l'hypoglycémie sont donc essentiellement de deux ordres : des **symptômes de dysfonctionnement cérébral** qui se traduisent, dans les formes moins graves, par des malaises subjectifs tels qu'un trouble de la concentration, une vision brouillée, une certaine difficulté d'expression ou des étourdissements et, dans les formes plus graves, par des malaises plus objectifs pouvant aller des convulsions au coma ; des **symptômes adrénergiques** tels que des palpitations, de la nervosité, de l'agressivité, des chaleurs, des sudations et des tremblements. Parfois, les sujets ressentent en plus une sensation de faim ou de fringales, alors qu'à d'autres moments ils présentent plutôt des nausées.

Habituellement, la crise dure de 10 à 30 minutes, car la réponse en adrénaline est rapide, de même que son effet. La crise peut être écourtée par l'absorption de nourriture, particulièrement d'aliments contenant du sucre rapidement assimilé.

Le diagnostic différentiel est à faire avec les autres affections survenant par épisodes : tachyarythmie, hypotension orthostatique, épilepsie, épisode de panique, poussée d'hypertension artérielle, etc. La relation temporelle entre la crise et la prise d'un repas peut aider à effectuer le diagnostic différentiel.

Physiopathogénie

Les mécanismes régissant l'homéostasie du glucose sont nombreux et fort diversifiés. D'une part, on reconnaît les phénomènes qui tendent à augmenter la glycémie : absorption intestinale du glucose provenant de l'alimentation et production endogène de glucose par glycogénolyse ou gluconéogenèse, principalement au niveau du foie. D'autre part, on connaît les voies qui tendent à abaisser la glycémie : glycolyse tissulaire et stockage du glucose sous forme de glycogène ou de triglycérides[2].

Ces voies métaboliques relèvent de plusieurs mécanismes biochimiques (enzymes, transporteurs de glucose), généralement sous le contrôle d'hormones (insuline, glucagon, adrénaline, cortisol).

L'homéostasie du glucose suppose l'intégrité de plusieurs organes, en particulier le foie et le pancréas. Il n'est donc pas surprenant de constater que l'hypoglycémie peut être le résultat d'un très grand nombre de situations ou de troubles divers. La revue de toutes ces causes dépasse le cadre du présent article, mais le lecteur intéressé peut consulter des publications récentes.

L'hypoglycémie comme phénomène accessoire ou prévisible

Heureusement, dans bien des cas, l'hypoglycémie n'est qu'un phénomène accessoire parmi d'autres manifestations (hypoglycémie chez un diabétique traité à l'insuline).

L'hypoglycémie comme mode de présentation unique ou principal

Cependant, en pratique, le clinicien rencontre surtout le problème de l'hypoglycémie réactionnelle ou postprandiale. Dans ces cas, l'hypoglycémie est le mode de présentation unique ou principal. C'est le cas dans les trois situations suivantes : le syndrome postgastrectomie, certaines formes de diabète de type 2 au début et l'hypoglycémie réactionnelle ou fonctionnelle.

Syndrome postgastrectomie

À la suite d'une gastrectomie habituellement associée à une pyloroplastie avec vagotonie sélective, l'arrivée des aliments dans le jéjunum et leur absorption se font très rapidement après un repas. Si celui-ci est riche en sucres, il peut y avoir une élévation très rapide de la glycémie avec une réponse également très rapide et très importante sur le plan de la sécrétion d'insuline, puis subséquemment, hypoglycémie réactionnelle précoce, c'est-à-dire d'environ 90 à 120 minutes après la prise d'aliments.

Heureusement, cette situation clinique est de plus en plus rare depuis qu'on utilise des inhibiteurs des récepteurs H_2 des cellules pariétales de l'estomac et d'autres produits réduisant la sécrétion acide dans l'estomac. L'approche thérapeutique dans ces cas est surtout diététique ; on conseille au patient de prendre de petits repas fréquents et sans sucres concentrés.

Début de diabète de type 2

Chez certains patients, au début d'un diabète de type 2, on observe que la réponse insulinique totale n'est pas déficiente, mais plutôt retardée et mal synchronisée par rapport à l'élévation glycémique postprandiale. Cela se traduit par exemple par des valeurs glycémiques anormalement élevées au début d'un test d'hyperglycémie provoquée avec, plus tardivement, une chute de la glycémie à des niveaux anormalement bas.

Cliniquement, cela ressemble d'assez près à l'hypoglycémie réactionnelle de type fonctionnel qui sera décrite plus loin. On peut noter cependant que la survenue des symptômes après l'absorption de nourriture est plus tardive et se produit environ quatre heures après le repas.

Ce mode de présentation du diabète de type 2 n'est pas fréquent. Cependant, compte tenu de la grande fréquence du diabète de type 2 (5% de la population), l'hypoglycémie associée à ce type de diabète n'est pas exceptionnelle. La réponse thérapeutique à une diète de type diabétique est souvent très bonne. Dans les cas rebelles, on peut utiliser une sulfonylurée susceptible d'activer la phase précoce de sécrétion insulinique (cela a surtout été démontré avec le tolbutamide et le gliclazide) ou un inhibiteur des alpha-glucosidases. En corollaire, on peut signaler que la prise de glyburide – qui a un effet prolongé sur la sécrétion globale de l'insuline – peut aggraver le problème d'hypoglycémie chez de tels sujets.

Hypoglycémie réactionnelle de type fonctionnel

L'hypoglycémie réactionnelle de type fonctionnel constitue vraisemblablement le mode de présentation de l'hypoglycémie pour lequel les gens sont le plus susceptibles de consulter. Sa fréquence réelle n'est pas connue. Elle est sûrement moindre que certains l'affirment (10%), mais elle n'est probablement pas exceptionnelle, ni même rare (entre 0,1% et 1%).

Typiquement, il s'agit de patients qui présentent des épisodes de malaises subits environ deux heures après les repas et surtout après le premier repas de la journée (habituellement le petit-déjeuner). Ces personnes, de poids normal ou plutôt sous la norme, sont très actives et présentent souvent certaines manifestations d'instabilité émotionnelle ou neurovégétative. Les malaises sont généralement accentués par la prise d'un repas particulièrement riche en sucre.

La physiopathogénie de ce problème est mal connue et probablement hétérogène. L'étude de la sécrétion d'insuline suivant la prise de glucose montre assez souvent une réponse insulinique trop importante ou trop prolongée pour les besoins réels. Des niveaux élevés d'insulinémie, en présence d'une glycémie revenue à son niveau de base, suggèrent que la sécrétion insulinique est alors sous le contrôle de facteurs autres que le glucose. On connaît depuis longtemps l'existence d'hormones intestinales ayant un effet insulinotrope et qui sont sécrétées lors du contact du glucose avec la muqueuse intestinale. Une exagération de ce mécanisme est certainement plausible, mais cette hypothèse n'a pas été explorée de façon convaincante. Il faut de plus reconnaître que cette sécrétion insulinique prolongée n'est pas toujours présente, ce qui indique que l'hypoglycémie réactionnelle fonctionnelle est un problème hétérogène. Souvent, on peut penser que l'hypoglycémie est une manifestation parmi d'autres d'une dystonie neurovégétative.

Hypoglycémie ou non-hypoglycémie ?

Le problème principal rencontré en pratique en ce qui concerne le diagnostic d'hypoglycémie est que les patients ne consultent pas toujours un professionnel pour les symptômes décrits précédemment. Souvent, ils le consultent plutôt pour un manque d'énergie chronique ou encore pour des «baisses d'énergie» au cours de la journée. La croyance populaire assez répandue voulant qu'il existe un lien entre le manque d'énergie et le manque de sucre est entretenue par des publications à la mode. De plus, l'expérience démontre que la consommation de certains aliments sucrés comme le chocolat peut avoir un effet stimulant.

On sait que certains sujets souffrant d'hypoglycémie présentent également de l'asthénie. Cependant, l'asthénie est certainement l'un des symptômes les moins spécifiques en médecine. Le fait de poser le diagnostic d'hypoglycémie sur la seule base d'une asthénie chronique garantit sans doute une clientèle nombreuse, mais il s'agira d'un mauvais diagnostic dans la plupart des cas.

De plus, comme l'ont écrit Yager et Young[3] il y a plusieurs années, certaines personnes trouvent dans le diagnostic d'hypoglycémie une étiquette socialement plus acceptable pour expliquer leurs troubles émotifs ou leurs troubles de comportement qu'un diagnostic psychologique ou psychiatrique. Très souvent, dans des cas semblables, le diagnostic d'hypoglycémie est posé par le patient lui-même qui consulte alors le médecin pour faire confirmer son diagnostic.

Approche diagnostique

Compte tenu de ce qui précède, il apparaît donc important de pouvoir poser de façon précise un diagnostic d'hypoglycémie – ou de non-hypoglycémie! Malheureusement, il faut reconnaître que, dans la majorité des cas, cela est difficile, sinon impossible.

Questionnaire: Dans cette démarche, le questionnaire de dépistage est très important. Il faut en particulier chercher et trouver les épisodes typiques décrits précédemment. Idéalement, il faut démontrer que la glycémie est basse au moment d'un épisode de malaises typiques et que les symptômes sont rapidement corrigés par la prise de sucre (triade de Whipple).

L'emploi d'un appareil pour mesurer la glycémie (glucomètre) au moment des malaises peut être utile, à condition que cela soit fait dès le début des malaises et, au besoin, en faisant deux analyses dans un intervalle de deux ou trois minutes.

L'utilisation de papiers buvards spéciaux avec mesure subséquente de la glycémie en laboratoire a été mise au point par des médecins québécois. Elle a permis, entre autres choses, de montrer que la fréquence de glycémie basse n'est pas très élevée dans la population présentant une symptomatologie suggestive d'hypoglycémie et chez qui un diagnostic d'hypoglycémie avait été posé à la suite d'une hyperglycémie provoquée par voie orale (seulement 5 cas sur 28). Cependant, dans l'interprétation du niveau glycémique, il faut tenir compte de deux phénomènes: premièrement, que les symptômes adrénergiques peuvent survenir après le moment où la glycémie est la plus basse (nadir glycémique) et, deuxièmement, que le seuil de neuroglucopénie centrale peut varier d'un sujet à l'autre.

Hyperglycémie provoquée par voie orale: La place de l'hyperglycémie provoquée par voie orale dans l'investigation des sujets soupçonnés de présenter de l'hypoglycémie réactionnelle est fort controversée. Plusieurs considèrent non seulement que ce test est inutile, mais qu'il doit être évité. On insiste, par exemple, sur le fait que beaucoup de personnes normales peuvent présenter des glycémies basses lors de ce test ou que la charge en glucose ne correspond pas à un repas normal.

Mon attitude personnelle au sujet de l'hyperglycémie provoquée est réservée, mais pas complètement négative. Ce test peut être utile s'il est réalisé et interprété adéquatement. En pratique, il importe de bien vérifier si la présence de symptômes typiques d'hypoglycémie coïncide avec le nadir glycémique. **Cela suppose que le test soit supervisé par un personnel attentif qui prend des notes et qui peut, au besoin, ajouter un ou plusieurs prélèvements supplémentaires** qui, idéalement, se font au moyen d'une veine gardée ouverte avec un soluté salin. Ce test peut revêtir également beaucoup d'intérêt lorsqu'il est réalisé dans le contexte plus poussé d'une évaluation qui inclut des mesures hormonales, afin de mieux comprendre la physiopathogénie de l'hypoglycémie. Ainsi, la mesure de l'insulinémie permet de savoir si l'hypoglycémie peut s'expliquer par une réponse insulinique trop importante, trop prolongée ou encore retardée.

Quant à la mesure des hormones de contre-régulation à l'insuline (surtout l'adrénaline ou le cortisol), cela peut permettre d'identifier les sujets chez qui le seuil de neuroglucopénie centrale correspond à une glycémie périphérique un peu plus élevée que la normale (par exemple, une glycémie à 3,6). Il s'agit cependant d'une évaluation coûteuse qui doit être réservée à des situations très particulières et à des laboratoires spécialisés.

Approche thérapeutique

Que faire devant un patient chez qui on a confirmé la présence d'une hypoglycémie réactionnelle? Il faut d'abord donner au patient des explications sur son état, lui conseiller des changements alimentaires spécifiques et, dans certains cas, prescrire une médication.

Explications au patient

Dans un premier temps, il convient d'expliquer au patient, en mots simples, ce qu'est l'hypoglycémie et pourquoi il présente tel ou tel symptôme. Il faut également chercher à le convaincre que son problème est bénin et aucunement proportionnel à la gravité des symptômes aigus qu'il peut avoir ressentis. **Idéalement, il devrait apprendre à reconnaître les premiers symptômes d'un épisode d'hypoglycémie** afin de le contrer le plus rapidement possible par la prise de sucre en quantité raisonnable, soit l'équivalent de 10 à 15 g de glucose[4].

Changements dans l'alimentation

Le patient doit apprendre à adapter son alimentation en fonction des exigences de son système. En bref, cela consiste à manger peu à la fois et plus souvent (au moins trois repas et trois collations par jour), à éviter les sucres concentrés, à consommer suffisamment de fibres et à prendre des repas mixtes avec apports protéinique et lipidique adéquats. L'intérêt d'un apport adéquat en lipides tient vraisemblablement au fait qu'il ralentit la vidange gastrique et l'hyperglycémie postprandiale. Évidemment, un contrôle du bilan lipidique sanguin peut être utile. Enfin, une consultation en diétothérapie avec une personne connaissant bien l'hypoglycémie et son traitement est importante, puisque la diète ou l'alimentation révisée est à la base du traitement de cette affection.

Médication

Lorsque ces premières mesures sont insuffisantes, l'emploi d'une médication peut être considéré. Il faut reconnaître que l'utilisation de médicaments pour le traitement de l'hypoglycémie est faite de façon plus ou moins empirique, qu'elle donne des résultats difficilement prévisibles et qu'elle devrait être limitée aux cas rebelles. Parmi les agents utilisés (sédatif, anticholinergique, biguanide, tolbutamide, bloquant calcique, bloquant bêta-adrénergique, phénytoïne, acarbose), c'est sûrement avec ce dernier agent que l'on risque d'obtenir les meilleurs résultats. En effet, en diminuant l'activité des enzymes digestives qui transforment l'amidon et les sucres complexes en glucose, on obtient une montée de la glycémie qui est plus faible et plus prolongée suite à la prise d'un repas, ce qui diminue le risque de faire de l'hypoglycémie par la suite. Malheureusement, les effets secondaires (flatulence surtout, diarrhée parfois) sont souvent des obstacles à l'utilisation de l'acarbose pour prévenir l'hypoglycémie.

* * *

En définitive, il importe de reconnaître que **l'hypoglycémie réactionnelle ou postpandriale existe**. La distinction entre hypoglycémie réactionnelle de type fonctionnel et non-hypoglycémie compte certainement parmi les grandes difficultés diagnostiques en médecine. **Toutefois, même s'il s'agit d'un diagnostic difficile, lorsqu'il est bien posé il peut conduire à une approche thérapeutique globale susceptible d'aider les patients**[5].

CHAPITRE II

Définition de l'hypoglycémie

par Odette Bouchard et Murielle Thériault

On ne peut comprendre ce qu'est l'hypoglycémie sans parler du pancréas et sans situer cette affection par rapport au diabète.

Le pancréas est un organe vital de notre organisme. En plus de produire des sucs pancréatiques essentiels à la bonne digestion, c'est une glande qui a pour fonction de maintenir le glucose (sucre) sanguin à un taux normal, spécifiquement après un repas.

C'est grâce à la sécrétion de l'hormone appelée «insuline» que le pancréas réussit, en collaboration avec d'autres glandes et mécanismes, à régulariser le glucose sanguin. La sécrétion d'insuline est stimulée lors de l'ingestion d'aliments sucrés, donc riches en glucides. Chez une personne en parfaite santé, l'insuline est sécrétée dans le sang en proportion adéquate et au bon moment pour faire baisser le taux de glucose qui augmente après un repas. Son action est dite «hypoglycémiante» et régulatrice. **Chez une personne qui souffre d'hypoglycémie, le pancréas décode mal l'arrivée d'un surplus de glucose dans le sang. Il est hypersensible aux sucres concentrés et raffinés.** La plupart du temps, le pancréas des hypoglycémiques produit, à retardement, une dose excessive d'insuline qui ensuite brûlera rapidement le glucose indispensable à toutes les cellules. En ce sens, on pourrait dire que l'hypoglycémie est le contraire du diabète.

Dans le cas du diabète, le pancréas est paresseux. Il ne produit pas assez d'insuline pour abaisser la hausse du sucre sanguin. Plus exactement, les cellules spécialisées du pancréas ne sont plus capables de produire l'insuline essentielle. **À l'opposé, dans le cas de l'hypoglycémie, le pancréas hypersensible aux sucres concentrés à ingestion rapide sécrétera trop d'insuline, fera chuter le glucose sanguin et induira ainsi des symptômes perturbants.**

En effet, **le glucose est l'élément vital qui apporte l'énergie à toutes les cellules, particulièrement à celles du cerveau.** Pour fonctionner normalement, le cerveau a besoin de deux éléments: l'oxygène et le glucose. Lorsqu'il y a une perturbation à la baisse du glucose sanguin, le cerveau est inévitablement affecté. Cette privation cérébrale donnera lieu à plusieurs symptômes neurologiques comme des étourdissements, des troubles de concentration et une vision brouillée. Dans un effort de protection des fonctions cérébrales, l'organisme tentera donc rapidement de se rééquilibrer en sécrétant de l'adrénaline. Sous l'action de cette hormone viendront alors s'ajouter de nouveaux symptômes adrénergiques (provenant des glandes surrénales); la personne pourra ainsi ressentir de l'irritabilité, de l'anxiété, des chaleurs, des palpitations, des tremblements, des fringales ou des nausées et autres symptômes[1].

L'HYPOGLYCÉMIE, UN DÉSÉQUILIBRE FONCTIONNEL

Bien que, dans certains cas rarissimes, l'hypoglycémie puisse être la résultante d'un désordre organique ou tumoral, dans la majorité des cas, l'hypoglycémie est un trouble fonctionnel qui s'installe plus ou moins graduellement et sournoisement au sein d'un déséquilibre neuro-hormonal et biochimique mettant en jeu de multiples facteurs[2].

Ce problème de santé a été identifié par le Dr Seale Harris[3], de Birmingham en Alabama, dès 1924. Une abondante documentation médicale américaine traite de ce sujet; mais ce dérèglement est encore chez nous, à l'aube du troisième millénaire, l'un des problèmes de santé les moins bien compris et les plus mal identifiés.

Les principaux symptômes et faits vécus

La personne qui souffre d'hypoglycémie ressent de multiples symptômes, avec plus ou moins d'intensité, durant les périodes où son taux de sucre dans le sang est anormalement bas. Ce qui est propre à l'hypoglycémie, c'est que les symptômes qui la caractérisent sont variés et qu'ils se manifestent non seulement sur le plan physique – par de la fatigue ou de la faiblesse – mais aussi sur les plans neurologique et psychologique. Ils affectent notamment la mémoire, l'état émotionnel et la personnalité.

Voici les principaux symptômes qui incommodent plus ou moins gravement la personne qui souffre d'hypoglycémie, selon l'allure de sa courbe. Deux brefs témoignages viennent appuyer cette réalité médicale.

Les symptômes de l'hypoglycémie

Sur le plan physique	Sur les plans neurologique et psychologique
• Bâillements ou somnolence • Sensation de fatigue souvent chronique • Baisses d'énergie subites • Besoin impérieux de manger : rage de sucres, de féculents, d'aliments gras et salés • Transpiration excessive • Vision embrouillée à certaines heures de la journée • Étourdissements ou engourdissements • Céphalées (maux de tête) • Palpitations, rythme cardiaque accéléré • Tremblements internes ou externes (membres inférieurs et supérieurs) • Faiblesse subite des jambes • Insomnie ou difficulté à s'endormir • Problèmes de poids (maigreur ou obésité) • Vertiges • Manque d'appétit… nausée • Mains et pieds froids • Pertes de connaissance (peu fréquentes)	• Manque de concentration, difficulté à lire et à calculer • Humeurs dépressives fréquentes • Grande nervosité • Trous de mémoire • Anxiété et irritabilité • Crises de larmes • Agressivité subite, colère • Confusion mentale • Peurs, phobies • Caractère asocial et indécis • Incapacité à prendre une décision • Sensibilité aux bruits • Cauchemars • Idées suicidaires • Alcoolisme • Douleurs musculaires et articulaires • Baisse du désir sexuel (libido) et difficultés intermittentes dans la réponse sexuelle chez l'homme ou la femme (parfois désir excessif)

Faits vécus[4]

À travers leurs récits, Paul et Marie illustrent bien, par les symptômes incommodants ressentis durant la journée, comment ils ont soupçonné qu'ils souffraient d'hypoglycémie et comment, grâce au test d'hyperglycémie provoquée de cinq heures, ce déséquilibre fonctionnel a été confirmé.

Paul a 42 ans et il travaille comme représentant pour une société immobilière. Depuis quelques années, il a des sautes d'humeur de plus en plus fréquentes à la fin de l'avant-midi et au milieu de l'après-midi. Il sent une baisse d'énergie subite, sa vue s'embrouille et il a des idées noires.

Pour se remonter, il prend cigarettes, café, cola et apéritifs. Souvent, il saute le petit-déjeuner et parfois même le repas du midi. Une fois arrivé à la maison, il devient agressif si le repas n'est pas prêt immédiatement.

Il prend alors un gros repas, somnole durant la soirée et a de la difficulté à dormir la nuit. Il se réveille épuisé le lendemain matin.

Paul a expliqué ses symptômes à son médecin et celui-ci a accepté de lui faire passer le test d'hyperglycémie provoquée de cinq heures. À sa grande surprise et à celle du médecin, la glycémie s'abaissait à 2,1 mmol à la troisième heure. Paul fait donc de l'hypoglycémie.

* * *

Marie a 37 ans et elle travaille dans le milieu hospitalier. Depuis 10 ans, elle vit «les montagnes russes»: au cours d'une même journée, elle passe d'un état de bien-être et d'exubérance à un état de fatigue et d'irritabilité. Quand elle s'engage sur la pente descendante, elle ressent une certaine lassitude accompagnée d'une difficulté à fixer son attention et sa vue se brouille. Suit irrémédiablement une période d'irritabilité pendant laquelle elle subit agitation, tremblements des mains, accélération du rythme cardiaque et accroissement de la transpiration. Et cette sensation de creux à l'estomac...

Comme cela se produit à peu près à l'heure de la pause, Marie court se chercher un café pour se «remonter» et une tablette de chocolat ou une pâtisserie pour combler le vide. Comme par enchantement, les malaises disparaissent et elle retrouve son enthousiasme et son énergie... pour un certain temps, puisque, inexorablement, le scénario a le temps de se répéter avant l'heure du repas suivant.

Marie a passé le test d'hyperglycémie provoquée de cinq heures après avoir vu plusieurs thérapeutes... À la troisième heure, la glycémie s'abaissait à 2,5 mmol. Marie souffre donc d'hypoglycémie.

Les causes de l'hypoglycémie

Les auteurs[5] qui se sont penchés sur les différents facteurs de prédisposition à l'hypoglycémie relèvent comme grands responsables de ce déséquilibre des causes héréditaires, glandulaires, fonctionnelles ou organiques ainsi que divers types de stress.

Voici la liste des principaux responsables de l'hypoglycémie, que nous ferons suivre de l'énumération des principaux groupes à risque:

Causes héréditaires: Diabète, obésité, alcoolisme et dépression nerveuse chez les parents, les grands-parents, les oncles et les tantes. Il semble de plus en plus évident que plusieurs personnes naîtraient avec un pancréas hypersensible. Ce problème de santé se développe alors plus facilement si l'alimentation en bas âge comprend des produits raffinés et riches en sucres concentrés.

Causes glandulaires: Mauvais fonctionnement de l'hypophyse, de la thyroïde, des glandes surrénales et du foie (insuffisance biliaire, hépatite, vésicule absente ou paresseuse).

Causes fonctionnelles : Production insuffisante d'acide chlorhydrique dans l'estomac ; période prémenstruelle, grossesse, allaitement et ménopause ; production insuffisante d'enzymes ; carences en vitamines, en minéraux et en oligo-éléments.

Causes organiques : Présence d'une tumeur au pancréas : maladie très rare.

Causes reliées à divers types de stress

Stress nutritionnel

- Repas incomplets ou sautés (petit-déjeuner ou repas du midi) ;
- repas trop chargés, trop espacés et à heures très irrégulières ;
- aliments raffinés et sans fibres ;
- sucres concentrés, additifs alimentaires ;
- allergies et intolérances alimentaires ;
- diètes amaigrissantes trop sévères.

Stress chimique

- Médicaments de toutes sortes : anovulants, antibiotiques, antidépresseurs, hormones, etc. ;
- drogues, cigarettes, alcool, café et cola (5 à 15 par jour) ;
- pollutions de toutes sortes.

Stress psychologique

- Travail stressant ou désagréable ou perte d'emploi ;
- chocs émotifs récents, conflits émotifs ;
- chocs émotifs de l'enfance enfouis dans le subconscient.

Stress physique

- Manque de sommeil (de deux ou trois heures par nuit) ;
- absence de détente chaque jour ;
- conséquence d'une mononucléose ou autre virus comme le VIH ou l'hépatite C ;
- diarrhée chronique (maladie de Crohn, maladie cœliaque) ;

- ulcère d'estomac et problèmes digestifs ;
- épilepsie, migraines ;
- problème cardiaque, insuffisance rénale ;
- asthme, obésité, alcoolisme ;
- sclérose en plaques, lupus érythémateux, arthrite ;
- cancer ;
- fibromyalgie, syndrome de fatigue chronique ;
- hypersensibilité à l'environnement ;
- toute maladie chronique.

Les principaux groupes à risque

En tenant compte d'un ensemble de causes directes ou indirectes susceptibles de prédisposer à l'hypoglycémie, voici la liste des personnes qui risquent le plus d'en être affectées.

Ce sont les femmes enceintes, les prédiabétiques, les alcooliques et les toxicomanes; les personnes obèses et celles qui connaissent des troubles de l'alimentation telles que les anorexiques et les boulimiques; les femmes qui vivent un changement hormonal lié à la grossesse, à la préménopause ou à la ménopause; les femmes qui souffrent du syndrome prémenstruel (SPM) ou qui souffent de troubles thyroïdiens ou surrénaliens; les personnes qui souffrent de troubles hépatiques et de mauvaise digestion ou du syndrome du côlon irritable; les personnes qui souffrent d'allergies (respiratoires, alimentaires), de maladies ostéo-articulaires précoces, de fibromyalgie; les personnes anxio-dépressives qui souffrent d'une irritabilité inexpliquée, celles dont les antidépresseurs n'apportent aucune amélioration à leur état; les insomniaques, les personnes qui souffrent d'épuisement professionnel; et enfin, toutes les personnes qui sautent régulièrement des repas, mangent de manière inadéquate et se gavent de sucreries, de cola, de café ou de petits remontants alcoolisés pour être efficaces et terminer la journée convenablement.

Peut-on guérir de l'hypoglycémie ?

C'est une question qui nous est souvent posée par notre clientèle. L'hypoglycémie appartient aux affections dites fonctionnelles. Comme pour la majorité d'entre elles, nous ne connaissons pas encore le ou les facteurs «traumatiques» qui déclenchent l'hypoglycémie. Les recherches médicales qui hâteraient le processus de guérison de l'hypoglycémie sont encore manquantes. Pour le moment, nous savons qu'il y a plusieurs facteurs perturbateurs qui prédisposent et entretiennent ce déséquilibre glandulaire. C'est pourquoi, dans un cas d'hypoglycémie, il est préférable de parler de **«contrôle optimal»** plutôt que de guérison.

Les personnes qui choisissent de se prendre en main afin d'identifier le ou les types de stress qui affectent leur glycémie et d'agir positivement sur eux verront leurs symptômes disparaître complètement et retrouveront leur vitalité ainsi que leur joie de vivre. Par étape et progressivement, sur une période de deux mois à deux ans, selon leur âge, leur volonté et leur motivation, leur santé s'améliorera de façon significative; à un tel point qu'elles oublieront avoir déjà fait de l'hypoglycémie. Toutefois, la durée du problème et la présence d'autres facteurs connexes à l'hypoglycémie peuvent ralentir leur rétablissement (*voir parties 3 et 4*).

Le piège qui guette l'hypoglycémique en phase de rétablissement, c'est la rechute. Une personne hypoglycémique qui retombe dans ses mauvaises habitudes alimentaires, reprend des attitudes mentales négatives et recommence à s'imposer une surcharge de stress pourra ressentir de nouveau des baisses de glycémie symptomatiques. Cette personne pourra toujours compter sur le soutien et la solide expérience clinique de l'AHQ et du Centre HYPOTALQ pour se remettre sur la voie de la santé.

Le système endocrinien et son rôle régulateur du taux de sucre dans le sang

Les mécanismes de régulation du taux de sucre dans le sang relèvent principalement du système endocrinien (hormonal). Le texte qui suit explique succinctement comment s'établit la régulation ou la dysrégulation physiologique du glucose dans notre organisme. Le schéma I qui complète ce texte illustre le rôle primordial des principales glandes concernées par le mécanisme régulateur de la glycémie. Il permet de mieux saisir les processus hormonaux à la base de l'apparition de l'hypoglycémie.

SCHÉMA I
Le système endocrinien : ses principales glandes et les hormones qu'elles sécrètent

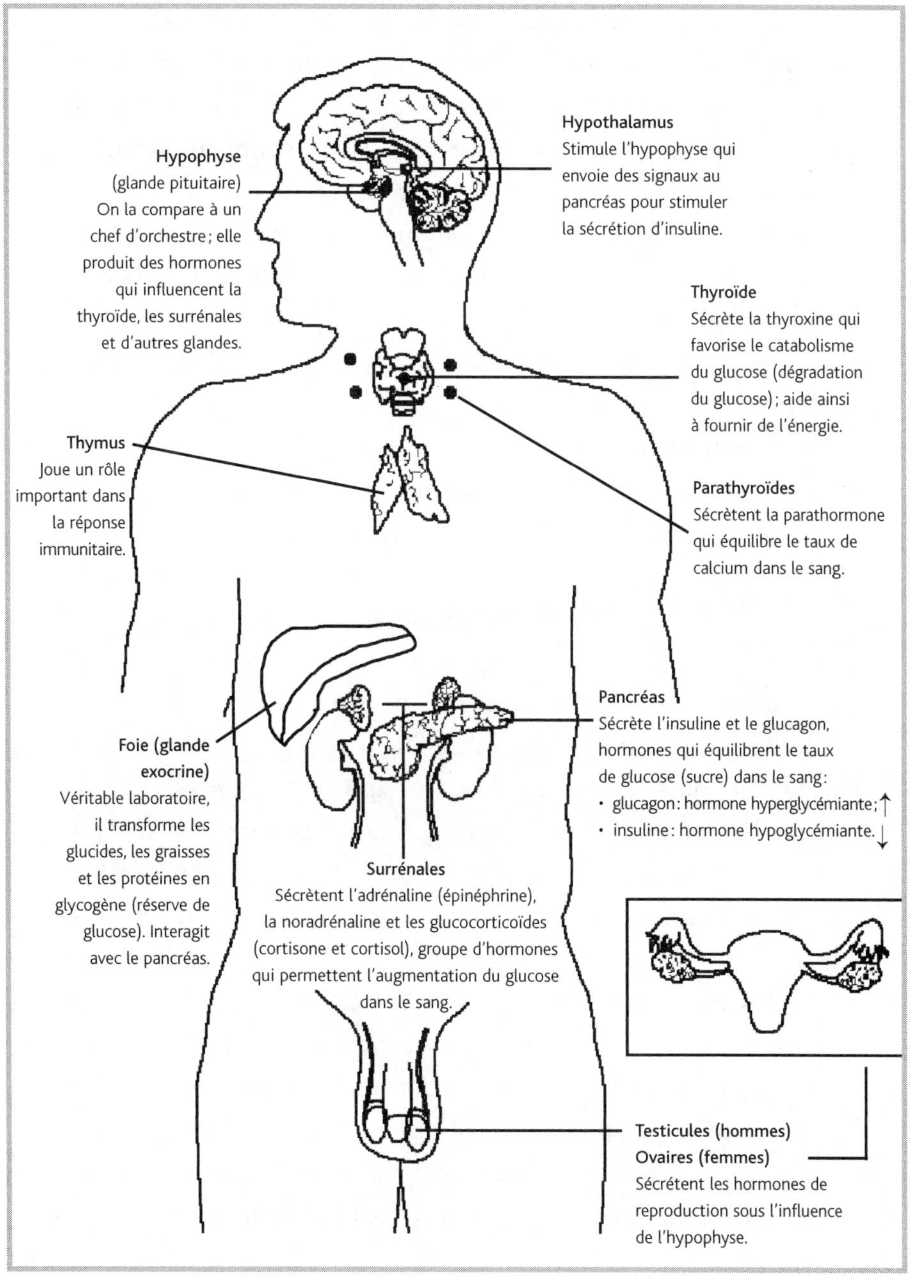

Les Drs Carl Pfeiffer et Pierre Gonthier résument bien le mécanisme de régulation physiologique du glucose dans le sang[7] :

> Peu après le repas, le glucose fabriqué dans l'intestin grêle commence à pénétrer dans le courant sanguin. L'hypothalamus réagit à cette hyperglycémie momentanée en **envoyant des signaux au pancréas pour qu'il sécrète l'hormone insuline. L'insuline déclenche l'absorption rapide du glucose sanguin** par les divers tissus ; elle en facilite aussi le stockage dans le **foie** où il est converti en **glycogène**. Avec chaque molécule d'insuline sécrétée par le pancréas, des milliers de molécules de glucose passent ainsi du sang aux divers tissus, en attendant que se déclenchent en retour des régulations compensatrices.
>
> En effet, lorsque la concentration du glucose dans le sang accuse une diminution significative, une autre partie de l'hypothalamus donne l'ordre aux surrénales, par l'intermédiaire de la glande pituitaire, de libérer des hormones – **adrénaline** et **glucocorticoïde** – qui s'opposent à l'activité de l'insuline. L'adrénaline active dans l'organisme entier une activité enzymatique qui inhibe la consommation du glucose. De plus, l'adrénaline et les glucocorticoïdes déclenchent dans une autre partie du pancréas la sécrétion du **glucagon**. Cette dernière hormone est nécessaire à la reconversion du glycogène en glucose dans le foie, lequel peut ensuite libérer ce glucose dans le sang.
>
> Si l'un de ces mécanismes régulateurs de la glycémie fonctionne mal, il en résulte un déséquilibre entre le glucose, l'insuline et ses antagonistes. Une production excessive d'insuline et une sécrétion insuffisante de ses antagonistes – les hormones telles que l'adrénaline, la glucocorticoïde, le glucagon et les somatotropes – entraînent une **hypoglycémie chronique**[8].

Il ne faut pas oublier cependant que l'hypoglycémie peut être non seulement la résultante d'une alimentation déficiente et riche en mauvais sucres, mais aussi la conséquence d'une accumulation excessive de stress. Dans ce cas, les glandes surrénales et thyroïdiennes responsables d'aider le pancréas et le foie à régulariser le taux de sucre dans le sang sont trop sollicitées et ne peuvent plus exercer adéquatement leurs fonctions. Cela entraîne des phases anormales de fatigue et d'autres symptômes associés à des perturbations de la glycémie.

LES OUTILS DE DÉPISTAGE

Si vous faites de l'hypoglycémie ou si vous souffrez d'une intolérance au sucre, vous pouvez avoir accès aux trois principaux outils d'utilité complémentaire que sont: les questionnaires de dépistage, les appareils de mesure appelés glucomètres et les divers tests sanguins dont les plus utilisés sont le test d'hyperglycémie provoquée de cinq heures et le test sur papier buvard Glucoval.

Voici une brève description de ces outils de dépistage ainsi que quelques mots sur la façon de se préparer à passer les tests sanguins.

Les questionnaires: origine, types et interprétation

Il existe deux types de questionnaires conçus en fonction de l'âge des gens auxquels ils sont destinés: un pour les adultes et un pour les adolescents.

L'origine du questionnaire pour adultes

Le questionnaire pour adultes est l'heureuse synthèse des lectures et des expériences des thérapeutes de l'Association des hypoglycémiques du Québec. En 1976, les Éditions Héritage publiaient le livre du Dr Guy Colpron, intitulé *Un petit livre pour un gros problème*. Le court questionnaire qui s'y trouvait a servi d'ébauche au nôtre. C'est entre 1977 et 1983 qu'une équipe de professionnels l'a rédigé, le précisant et le complétant grâce aux écrits de plusieurs médecins américains (*voir bibliographie*).

Des questionnaires sans diagnostic

Bien que ces questionnaires ne posent pas de diagnostic, ils suscitent toutefois chez le répondant une réflexion pouvant l'amener à identifier un déséquilibre glycémique plus ou moins important ou une certaine intolérance aux sucres raffinés. Grâce aux symptômes qu'ils permettent d'identifier, ces questionnaires fournissent un portrait global des malaises rencontrés chez les personnes souffrant d'hypoglycémie et les invitent à compléter cette première investigation par des tests sanguins.

Ce premier outil de dépistage encourage donc le répondant à prendre sa santé en main. Le questionnaire sera précieux tout au long du processus de contrôle de l'hypoglycémie; rempli à plusieurs étapes du cheminement, il permettra de mesurer les progrès effectués et ainsi de réaliser que certains malaises sont déjà atténués, voire disparus.

Voici maintenant une présentation du questionnaire de dépistage pour adultes ainsi que quelques informations sur la façon de le lire et de l'interpréter.

Pourquoi un questionnaire de plus de 100 questions ?

L'hypoglycémie est une affection dont les symptômes ressemblent à ceux de plusieurs maladies et sa façon d'imiter les autres maladies varie d'un individu à l'autre. C'est pourquoi nous avons préparé ces deux questionnaires de dépistage, celui pour adultes et celui pour adolescents, en tenant compte à la fois des symptômes qui appartiennent à l'hypoglycémie et des symptômes ou maladies qui ne sont pas forcément reliés à l'hypoglycémie, mais qui peuvent l'être.

Ainsi, toute personne qui souffre de migraines plusieurs jours par mois n'est pas forcément hypoglycémique, mais l'hypoglycémie est désormais reconnue comme une des causes possibles des migraines.

Comment lire le questionnaire, y répondre et l'interpréter ?

Les symptômes précédés d'un astérisque(*) sont ceux qui sont propres à l'hypoglycémie. Selon les résultats obtenus, et pour des raisons personnelles et spécifiques à leur état, plusieurs personnes choisiront dans un premier temps de ne pas passer de tests sanguins. Elles préféreront d'abord suivre les conseils sur l'alimentation et l'hygiène de vie que contient cet ouvrage et, selon les améliorations obtenues, elles décideront par la suite de poursuivre ou non l'investigation.

D'autres sentiront le besoin de faire confirmer médicalement le diagnostic de l'hypoglycémie; elles voudront connaître l'allure de leur courbe glycémique pour mieux adapter leurs collations et leurs activités. Elles choisiront alors de passer immédiatement le test d'hyperglycémie provoquée de cinq heures ou le test sur papier buvard. Nous considérons que le second est moins efficace, pour des raisons que nous évoquerons plus loin.

N.B.: Dans les deux questionnaires, les astérisques(*) font référence aux symptômes les plus caractéristiques de l'hypoglycémie. Il ne faut pas s'affoler si les résultats sont élevés; plus le problème a été négligé longtemps, plus votre être risque d'être perturbé physiquement, mentalement et émotionnellement.

QUESTIONNAIRE POUR DÉPISTER L'HYPOGLYCÉMIE CHEZ L'ADULTE

Ce questionnaire est divisé en trois parties. Dans chaque partie, répondez d'abord à toutes les questions par l'un ou l'autre des chiffres suivants en inscrivant le chiffre choisi dans la colonne de droite:

0 non ou jamais
1 peu, rarement ou quelquefois
2 oui ou souvent
3 très souvent

A) Symptômes physiques de l'hypoglycémie	Intensité
*1. Êtes-vous fatigué ou peu reposé à votre lever?	___
2. Êtes-vous irritable au lever?	___
3. Êtes-vous plus en forme après avoir pris votre petit-déjeuner qu'avant de l'avoir pris?	___
4. Avez-vous besoin d'un café pour bien amorcer la journée?	___
5. Omettez-vous le petit-déjeuner?	___
6. Sautez-vous des repas?	___

A) Symptômes physiques de l'hypoglycémie (suite)	Intensité
7. Absorbez-vous moins de 1 500 calories par jour?	___
*8. Ressentez-vous parfois une grande faiblesse sans aucune raison apparente?	___
*9. Vous arrive-t-il de perdre subitement toute votre énergie, sans aucune raison apparente?	___
*10. Cette dernière sensation est-elle soulagée après un repas ou une pause-café?	___
*11. Vous arrive-t-il de manquer d'énergie vers 10 h 00 du matin?	___
*12. Vous arrive-t-il d'avoir, durant la journée, des crises soudaines de transpiration (même par temps froid) accompagnées de sensations de faim, de cœur qui bat, de vertiges, de l'impression que vous allez perdre connaissance?	___
*13. Avez-vous des bouffées de chaleur qui ne sont pas causées par la ménopause?	___
*14. Avez-vous déjà perdu connaissance?	___
*15. Avez-vous des palpitations quand votre repas est retardé ou lorsque vous sautez un repas?	___
16. Avez-vous parfois une impression de serrement à la poitrine?	___
17. Avez-vous une respiration difficile (souffle court, manque d'air) vers 10 h, vers 16 h et durant la nuit?	___
18. Avez-vous déjà fait une crise d'asthme?	___
19. Êtes-vous étourdi, surtout quand vous vous levez vite?	___
*20. Souffrez-vous d'un manque de coordination ou titubez-vous?	___
21. Avez-vous parfois l'impression d'avoir la tête vide?	___
22. Avez-vous déjà eu des convulsions?	___
23. Avez-vous déjà vécu des périodes d'hallucinations?	___
*24. Vous sentez-vous toujours fatigué?	___
25. Souffrez-vous de basse pression?	___
*26. Vous arrive-t-il d'avoir des maux de tête à la sortie du lit, en fin d'après-midi ou durant la nuit?	___
27. Souffrez-vous de migraines plusieurs jours par mois?	___
*28. Ressentez-vous des maux de tête quelques heures après avoir absorbé de l'alcool?	___
*29. Avez-vous l'impression que l'alcool vous monte vite à la tête?	___
*30. Avez-vous soif d'alcool chaque jour?	___

A) Symptômes physiques de l'hypoglycémie (suite)	Intensité
*31. Buvez-vous comme stimulant de 3 à 15 cafés par jour?	___
32. Buvez-vous plus d'une boisson gazeuse par jour?	___
33. Prenez-vous des médicaments (antidépresseurs, aspirines, etc.) qui vous stimulent, vous redonnent de l'énergie, vous tirent de votre «déprime»?	___
34. Êtes-vous un fumeur qui grille une cigarette après l'autre?	___
*35. Ressentez-vous un besoin de chocolat presque chaque jour?	___
*36. a) Avez-vous des rages de sucre, de bonbons?	___
b) Avez-vous des rages de féculents, pâtes, pain, chips?	___
*37. Avez-vous l'impression de toujours avoir faim, même après un repas (faim insatiable)?	___
38. a) Manquez-vous souvent d'appétit le matin?	___
b) Vous arrive-t-il de perdre l'appétit pendant plusieurs jours?	___
*39. Avez-vous faim entre les repas?	___
*40. Devez-vous grignoter entre les repas pour ne pas être faible, tremblant et affamé?	___
*41. Avez-vous des tremblements internes?	___
*42. Vos mains tremblent-elles quand vous avez faim ou que les repas sont retardés?	___
*43. Êtes-vous porté à bâiller plusieurs fois par jour?	___
*44. Connaissez-vous des moments de somnolence durant la journée?	___
45. Connaissez-vous des moments de somnolence dès que vous vous assoyez pour vous reposer?	___
46. Connaissez-vous des moments de somnolence quand vous regardez la télé?	___
47. Connaissez-vous des moments de somnolence quand vous lisez?	___
48. Connaissez-vous des moments de somnolence après un gros repas?	___
49. Souffrez-vous de spasmes abdominaux ou de crampes entre les repas?	___
50. Souffrez-vous ou avez-vous souffert d'ulcères d'estomac?	___
51. a) Souffrez-vous de mauvaise digestion chronique ou de gaz stomacaux?	___
b) Avez-vous la bouche sèche ou brûlante, l'haleine douteuse?	___
52. Avez-vous souffert d'inflammation du gros intestin ou de colite ulcéreuse?	___
53. Avez-vous fréquemment la diarrhée?	___
54. Urinez-vous fréquemment?	___

A) Symptômes physiques de l'hypoglycémie (suite) **Intensité**

55. Avez-vous des malaises au dos? ___
*56. Votre vision est-elle embrouillée au cours de vos baisses d'énergie? ___
57. a) Le soleil brillant fatigue-t-il vos yeux? ___
b) Une exposition au soleil d'une certaine durée vous affaiblit-elle? ___
*58. Avez-vous des problèmes de circulation (mains froides, pieds froids)? ___
59. a) Ressentez-vous des douleurs dans les muscles ou dans les articulations durant le jour? ___
b) Avez-vous des crampes, des engourdissements et des spasmes avant de vous endormir? ___
60. Vous arrive-t-il de vous réveiller la nuit avec des sensations physiques désagréables? ___
*61. Vous levez-vous la nuit pour manger? ___
62. Vous arrive-t-il de vous réveiller après quelques heures de sommeil et d'avoir de la difficulté à vous rendormir? ___
*63. Êtes-vous un «oiseau de nuit» (plein d'énergie la nuit) plutôt qu'une personne de jour? ___
*64. Vous arrive-t-il de transpirer beaucoup la nuit? ___
65. Souffrez-vous d'insomnie? ___

Faites le total de vos réponses de la partie A (questions 1 à 65): ______

B) Symptômes, situations, maladies cachant ou accompagnant l'hypoglycémie

*66. Faites-vous de l'embonpoint (10 lb ou 5 kg en trop)? ___
*67. a) Êtes-vous obèse (25 lb ou 12 kg en trop)? ___
b) Êtes-vous anorexique ou traversez-vous des phases de boulimie et d'anorexie en alternance? ___
*68. Êtes-vous ou avez-vous été alcoolique? ___
69. Avez-vous des ulcères d'estomac? ___
70. Êtes-vous allergique ou intolérant à plusieurs aliments ou médicaments? ___
71. Êtes-vous arthritique? ___
72. Souffrez-vous de sinusite ou d'asthme? ___
73. Êtes-vous épileptique? ___
74. Vous sentez-vous délinquant? ___
75. Êtes-vous enceinte ou allaitez-vous? ___
76. Y a-t-il des personnes diabétiques dans votre famille? ___

B) Symptômes, situations, maladies cachant ou accompagnant l'hypoglycémie (suite)

Intensité

77. Y a-t-il des personnes alcooliques ou en dépression dans votre famille? ___
78. Êtes-vous dans votre ménopause? ___
79. Êtes-vous en train de vous remettre d'une grande épreuve? ___
80. Êtes-vous en instance de divorce? ___
81. a) Vivez-vous des problèmes stressants? ___
    b) Vivez-vous de l'épuisement professionnel (*burnout*)? ___
82. Vos menstruations sont-elles pénibles? ___
83. Souffrez-vous du syndrome prémenstruel (SPM) – période pénible dans les 10 jours précédant les règles? ___

Faites le total de vos réponses de la partie B (questions 66 à 83): ______

C) Symptômes ou manifestations psychiques de l'hypoglycémie

*84. Êtes-vous facilement perdu, «mêlé», confus? ___
*85. Êtes-vous souvent incapable de vous concentrer, surtout en fin d'après-midi (difficulté à lire, à calculer, à suivre un cours, etc.)? ___
86. Avez-vous des inquiétudes non fondées? ___
*87. Vous emportez-vous facilement, notamment avant les repas? ___
88. Êtes-vous colérique, agressif et même violent? ___
89. Ressentez-vous parfois des périodes d'anxiété non motivée? ___
90. Vous a-t-on déjà conseillé une psychothérapie ou avez-vous déjà pensé à y recourir? ___
91. Avez-vous déjà envisagé le suicide? ___
92. Êtes-vous une personne indécise, notamment en fin de journée? ___
93. Vous arrive-t-il de pleurer sans raison apparente? ___
*94. Êtes-vous hypersensible au bruit? ___
95. Vous arrive-t-il de vous laisser aller à une crise nerveuse ou à une crise de larmes? ___
96. Êtes-vous craintif et devez-vous lutter contre plusieurs peurs ou phobies? ___
*97. Vous arrive-t-il de vous sentir en dehors de la réalité, d'avoir l'impression de devenir fou? ___
*98. Votre personnalité change-t-elle selon les divers moments du jour? ___

C) Symptômes ou manifestations psychiques de l'hypoglycémie (suite)	Intensité
99. Négligez-vous votre apparence, votre propreté personnelle et même l'ordre autour de vous?	___
100. Manifestez-vous des signes de dépression? Êtes-vous d'humeur maussade ou mélancolique?	___
*101. Éprouvez-vous souvent de la nervosité?	___
102. Croyez-vous manquer de puissance (vitalité) sexuelle ou avez-vous, au contraire, des désirs sexuels excessifs?	___
103. Vous percevez-vous comme asocial ou antisocial?	___
*104. Êtes-vous incapable de travailler sous pression au point d'avoir de la difficulté à garder vos emplois?	___
105. Êtes-vous très émotif et d'humeur changeante?	___
106. Exagérez-vous les faits de peu d'importance?	___
*107. Votre mémoire fait-elle défaut (trous, oublis, etc.)?	___
108. Vous arrive-t-il de ne pas vous sentir en sécurité? Êtes-vous toujours inquiet?	___
109. Êtes-vous perfectionniste au travail et à la maison, donc très stressé?	___
110. Êtes-vous entêté? Avez-vous de la difficulté à lâcher prise, à vous abandonner?	___

Faites le total de vos réponses de la partie C (questions 84 à 110): ______

Faites le grand total des trois totaux précédents (A + B + C): ______

Si le grand total est supérieur à 40 et que vous avez répondu par l'affirmative à plusieurs questions étoilées, il serait souhaitable que vous passiez le test de tolérance au glucose ou d'hyperglycémie provoquée. C'est un test qui dure cinq heures. Il ne faut donc pas accepter de passer ce test en moins de cinq heures, sauf pour des raisons médicales sérieuses.

Ce test peut être passé dans un laboratoire privé. Il peut aussi être passé dans un centre hospitalier ou un CLSC, sous prescription d'un omnipraticien ou d'un endocrinologue.

Que vous ayez ou non passé ce test, si les résultats de votre questionnaire sont élevés, vous auriez intérêt à vous occuper de votre santé et à vous alimenter de manière à éliminer des symptômes que vous avez relevés au cours de cette première étape menant au dépistage.

Reprenez ce questionnaire à intervalles réguliers. La réflexion qu'il engendre vous permet de voir le progrès dans le recouvrement de votre santé et le contrôle de votre hypoglycémie.

QUESTIONNAIRE POUR DÉPISTER L'HYPOGLYCÉMIE CHEZ L'ADOLESCENT

A) Symptômes physiques de l'hypoglycémie	Oui	Non
*1. Le matin, je me lève peu reposé.	___	___
2. Je n'ai pas faim le matin, alors je saute le petit-déjeuner.	___	___
3. Je suis plus en forme après le petit-déjeuner.	___	___
4. Par périodes, je perds l'appétit et je saute des repas.	___	___
5. Les week-ends, je ne prends que deux repas par jour.	___	___
*6. À certaines périodes, je dévore aux repas et je grignote toute la journée.	___	___
*7. Il m'arrive de me sentir faible, mal ou sans énergie au cours d'une journée : vers 10 h ;	___	___
vers 15 ou 16 h.	___	___
*8. Mon énergie augmente après un repas ou une collation.	___	___
*9. Il m'arrive parfois de transpirer beaucoup (même par temps froid), de sentir mon cœur battre, d'être étourdi et d'avoir peur de perdre connaissance.	___	___
*10. J'ai déjà perdu connaissance.	___	___
*11. Je suis très fatigué et souvent faible à la fin du cours d'éducation physique.	___	___
*12. J'ai peu de forces et d'énergie ; je n'aime pas les sports en général.	___	___
*13. Mon cœur bat très fort quand les repas sont retardés ou que je saute un repas.	___	___
*14. Au cours de la journée, je me sens très fatigué ; j'irais souvent me coucher, si je m'écoutais.	___	___
*15. J'ai souvent mal à la tête :		
au lever ;	___	___
en fin d'avant-midi ;	___	___
en fin d'après-midi ;	___	___
la nuit.	___	___

A) **Symptômes physiques de l'hypoglycémie (suite)**	**Oui**	**Non**
*16. Je manque de coordination dans mes gestes ; je me cogne sur les meubles, je laisse tomber des objets, je m'accroche, je suis maladroit.	___	___
*17. J'ai souvent faim vers 11 h et j'ai de la difficulté à suivre mes cours.	___	___
*18. Je suis porté à m'écraser sur mon pupitre ou sur ma table de travail à l'école ; je n'ai pas d'énergie.	___	___
*19. Il m'arrive de trembler avant les repas.	___	___
*20. J'ai faim entre les repas ; je peux avoir des crampes.	___	___
*21. J'ai des rages de sucre ou de sel.	___	___
*22. Le repas terminé, j'ai encore faim.	___	___
*23. J'ai la vue embrouillée en fin d'avant-midi ou en fin d'après-midi.	___	___
24. Je supporte mal le soleil ; il m'affaiblit et je dois porter des verres teintés.	___	___
*25. J'ai souvent les mains et les pieds froids.	___	___
26. Je digère mal ; j'ai des brûlures d'estomac.	___	___
*27. Je suis porté à bâiller souvent le jour.	___	___
28. Je m'endors :		
à l'école ;	___	___
en regardant la télé ;	___	___
en circulant en automobile ;	___	___
après les repas.	___	___
29. Je fais des nuits de douze heures, la fin de semaine.	___	___
30. J'ai de la difficulté à m'endormir le soir.	___	___
31. Je me réveille souvent la nuit, à cause d'un cauchemar ou de crampes musculaires.	___	___
*32. Je me lève la nuit pour manger.	___	___
33. J'ai souvent de la difficulté à me rendormir.	___	___
*34. Il m'arrive de transpirer la nuit.	___	___
35. J'ai parfois besoin de pilules pour dormir.	___	___
36. Je suis plus en forme le soir et j'aime me coucher tard.	___	___

B) **Situations qui cachent, causent ou accompagnent l'hypoglycémie**		
37. Je ne peux pas me passer de gomme sucrée tout au long de la journée.	___	___
38. Je bois souvent des boissons gazeuses comme du Coke, du Pepsi ou d'autres.	___	___

B) Situations qui cachent, causent ou accompagnent l'hypoglycémie (suite)	Oui	Non
39. Je ne mange pas ce qu'il y a au menu à la cafétéria de l'école ; je vais au restaurant pour manger pizzas, hot-dogs, hamburgers, frites.	___	___
40. Je dévore facilement un paquet de biscuits en entier, beaucoup de gâteaux, de pâtisseries, de beignes, de chocolat et de chips chaque jour.	___	___
41. Je mange peu de légumes.	___	___
42. Je mange plus de trois fruits par jour ; je bois beaucoup de jus de fruits.	___	___
43. Je fume déjà beaucoup pour mon âge.	___	___
44. J'aime boire de l'alcool, seul ou avec mes amis.	___	___
45. Je souffre de plusieurs allergies (fièvre des foins, allergies aux plumes, aux poils de chat, à divers aliments, etc.).	___	___
46. Je fais des crises d'asthme ; j'ai le souffle court assez souvent.	___	___
47. Je souffre d'urticaire ou d'eczéma.	___	___
48. La période prémenstruelle est difficile pour moi ; je pleure facilement, je me fâche facilement, je boude, je crie pour rien.	___	___
49. J'ai été hospitalisé plusieurs fois pour une maladie sérieuse.	___	___
50. Je souffre d'épilepsie.	___	___
J'ai déjà eu des convulsions.	___	___
51. Je refuse de manger ; je suis anorexique.	___	___
52. Je suis obèse ; j'ai plusieurs kilos à perdre.	___	___
53. Je suis peu actif ; je regarde beaucoup la télé chaque jour.	___	___

C) Manifestations ou symptômes psychologiques causés par l'hypoglycémie		
*54. Je suis facilement perdu, mêlé, confus.	___	___
*55. Je suis souvent incapable de me concentrer pendant les cours à l'école et pour étudier le soir.	___	___
56. Je n'aime pas la lecture.	___	___
*57. J'ai de la difficulté à calculer.	___	___
*58. J'ai peu de mémoire.	___	___
*59. Je me fâche facilement et en particulier avant les repas.	___	___
60. Certains jours, je suis très triste.	___	___
61. Je suis très susceptible ; on ne peut me faire aucune remarque.	___	___
62. Je m'inquiète pour des riens.	___	___
*63. Je pleure souvent sans trop de raisons.	___	___
64. Je fais facilement des crises de nerfs ou des crises de larmes.	___	___

C) Manifestations ou symptômes psychologiques causés par l'hypoglycémie (suite)

	Oui	Non
65. Il y a toutes sortes de peurs dans ma tête.	___	___
66. Je suis très indiscipliné certains jours à l'école.	___	___
67. J'ai parfois des comportements délinquants ; je me fiche des règlements, je brise du matériel à la maison ou à l'école.	___	___
68. Certains jours, à l'école, je me sens paresseux, apathique, désintéressé.	___	___
69. Parfois, je n'ai pas le goût de vivre.	___	___
* 70. J'ai un caractère très aimable certains jours et très détestable d'autres jours ; je suis très changeant.	___	___
71. Je suis hypersensible.	___	___
72. Je range peu ma chambre et mes effets scolaires.	___	___
*73. Je suis souvent nerveux intérieurement ou extérieurement.	___	___
74. J'ai de la difficulté à me faire des amis et je sors peu.	___	___
75. Je suis souvent en retard à l'école ou à mes rendez-vous.	___	___
76. Je manque d'initiative.	___	___
77. Je suis très craintif ; j'ai peu confiance en moi.	___	___
* 78. Je suis souvent hyperactif, à la maison ou à l'école.	___	___
79. Je ne sais pas me détendre.	___	___
Grand total des Oui pour A, B, C :	___	

Fais d'abord le grand total des oui. Si ce grand total dépasse 25 et si tu as répondu oui à plusieurs questions étoilées, tu pourrais passer le test de tolérance au glucose ou d'hyperglycémie provoquée de cinq heures. Ce test doit durer au moins cinq heures puisque tu as plus de six ans.

Souviens-toi qu'il ne faut pas manger à partir de 20 h 00 la veille du test et jusqu'à la fin de celui-ci. Il ne faut pas fumer avant ni pendant le test. Il faut noter tes symptômes pendant le test ainsi que l'heure à laquelle ils se manifestent. Il faut éviter tout médicament, vitamine ou drogue une semaine avant le test, sauf indication contraire de ton médecin.

Si ton médecin te dit que tu souffres d'hypoglycémie, il te faudra changer tes habitudes alimentaires et manger six fois par jour. En quelques semaines, tu te sentiras beaucoup mieux.

Chez les jeunes, le test Glucoval sur papier buvard peut être fait avant le test d'hyperglycémie de cinq heures. Si les résultats du Glucoval ne sont pas concluants, tu pourras demander au médecin une ordonnance pour passer le test de cinq heures en laboratoire privé.

Les glucomètres

Il existe sur le marché de petits appareils appelés «glucomètres» qui servent à mesurer le taux de sucre (glucose) dans le sang. Plusieurs personnes, pressentant qu'elles sont atteintes d'hypoglycémie, empruntent ce lecteur de glycémie à un parent ou un ami diabétique et vérifient si leur taux de glucose est bas quand elles souffrent de malaises. Elles peuvent ensuite convaincre leur médecin qu'il y a un problème. Nous ne conseillons pas aux hypoglycémiques l'achat du glucomètre qui se vend dans les pharmacies, car des analyses de sang régulières peuvent causer une anxiété inutile. **Le corps est un excellent glucomètre**; il envoie des messages qu'on peut apprendre à reconnaître. De plus, certains glucomètres peuvent difficilement offrir avec exactitude les mesures de glycémie basse qui sont capitales pour l'identification de l'hypoglycémie. Le Dr André Nadeau suggère deux analyses de sang dans un intervalle de deux ou trois minutes quand il y a des malaises (*voir son texte, p. 36*).

Les tests sanguins

Les deux principaux tests sanguins qui servent à diagnostiquer un déséquilibre glycémique sont le test d'hyperglycémie provoquée ainsi que le test sur papier buvard. Voici les caractéristiques de chacun de ces tests, ainsi que la façon de s'y préparer, les avantages et les inconvénients propres à chacun.

Le test d'hyperglycémie provoquée

Le test d'hypoglycémie provoquée s'effectue dans un laboratoire privé, à l'hôpital ou au CLSC. Au cours de ce test, le patient se voit d'abord prélever un échantillon de sang à jeun. Il doit ensuite boire une solution de glucose pour que l'on puisse en mesurer la teneur dans le sang; pour ce faire, on lui prélève au moins sept échantillons de sang toutes les demi-heures ou toutes les heures, bien qu'il soit préférable de le faire à toutes les demi-heures. Les résultats de l'analyse déterminent la courbe glycémique.

Il est primordial que le test s'échelonne sur au moins cinq heures, car les chutes hypoglycémiques se produisent souvent après la troisième ou la quatrième heure. De plus, il est essentiel de noter les symptômes ressentis durant le test et l'heure à laquelle ils surviennent.

Voici d'autres restrictions auxquelles on doit se soumettre pour que le test soit valide:

- ne rien manger et ne rien boire à partir de 19 h 00 la veille du test;
- ne rien manger et ne rien boire, sauf de l'eau au besoin, durant le test;
- ne pas fumer avant ni pendant le test;
- s'en tenir à son alimentation habituelle dans les jours qui précèdent le test;
- avertir les personnes responsables du test si on prend des anovulants ou tout autre médicament;
- manger une collation à base de féculents et de protéines avant de quitter l'hôpital ou la clinique;
- après le test, en cas de faiblesse, ne pas conduire avant d'avoir mangé.

Certaines précautions supplémentaires sont de rigueur. Pendant la semaine précédant le test, ne pas consommer de médicaments, après entente avec son médecin, ni de suppléments alimentaires ni de vitamines et minéraux.

Le test Glucoval sur papier buvard

Le test sur papier buvard a été expérimenté et validé en 1988 par une équipe de six endocrinologues de Montréal, soit les docteurs Jean Palardy,

Jana Havrankova, Ronald Matte, Raphaël Bélanger, Pierre D'Amour, Louis-Georges Sainte-Marie et un biochimiste, Raymond Lepage. Les résultats de leurs recherches ont été publiés dans le *New England's Medical Journal* du 23 novembre 1989.

Les laboratoires privés et certains CLSC remettent aux personnes qui passent ce test une trousse contenant des lancettes et un carré de papier buvard comportant huit emplacements circulaires prévus pour déposer les prélèvements sanguins. Au cours d'une période de trois semaines, le patient (ou un de ses proches) doit prélever du sang à huit reprises sur le bout de son doigt, à l'aide de petites aiguilles fournies à cette fin, et ce, dès qu'il ressent des symptômes d'hypoglycémie (tremblements, maux de tête, transpiration, faiblesse, faim, grande nervosité). Il dépose la goutte de sang sur un cercle vierge du buvard en indiquant le moment et le ou les symptômes ressentis. Lorsque les huit prélèvements sont faits, le papier buvard doit être retourné au laboratoire pour analyse. Les résultats sont envoyés au médecin traitant quelques jours plus tard.

Les avantages et les inconvénients du test d'hyperglycémie provoquée de cinq heures

Le test d'hyperglycémie possède plusieurs **avantages**. Il peut être administré par un infirmier à l'hôpital, en clinique, au CLSC et en laboratoire privé. En précisant la vitesse de la chute glycémique, la valeur, le moment et la durée des baisses et des hausses de glucose sanguin, il permet de tracer une courbe glycémique de cinq heures. Il est alors possible de déterminer si la personne fait du diabète, une hypoglycémie réactionnelle prédiabétogène ou toute autre forme d'hypoglycémie: postrepas (postpandriale), fonctionnelle typique ou à courbe plate. Ce test fait aussi ressortir la nature et la gravité des problèmes métaboliques et la nécessité de compléter ou non l'investigation clinique.

L'allure de la courbe glycémique permettra par ailleurs de déterminer l'heure et la fréquence des collations à prendre pour éviter les symptômes. Enfin, sur ordonnance d'un médecin, d'un endocrinologue ou d'un spécialiste en médecine interne, le test de cinq heures peut être obtenu gratuitement à l'hôpital et dans certains CLSC. Il arrive parfois que les médecins refusent un test d'une durée de cinq heures. Il faut donc aller en laboratoire privé et défrayer le coût du test.

Les **inconvénients** que comporte ce test sont les suivants: le patient doit être à jeun, état qui est généralement pénible pour un hypoglycémique. Le liquide absorbé au début du test cause souvent des nausées et des symptômes tels que la frilosité, des maux de tête, une grande faim, de la faiblesse, une transpiration abondante, des palpitations et de la somnolence. Il faut bien noter ces réactions et l'heure à laquelle elles surviennent, parce qu'elles se reproduisent souvent dans la vie quotidienne, avec plus ou moins d'intensité, et aux mêmes heures (deuxième, troisième ou quatrième heure après un repas). Par ailleurs, même si dans la vie courante une absorption quotidienne de sucre aussi concentrée survient assez rarement, la force des symptômes ressentis au cours du test permet de mesurer la tolérance aux sucres concentrés et liquides tels que les jus sucrés, les bonbons, les desserts sucrés, si souvent privilégiés par les hypoglycémiques et les diabétiques.

Pour ne pas vivre une grande fatigue et des chutes répétées de glycémie, il faut prendre un repas complet après le test (féculents, protéines, légumes crus, etc.) et prendre des collations toutes les deux heures jusqu'au coucher, qui doit être devancé. Certains hypoglycémiques souffrent de maux de tête pendant un ou deux jours, vivent une certaine phase de dépression et recommencent à manger des aliments sucrés ou à boire de l'alcool. Pour éviter ces effets secondaires reliés au test, ils doivent consommer, dans les jours qui suivent, surtout des céréales à grains entiers et des protéines, et éliminer les fruits ainsi que les jus qui peuvent être déclencheurs de compulsions alimentaires après un test aussi chargé en sucres concentrés.

Lorsqu'on passe le test de cinq heures à l'hôpital, il est gratuit au Québec mais la personne doit alors assumer la perte d'une journée de travail. Les laboratoires privés offrent souvent ce service le samedi, mais le test n'est pas gratuit. Comme plusieurs hôpitaux n'administrent plus ce test pour des raisons budgétaires, votre médecin vous conseillera probablement le test sur papier buvard.

Les avantages et les inconvénients du test Glucoval sur papier buvard

Ce test comporte essentiellement **trois avantages.** Il n'est pas nécessaire d'être à jeun pendant plusieurs heures puisque le prélèvement se fait aussitôt que l'on ressent un malaise entre les repas. Le patient n'a aucune solution de glucose à absorber et évite ainsi tous les effets secondaires causés par l'hyperglycémie provoquée. Les patients affaiblis et ceux qui sont hypersensibles aux sucres concentrés et à l'alcool doivent donc opter plutôt pour ce test sur papier buvard. Il n'y a aucune journée de travail perdue ou sacrifiée puisque le test peut se faire au bureau, à la maison et partout où l'on doit aller.

Mais ce test comporte aussi **des inconvénients.** Ces prélèvements de sang doivent être faits par le patient lui-même ou un proche. Plusieurs personnes n'aiment pas se faire elles-mêmes des piqûres, surtout si elles ont des symptômes d'hypoglycémie comme de la faiblesse, des tremblements, une grande nervosité ou une transpiration abondante.

Les prélèvements étant faits à partir des malaises ressentis pendant une période de trois semaines, on ne peut obtenir un portrait des réactions vécues pendant une période de cinq heures (périodes de confort et d'inconfort permettant de connaître la courbe glycémique). Le test pourrait être mieux documenté s'il était fait de la façon suivante : prise de sang à jeun, petit-déjeuner habituel, prise de sang après 30 minutes, puis après les première, deuxième, troisième, quatrième et cinquième heures. Une autre prise de sang pourrait être ajoutée s'il y avait malaise entre ces prélèvements obligatoires. Enfin, quatre autres prélèvements pourraient être faits, au besoin, durant les vingt et un jours du test, ce qui ferait au total douze prélèvements au lieu de huit. Nous suggérons cette méthode, de préférence à celle qui est utilisée actuellement.

Comme dernier inconvénient, notons que le test Glucoval est gratuit seulement s'il est prescrit par un endocrinologue ; s'il est prescrit par un médecin généraliste, le patient doit en défrayer le coût en laboratoire privé.

* * *

À la suite de la lecture de ce livre, plusieurs hypoglycémiques choisissent de ne passer aucun de ces tests. Ils décident plutôt de changer leurs habitudes alimentaires et de constater par eux-mêmes l'amélioration effective de leur santé.

Par ailleurs, d'autres hypoglycémiques qui ont obtenu un résultat négatif à l'un ou l'autre de ces deux tests décident de ne rien changer à leurs habitudes, même s'ils ont une tendance à faire de l'hypoglycémie. **Ils ignorent que les seuils de tolérance au sucre approuvés par le corps médical sont très bas et uniformes pour tous et que, malheureusement, plusieurs cas d'hypoglycémie peuvent ainsi ne pas être identifiés.**

Même après un résultat négatif, nous préconisons de changer ses habitudes alimentaires et d'adopter une nouvelle hygiène de vie pour trouver un mieux-être. Aucun test n'est parfait. Malgré ses limites, nous préférons le test d'hyperglycémie de cinq heures à celui du Glucoval. Nous attendons toujours que d'autres tests plus performants soient approuvés par des équipes de chercheurs canadiens et québécois (Universités McGill et Laval).

LES VARIATIONS DE LA GLYCÉMIE

Les variations de glucose dans le sang peuvent être illustrées à l'aide de divers graphiques. Dans ce chapitre, le premier graphique (*p. 67*) illustre la courbe d'une glycémie normale tandis que le deuxième graphique (*p. 68*) présente une superposition des principales courbes issues du test d'hyperglycémie de cinq heures.

Le graphique I décrit la courbe normale et son corridor de normalité. Il précise la quantité de glucose qui circule dans le sang en fonction du temps. Il indique combien il y a de millimoles de glucose par litre de sang lorsque la personne est à jeun; puis, trente minutes, une heure, deux heures trois heures et cinq heures après qu'elle a consommé un liquide riche en glucides.

Le graphique II illustre de manière comparative les différents types des courbes résultant du test sanguin d'hyperglycémie provoquée de cinq heures: normale, diabétique, réactionnelle, fonctionnelle, et plate.

GRAPHIQUE I
Courbe normale de glucose sanguin

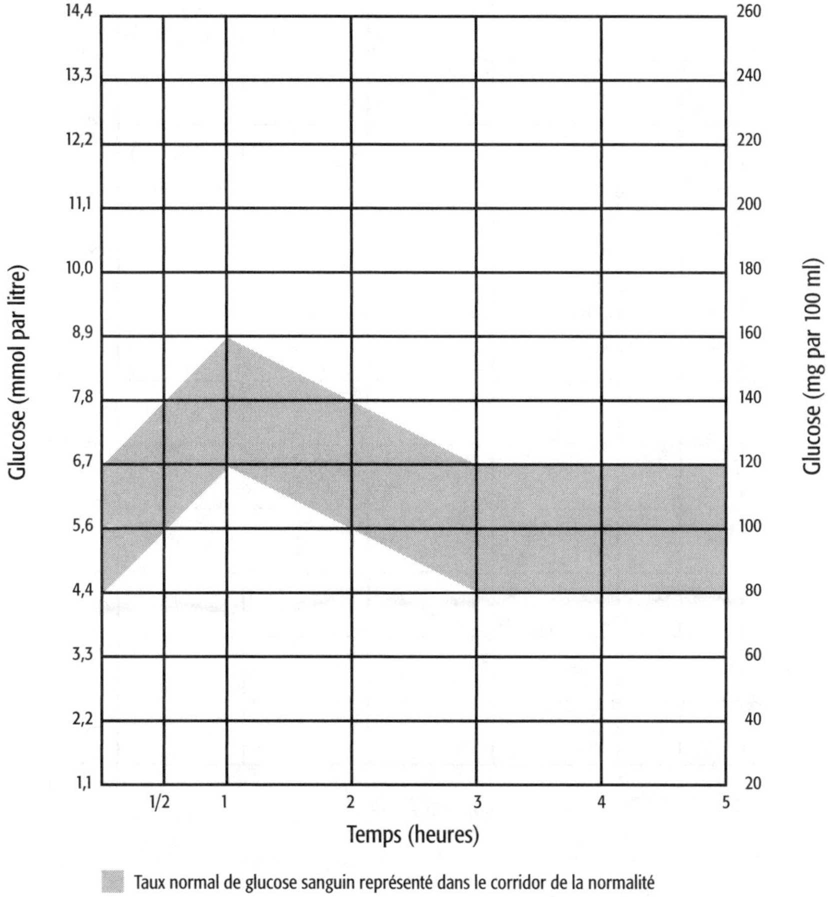

Demandez à votre médecin le résultat de votre test d'hyperglycémie provoquée et tracez votre courbe personnelle en vous servant du graphique ci-dessus. Ou encore, s'il y a lieu, demandez les résultats de votre test sur papier buvard et inscrivez-les sur ce graphique.

GRAPHIQUE II

Courbes issues du test d'hyperglycémie provoquée de cinq heures

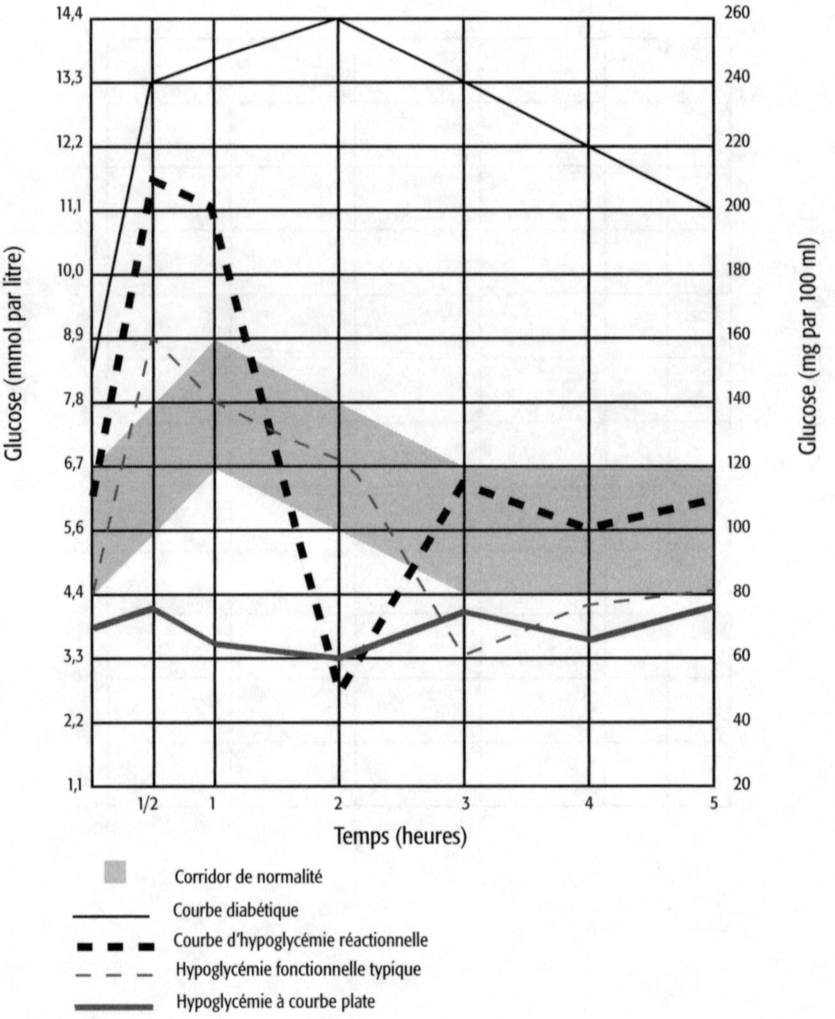

Interprétation des courbes de tolérance au sucre

Voici une brève interprétation de chaque courbe illustrée sur le graphique II, ce qui les caractérise et ce qui les différencie. Elle permet de découvrir son profil, de saisir la modulation des symptômes entre deux repas et d'identifier des pistes de solutions pour stabiliser la glycémie.

Courbe normale

La zone ombragée n'indique aucun signe d'hypoglycémie à la suite d'une hyperglycémie provoquée de cinq heures.

- La glycémie à jeun se situe entre 4,4 et 6,7 mmol.
- Dans la première heure, une montée normale survient (entre 6,7 et 8,9 mmol).
- Entre la deuxième et troisième heure, la glycémie redescend lentement, pas beaucoup plus bas que le niveau à jeun; puis ce niveau se maintient. Ici, le glucose est de 4,4 mmol à jeun et ce niveau est atteint de nouveau à la troisième et à la quatrième heure.
- Il n'y a aucune trace de sucre dans l'urine.
- Aucun malaise n'est apparu durant le test de cinq heures.

Il arrive parfois que certaines personnes se fassent dire par leur médecin que leur courbe de tolérance au sucre est normale même si, très souvent dans la vie courante, ces personnes sont incommodées par plusieurs symptômes d'hypoglycémie. Malgré ces résultats, elles décident tout de même de modifier leur hygiène de vie et d'adopter le type d'alimentation suggérée dans ce volume. Voilà qu'en l'espace de quelques semaines, elles se sentent déjà beaucoup mieux. Nous pouvons donc conclure qu'elles avaient «une tendance à faire de l'hypoglycémie».

Courbe diabétique

Le taux de glucose est beaucoup trop élevé à jeun et, par la suite, il ne redescend pas de lui-même parce qu'il n'y a pas assez d'insuline dans le sang; il y a souvent du sucre dans l'urine.

Ces patients doivent régulariser le niveau de leur «sucre» sanguin en prenant une médication ou en se faisant des injections d'insuline; ils doivent être guidés par un médecin omnipraticien et un endocrinologue. Ils ont avantage à recourir aux services de l'Association Diabète Québec[9] qui dessert toutes les régions du Québec et qui a acquis une solide expérience après plus de 40 années d'existence.

Courbe réactionnelle ou prédiabétique

Le taux de sucre peut être normal à jeun, mais s'élève dans la zone diabétique, soit en haut de 10 mmol, puis il descend trop rapidement en une heure et chute à un niveau très inconfortable, parfois en dessous de 2,8 mmol. Cette condition est aussi surnommée «dysinsulinisme».

On trouve souvent du sucre dans l'urine de ces patients.

Ceux-ci doivent bien s'alimenter, contrôler leur poids et faire de l'exercice pour ne pas devenir diabétiques et insulinodépendants avec les années.

Courbe fonctionnelle

Le taux de glucose est normal au lever (à jeun). Durant la première heure, la montée du glucose s'effectue normalement. Mais à la troisième et à la quatrième heure, il y a une baisse anormale de glucose entraînant des symptômes dits «postrepas».

Il est donc très important de passer un test d'hyperglycémie de cinq heures au lieu de trois heures parce que l'hypoglycémie apparaît rarement à jeun; très souvent elle se présente après la troisième heure. Les patients retrouvent leur énergie s'ils adoptent une nouvelle alimentation santé et un rythme de vie équilibré.

Courbe plate

Cette courbe est considérée comme normale par la médecine officielle (au Canada et aux États-Unis), mais elle est jugée problématique par certains groupes de médecins sensibilisés aux bienfaits d'une saine alimentation pour retrouver la santé. Selon le Dr Paavo Airola, de la Californie, cette courbe ne descend pas à des niveaux très bas, mais ne s'élève pas à des niveaux confortables. Dans sa pratique, il a remarqué que les hypoglycémiques qui ont une telle courbe se plaignent de fatigue chronique, de dépression et d'une faible libido.

Ces patients doivent s'alimenter selon les principes énoncés dans ce livre, manger quatre fois par jour à des heures régulières, prendre des suppléments de vitamine B et C pour stimuler les glandes surrénales et, finalement, suivre une thérapie pour résoudre leurs problèmes émotifs et contrôler le stress qui les habite.

RÉACTIONS DIVERSES AU DIAGNOSTIC DE L'HYPOGLYCÉMIE

Toutes les personnes ne réagissent pas de la même manière lorsqu'on leur annonce qu'elles font de l'hypoglycémie. Pour certaines personnes, le diagnostic de l'hypoglycémie est une bonne nouvelle ; elles peuvent enfin mettre un nom sur des symptômes qu'elles enduraient depuis longtemps.

D'autres considèrent comme une catastrophe le fait d'être affligées d'un tel déséquilibre et se révoltent.

Voici donc des réactions possibles au diagnostic de l'hypoglycémie. Nous espérons que cette lecture vous aidera à mieux comprendre la situation et à bien traverser la première phase d'acceptation de ce problème de santé.

La route vers le diagnostic

Pour certains, la recherche de la cause de leurs nombreux malaises a été très longue, parfois plus de trente ans…

Il est possible qu'un ami diabétique ou hypoglycémique vous ait mis sur la piste en vous disant : « Tu fais sûrement de l'hypoglycémie. » Cet ami diabétique vous a prêté son glucomètre ; les tests maison ont été positifs, mais le doute est demeuré et le temps a passé.

Il se peut que la lecture de livres québécois ou américains vous ait permis d'approfondir vos connaissances sur ce problème de santé et que le questionnaire de dépistage vous ait apporté un nouvel éclairage.

Finalement, il est possible qu'un thérapeute (naturopathe, chiropraticien, acupuncteur) vous ait encouragé à passer le test d'hyperglycémie provoquée de cinq heures ou le test sur papier buvard et que l'omnipraticien, puis l'endocrinologue vous aient annoncé que vos soupçons étaient fondés: vous faites de l'hypoglycémie. Le diagnostic a pu vous être exprimé ainsi: «Monsieur, madame, vous êtes à la limite de l'hypoglycémie; faites attention au sucre.» L'hypoglycémique, croyant que le médecin s'est trompé, repart à la recherche d'un autre diagnostic et n'entame aucun travail curatif ou préventif.

Le choc et la fuite

D'autres subissent un choc: «C'est une erreur!», «Pas moi!». Ils nient le diagnostic: «Abandonner le sucre, changer mes habitudes alimentaires et mon rythme de vie, c'est trop!», «Il faut bien mourir de quelque chose!». Et ils décident alors de laisser faire… d'endurer encore.

La révolte, le doute et la fuite

La révolte et la colère envahissent certains hypoglycémiques à l'annonce d'un tel diagnostic. C'est une réaction compréhensible parce que depuis plusieurs années nombre de thérapeutes n'ont pu identifier leur problème: «Cela doit être autre chose; je me soignerai plus tard quand les symptômes seront plus sévères.»

Le doute, la dépression et l'épuisement professionnel

«Est-ce le bon diagnostic?» «Vais-je retrouver la santé?» Certains hypoglycémiques sombrent dans la dépression, d'autres pensent même au suicide! De nombreuses personnes vivent aussi de l'épuisement professionnel (*burnout*) parce qu'elles ne se prennent pas en main.

Les demi-solutions

Certains changent un peu leurs habitudes; ils coupent le sucre, mais sans connaître les bons sucres; ils mangent plus souvent, mais sans saisir l'importance d'équilibrer leurs repas sur la base des groupes alimentaires (protéines, lipides, glucides). Dès qu'ils se sentent mieux, ils se croient guéris, puis recommencent à consommer des aliments déclencheurs. Le progrès n'a été que temporaire, car ils n'ont pas su intégrer les principes d'une saine alimentation à leur vie quotidienne pour régulariser leur glycémie.

L'acceptation et un défi à relever

Malgré tout, un diagnostic d'hypoglycémie apaise la plupart des hypoglycémiques: «Enfin, j'ai trouvé! Ce n'était pas seulement psychologique, un problème entre les deux oreilles.» Ces personnes s'engagent habituellement dans une démarche sérieuse telle que celle qui est décrite dans ce livre. Puis l'espoir renaît. Elles comprennent que l'hypoglycémie est le symptôme d'un déséquilibre à la fois physique et psychologique.

* * *

Ceux et celles qui ont cette réaction d'acceptation et considèrent qu'ils ont un défi à relever font un cheminement plus rapide, sans montagnes russes. Ils retrouvent graduellement, mais sûrement, une meilleure santé.

DEUXIÈME PARTIE

POUR BIEN CONTRÔLER L'HYPOGLYCÉMIE

Dans cette deuxième partie, nous présentons les principaux éléments de compréhension et d'apprentissage du contrôle de l'hypoglycémie ainsi que des conseils pour stabiliser la glycémie en toutes circonstances.

Plus que tout autre déséquilibre fonctionnel, l'hypoglycémie incite la personne qui en souffre à manger santé, à éliminer ses habitudes alimentaires malsaines, à choisir des aliments sains, complets et variés en proportion équilibrée et adaptée à ses besoins. Les conseils alimentaires suggérés dans ce livre rejoignent les grands principes du *Guide alimentaire canadien.* Ils tiennent compte aussi des nouvelles connaissances diététiques pour conserver une santé optimale.

Les enfants, les adolescents et les adultes qui souffrent d'hypoglycémie n'ont pas d'autre choix que de repenser leurs habitudes alimentaires s'ils veulent retrouver leur équilibre physique, mental et émotionnel. On a souligné aux chapitres précédents que le taux de glucose sanguin influence la vitalité, l'état émotionnel et le fonctionnement cérébral.

Les chapitres III, IV et V présentent les grandes lignes à suivre sur le plan alimentaire pour soutenir un système glandulaire défaillant, désensibiliser un pancréas hypersensible aux sucres raffinés et fortifier des surrénales épuisées par le stress de toute nature, mais aussi par les abus de stimulants comme le café et l'alcool.

Au chapitre III, vous pourrez vous familiariser avec les grands principes de la digestion et de l'absorption des sucres et aliments des autres groupes alimentaires; vous apprendrez à distinguer les bons sucres des mauvais ainsi que les bons gras des mauvais; vous saurez quelles sont les protéines à privilégier et quels sont les autres nutriments essentiels au maintien d'une santé optimale. Vous apprendrez à composer des menus et des collations santé; vous saisirez toute l'importance de manger à des heures régulières pour bien contrôler la glycémie.

Vous puiserez dans le chapitre IV des conseils pratiques pour les sorties au restaurant, les voyages, l'activité physique, la grossesse et les autres circonstances particulières.

Enfin, le chapitre V vous renseignera sur l'hypoglycémie chez les enfants.

CHAPITRE III

Une alimentation saine et équilibrée

par Odette Bouchard et Murielle Thériault

UNE ASSIETTE SANTÉ

Nous proposons une assiette santé qui vous permettra de vous rebâtir une santé physique, émotionnelle et mentale pour de nombreuses années à venir. Voici certains conseils de base qui, appliqués dès le début de votre cheminement, vous guideront progressivement vers une alimentation saine et équilibrée et favoriseront le contrôle de la glycémie.

- Que vous soyez au travail ou obligé de prendre un congé de maladie, que vous deviez en début de contrôle vous reposer une ou deux fois durant la journée, vous devez vous assurer de manger vos repas et vos collations à des **heures très régulières** (7 h 00; 10 h 00; 12 h 00; 15 h 00; 17 h 30; 21 h 00), en suivant les conseils donnés dans ce livre.
- Dès que vous observerez une amélioration de votre état, vous pourrez essayer de nouveaux aliments, tout en terminant graduellement ou en donnant les produits non recommandés. Cette étape doit se faire **progressivement**. Certains hypoglycémiques perfectionnistes, pressés de «guérir», changent tout en une semaine et vivent ainsi un stress excessif.

- Plusieurs hypoglycémiques souffrant de solitude ont adopté le restaurant et le *fast food* sur une base régulière. Ils ne mangent que des frites, du poulet, des Big Macs, des sous-marins, de la pizza, beaucoup de bœuf, peu de légumes et des desserts sucrés. Ils ne peuvent imaginer qu'on puisse se rendre à l'épicerie après avoir préparé une liste d'aliments manquants et étudier des recettes pour concocter des repas équilibrés. D'autres n'ont jamais eu la chance de connaître la valeur nutritionnelle des aliments. Ils ont donc une marche très haute à gravir pour se prendre en main: se trouver assez **important** pour abandonner le restaurant et se faire plaisir en cuisinant des aliments délicieux.
- Pour certains hypoglycémiques qui n'ont jamais eu de discipline et d'ordre, la réorganisation alimentaire permettant de profiter d'une assiette santé peut représenter une lourde tâche. «L'alimentation nous sort par les oreilles pendant les six premiers mois», disent-ils. Le soutien d'un groupe les aidera à faire leur marché différemment dans de nouveaux magasins. La lecture de ce volume ainsi que l'achat d'un livre de recettes approprié favoriseront un apprentissage graduel.

Enfin, il n'est pas facile de modifier des habitudes alimentaires ancrées depuis l'enfance et qui s'appuient sur des valeurs propres au milieu familial et social. Il est encore plus difficile d'envisager de les changer lorsque vous avez très peu d'énergie et qu'un ensemble de symptômes vous affectent continuellement. Mais la mise en œuvre soutenue de ces efforts sera récompensée à court et à moyen terme.

PROCESSUS DE DIGESTION ET VITESSE D'ABSORPTION DES ALIMENTS

Dans le processus de digestion, la vitesse d'absorption de chacun des aliments joue un rôle déterminant dans le métabolisme du glucose, c'est-à-dire dans la régulation du taux de sucre dans le sang et dans son utilisation.

TABLEAU 2
Vitesse d'absorption des aliments contenant des glucides

Vitesse d'absorption	Groupes d'aliments	Recommandations
Immédiate Une à cinq minutes	**Sucres concentrés :** maltose, fructose, sucre brun ou blanc, sirop de malt, sirop d'érable, miel, mélasse, bonbons, chocolat **Fruits séchés :** raisins, pruneaux et confitures maison **Jus de fruits** **Alcool :** vin, bière, apéro	• à éviter • acceptables en quantité limitée dans des recettes, en deuxième année • à éviter • jamais à jeun ; oui en deuxième année
Très rapide Dix à vingt-cinq minutes	**Produits céréaliers raffinés :** pain blanc, riz blanc, pâtes blanches **Certains fruits frais très sucrés :** banane, figue, kaki, mangue, fruit de la passion **Féculents riches :** maïs, panais, pomme de terre blanche, patate sucrée, courge d'hiver, igname **Semoule raffinée** et riz blanc étuvé, tapioca, marante	• à éviter • à manger en petite quantité, accompagnés d'une protéine • à manger en faible quantité dans un repas complet • à éviter
Rapide Trente à quarante-cinq minutes	**La plupart des fruits frais :** abricot, pêche, poire, petits fruits et leur coulis sans sucre ajouté **Légumes racines cuits :** carotte, salsifis, rutabaga, navet, betterave, petits pois **Jus frais** de légumes, de carotte Lait 2 %	• à prendre dans les portions suggérées, en fin de repas ou en collation, accompagnés d'une protéine • à manger en quantité limitée dans un repas complet • au début d'un repas ou en collation • peut être pris seul ou accompagné, lors d'un repas ou en collation
Progressive selon la teneur en protéines en glucides complexes, en fibres et en gras	**Légumes racines crus :** carotte, betterave, navet, oignon et germinations **Autres légumes cuits :** poireau, tomate **Légumineuses :** lentilles, pois chiches, fèves blanches, fèves rouges	• à prendre en collation ou au repas, avec des protéines • à inclure dans un repas ou en collation • manger en quantité limitée au repas ou en collation
Une heure	**Produits céréaliers issus de grains entiers :** pain de blé, kamut, seigle, riz brun complet, pâtes de blé, pâtes de sarrasin	• à inclure au repas ou à la collation, dans la quantité suggérée, accompagnés de protéines
Deux heures	**Céréales complètes :** blé, seigle, orge, millet, quinoa	• en collation ou au repas, en quantité équilibrée avec les autres groupes alimentaires
Trois heures	**Noix et graines** (riches en gras) **Tofu** (pauvre en glucides) **Légumes verts peu sucrés**	• au repas ou en collation dans la quantité suggérée • à intégrer au repas, en collation, sans inquiétudes et à volonté

TABLEAU 2 (suite)

Les protéines: viande, volaille, poisson, fromage et œufs ne contiennent pas de glucides	**Elles jouent toutefois un rôle important**: elles ralentissent l'absorption des sucres au repas
Les gras animal, le beurre, les huiles d'olives, de noix et de graines oléagineuses ne contiennent pas de glucides	Grâce au métabolisme du foie et des autres glandes, les gras fournissent, sur une période de quatre à vingt heures, du glucose entre les repas lorsque l'organisme en a besoin.

Ce qu'est la digestion[1]

La digestion est l'ensemble des transformations que le système digestif fait subir aux aliments que nous consommons. Grâce à divers processus mécaniques et chimiques, les aliments sont transformés en petites particules qui pourront traverser la paroi du petit intestin pour passer dans le sang, puis dans la lymphe. Ces petites particules sont des nutriments et leur passage dans le sang se nomme **absorption**.

Pour éviter les baisses de sucre dans le sang, on doit tenir compte, entre autres choses, du temps de digestion des aliments ainsi que du temps d'absorption du glucose. Ce temps ne peut être mesuré avec exactitude, mais on a pu constater que **les sucres sont absorbés plus lentement en présence de fibres, de protéines et de gras.**

Le tableau 2 qui précède illustre la vitesse comparative d'absorption de divers groupes d'aliments et leurs effets sur les variations du taux de sucre dans le sang. *Il est très important de mémoriser ce tableau.*

L'indice glycémique et l'hypoglycémie

Ces dernières années, des recherches effectuées auprès d'une clientèle ayant une propension à prendre du poids font état d'un nouveau paramètre qui influe sur le métabolisme des sucres et des triglycérides: il s'agit de l'indice glycémique.

On définit l'indice glycémique comme étant la capacité plus ou moins grande d'un aliment qui contient des glucides de stimuler la sécrétion d'insuline, d'influer sur la glycémie et le taux de **triglycérides** dans le sang (*voir glossaire*). Sur une échelle de 10 à 110 où le glucose a une valeur de

100, l'étude a permis de classifier plusieurs aliments en quatre catégories : ceux qui ont un indice glycémique très bas (haricots verts), bas (pain complet), élevé (banane), très élevé (miel, purée de pomme de terre). Par exemple, le pain de seigle complet aurait un indice glycémique bas (40) en comparaison avec le pain blanc, qui aurait un indice glycémique très élevé, soit 85. **Les aliments à indice glycémique très élevés (75 et plus) favoriseraient une sécrétion rapide d'insuline, une plus grande résistance de l'insuline et un taux élevé de triglycérides**, responsable des maladies cardiovasculaires. On retrouverait dans ces groupes les sucres concentrés : le maltose, le miel, le riz blanc et le pain blanc.

Limites d'application

Au premier abord, cette étude nous semble intéressante ; elle offre un nouvel outil supplémentaire pour aider les diabétiques ainsi que les personnes qui veulent conserver leur poids santé et prévenir les maladies cardiovasculaires à mieux choisir les aliments. Cependant, **pour l'instant, nous avons des réserves quant à l'application intégrale du principe de l'indice glycémique pour la clientèle hypoglycémique**.

L'indice glycémique est un concept assez récent dans le domaine de la médecine nutritionnelle. Des recherches supplémentaires sont nécessaires pour uniformiser les résultats des différentes études. Tel qu'il est présenté, le tableau de l'indice glycémique ne tient pas compte de l'indice glycémique total de l'ensemble des aliments consommés dans un repas. Chaque repas est constitué de plusieurs aliments à indice glycémiques différents, contenant des valeurs variables en gras, en fibres et en protéines. De plus, cette recherche n'a pas été validée auprès des personnes non diabétiques, mais intolérantes aux sucres. Les hypoglycémiques réagissent de manière singulière aux aliments riches en glucides, surtout lors de la première phase de contrôle. Ils répondent aussi de manière différente selon le type d'hypoglycémie dont ils souffrent et leur propension à prendre du poids.

La classification des aliments selon la vitesse de digestion et d'absorption des sucres à l'intérieur d'un repas ou d'une collation demeure

jusqu'à maintenant l'outil le plus fiable pour aider les hypoglycémiques à mieux contrôler leur taux de sucre et à désensibiliser un pancréas « hyperactif ».

Malgré ces réserves importantes, voici tout de même un tableau présentant l'indice glycémique de certains aliments. Il permet de faire une **comparaison** avec le tableau de la vitesse d'absorption des aliments contenant des sucres et d'en faire ressortir les éléments de **ressemblance**. **À l'annexe 2**, vous trouverez de plus amples informations sur l'indice glycémique, ses caractéristiques et les **limites de son utilisation**.

TABLEAU 3

L'indice glycémique de certains aliments classifiés selon une échelle de 10 à 110

Choix de plusieurs aliments dont les indices glycémiques
peuvent se comparer à l'expérience réactionnelle des hypoglycémiques

BONS GLUCIDES TRÈS BAS 10-34	BONS GLUCIDES BAS 35-54	MAUVAIS GLUCIDES ÉLEVÉS 55-74	MAUVAIS GLUCIDES TRÈS ÉLEVÉS 75-110
Légumes verts	**Céréales à grains**	**Certains fruits**	**Produits céréaliers**
(riches en fibres)	**entiers**	banane	raffinés
laitues, céleri	quinoa	ananas (?)	pain baguette
poivron, asperge	sarrasin	papaye (?)	pain blanc
fenouil, brocoli	avoine		riz minute
concombre	riz basmati complet	**Légumes cuits sucrés**	craquelins (farine blanche)
fèves vertes	riz brun complet, etc.	maïs	vermicelles au riz blanc
chou-fleur	pâtes intégrales	betterave	galettes de riz blanc
aubergine		pomme de terre	
échalotes, etc.	**Plusieurs**	bouillie	**Légumes plus féculents**
tomate fraîche	**légumineuses**		citrouille
oignon, poireau (?)	haricots blancs	**Semoule raffinée**	panais
	haricots rouges	taboulé	rutabaga (?)
Germinations	pois secs	couscous	carotte très cuite (?)
		amaranthe	pommes de terre au
Noix et graines	**Certains légumes**		four avec pelure
	crus	croissant (farine	pommes de terre en
Légumineuse	carottes, navet	blanche)	purée
protéinée		pâtes blanches	pommes de terre frites
soja, tofu	**Plusieurs fruits**	riz blanc	
	raisins		**Produits céréaliers**
Certains fruits (?)	kiwi		tapioca
cerises fraîches	pomme		Corn Flakes
prune fraîche	poire		mais soufflé
abricot frais	orange, etc.		autres céréales (sucre
			ajouté)
Laitage			
yogourt, (?) % m.g.			**Sucres simples ou**
lait, (?) % m.g.			**doubles concentrés**
			miel, glucose
			maltose (bière)

Source : synthèse de plusieurs tableaux d'indices glycémiques faisant ressortir les éléments de ressemblance pertinents.

N.B.: **Au tableau 3, les points d'interrogation (?)** signifient que les données sont incomplètes pour tirer des conclusions de ressemblance. La classification de certains fruits (cerise, prune, abricot frais) dans **une échelle glycémique basse** pose aussi des interrogations. La classification de plusieurs légumes comme le rutabaga ou la carotte cuite dans la colonne de l'indice **glycémique très élevé** surprend tout autant!

* * *

En comparant le **Tableau 2: Vitesse d'absorption des aliments contenant des glucides** avec le **Tableau 3: L'indice glycémique de certains aliments classifiés selon une échelle de 10 à 110**, nous pouvons constater qu'il existe plusieurs éléments de ressemblance. Cela est heureux, car ils correspondent aux principaux groupes d'aliments à valoriser au sein d'une alimentation saine. Ces divers aliments possèdent plusieurs qualités permettant aux personnes de maintenir un poids santé et de prévenir les maladies cardiovasculaires ainsi qu'une forme d'intolérance au sucre appelée «hypoglycémie fonctionnelle».

En combinant les deux tableaux, on peut conclure que les aliments qui sont susceptibles de favoriser un meilleur équilibre glycémique à l'intérieur de repas bien équilibrés sont: **les légumes verts, les germinations, les noix et les graines, les céréales à grains entiers et leurs produits dérivés, les légumineuses incluant le soja, la plupart des légumes racines consommés crus et plusieurs fruits.** Certains légumes cuits plus sucrés (maïs, betterave), certains fruits plus sucrés (banane) ainsi que certains légumes féculents (pomme de terre, panais, courges d'hiver) devraient être privilégiés en plus petites portions; ces aliments stimulent la sécrétion d'insuline et favorisent l'augmentation des triglycérides. Tous les produits céréaliers raffinés comme le pain blanc, le riz blanc, les pâtes blanches, les flocons de céréales avec sucre ajouté (miel, maltose ou glucose) sont à éviter.

SAVOIR CHOISIR LES BONS ALIMENTS

Apprendre à composer une nouvelle assiette santé qui permettra d'améliorer votre santé et de mieux contrôler votre taux de sucre dans le sang n'implique pas uniquement des sevrages. Graduellement, vous prendrez l'habitude de mieux choisir vos aliments, de remplacer les aliments nuisibles par des aliments sains et moins hypoglycémiants. Nous avons la chance aujourd'hui d'avoir accès à une variété de produits ainsi qu'à de plus en plus d'aliments biologiques dépourvus de produits chimiques et d'additifs alimentaires. À vous d'en profiter!

Le tableau 4 énumère sur une base comparative les produits recommandés et non recommandés. Il présente les divers groupes alimentaires: les légumes et les fruits, les viandes et leurs substituts, les produits céréaliers, les produits laitiers et autres aliments transformés (boissons, huiles, soupes, etc.).

TABLEAU 4
Savoir choisir les bons aliments

PRODUITS RECOMMANDÉS	PRODUITS NON RECOMMANDÉS ⊘
1. **Légumes et fruits** a) Légumes: • légumes frais, surgelés (sans sucre) ou germés (luzerne, trèfle rouge, tournesol, radis, moutarde, cresson, fenugrec) • jus de tomate ou de légumes sans sucre • légumes crus et cuits • légumes en soupe maison	1. **Légumes et fruits** ⊘ a) Légumes: • légumes en conserve sucrés: pois, maïs en crème, etc. • jus de légumes sucrés • condiments sucrés: ketchup, cornichons, marinades, betteraves, etc.
b) Fruits: • fruits frais ou surgelés au petit-déjeuner ainsi qu'aux collations (le jour, mais pas en soirée) • fruits en conserve; ils doivent être rincés s'ils baignent dans un sirop ou un jus sucré • compotes de fruits non sucrées • eau citronnée (petit-déjeuner ou en période de canicule)	b) Fruits: • jus de fruits (frais ou en conserve), même non sucré; **une seule exception**: si vous pressentez une perte de connaissance • fruits confits • confitures et gelées sucrées avec des jus de fruits non sucrés • jus de fruits non sucrés et fruits séchés intégrés à des muffins, biscuits, gâteaux, poudings, tartes maison • fruits secs

TABLEAU 4 (suite)

2. Viandes et substituts conseillés • caribou, chevreuil, orignal, sanglier • cheval, bœuf, veau, agneau, porc, lapin • poulet, dinde, canard et autres oiseaux d'élevage • poisson, fruits de mer • œufs et fromage • simili-charcuterie à base de tofu • pâtés et cretons à base végétale, galantine de veau • légumineuses cuites ou en germination • tofu et fromage de soja • fèves de soja grillées à sec	**2. Viandes et substituts déconseillés** ⊘ • viandes en conserve • poisson pané ou en sauce • charcuterie : saucissons, saucisses • cretons, graisse de rôti, pâté de foie gras, pâtés de campagne commerciaux, etc.
3. Produits céréaliers non sucrés • céréales à déjeuner non cuites : biscuits au blé filamenté (format biscuit ou cuillère), millet, maïs et riz soufflés nature, marante • céréales à déjeuner cuites, sans sucre : flocons d'avoine ou de seigle, granola sans miel, son d'avoine, de maïs ou de blé, céréales à plusieurs grains, müesli sans miel • céréales complètes : blé entier (complet), riz brun (complet), riz sauvage, orge mondé, semoule de maïs, millet, sarrasin, seigle, kamut, quinoa, épeautre. Ces céréales peuvent être biologiques. Les pains au levain sans sucre peuvent être faits de plusieurs grains. • pâtes alimentaires au blé entier, soja, maïs, sarrasin ; riz sauvage • biscottes, craquelins à grains entiers sans sucre ni miel • muffins, biscuits sans sucre ni miel, pâte à tarte à la farine de blé entier avec fruits naturels, pouding au riz brun ou tapioca, gâteau au fromage sans sucre. Ils peuvent être sucrés avec des jus de fruits non sucrés ou avec des fruits séchés en petites quantités, et ce, à l'occasion, en deuxième année de contrôle.	**3. Produits céréaliers sucrés déconseillés** ⊘ • mets à base de farine blanche et raffinée • céréales à déjeuner non cuites, vendues commercialement : Corn Flakes, Rice Krispies, Sugar Crisp, All Bran, Bran Flakes, Honey Comb, etc. • céréales à déjeuner cuites ou instantanées : granola avec miel, gruau en sachet avec parfum artificiel • céréales raffinées : crème de blé, semoule de blé, riz blanc, orge perlé, farine blanchie • pâtes alimentaires à base de farine blanche et raffinée : macaronis, spaghettis, lasagnes, etc. • gâteaux, tartes, biscuits, beignes, pâtisseries et poudings. Ces aliments sont faits à base de farine blanche et raffinée ; ils sont sucrés avec des sucres raffinés.

TABLEAU 4 (suite)

4. **Produits laitiers conseillés** • fromages blancs de type : cottage (1 %, 2 % ou 4 % m.g.), mozzarella (15 à 20 % m.g.), quark (1 % m.g.), chèvre (20 % m.g.) • yogourt sans sucre (fait de lait de vache ou de lait de chèvre) • lait 1 %, 2 % et 3 % m.g. (lait de vache ou de chèvre) ; crème sans additifs • le lait de soja sans sucre peut servir de substitut aux produits de la vache.	4. **Produits laitiers déconseillés** ⊘ • fromage à tartiner de type Cheez Whiz • yogourt sucré avec sucre ou miel • yogourt aux fruits commerciaux (avec du sucre ajouté) • lait au chocolat sucré (stimulant) • les fromages avec 30 % m.g. et plus ; ils surchargent le foie paresseux de plusieurs hypoglycémiques
5. **Boissons conseillées** • eau de source ou déminéralisée (5 verres par jour) • café de céréales • infusions : tilleul, menthe (stimulante), thym, mélisse, camomille • thé bancha (contient peu de tanin) • eau minérale citronnée ou orangée • boisson désaltérante l'été : 1 litre ou 4 tasses d'eau et 125 ml ou ½ tasse de jus de fruits frais (citron, orange, pamplemousse), s'ils sont tolérés • jus de tomate ou jus de légumes non sucré • bière à 0,5 % d'alcool, accompagnée de grignotines, si elle est tolérée* • vin rouge ou blanc sec, biologique (125 ml ou ½ tasse maximum), aux repas seulement et au cours de la deuxième année de contrôle*. * Certains hypoglycémiques restent toujours vulnérables au vin et à la bière.	5. **Boissons déconseillées** ⊘ • café en grains, en poudre* • café instantané* • thé et préparation pour thé glacé* • boissons gazeuses, parce qu'elles sont sucrées avec 35 ml ou 7 c. à thé de sucre ou avec de l'aspartame (Coke, Pepsi, 7-Up ou 7-Up diète, etc.) • boissons à saveur de fruits (Tang, Kool-Aid, etc.) • lait au chocolat et lait condensé • alcool, particulièrement au cours de la première année de contrôle (bières alcoolisées, vins, vins sucrés, apéritifs et digestifs, mélanges à cocktails, spiritueux) • Ovaltine et Postum * Tous ces produits sont stimulants d'abord et hypoglycémiants quelques heures plus tard.

TABLEAU 4 (suite)

6. **Autres aliments conseillés**	6. **Autres aliments déconseillés**
• mayonnaise maison • margarine non hydrogénée • huile pressée à froid (première pression) • beurre d'arachide non sucré et autres beurres de noix • gélatine neutre ou gelée agar-agar (à base d'algues) pour gelées maison • soupes préparées avec des bouillons maison (bœuf, poulet, légumes, miso, tamari) • fines herbes pour rehausser les plats • chapelure maison ou falafel • poudre de marante (arrow-root) • poudre à pâte sans alun • sel marin et algues séchées • condiments sans sucre • soupes sans additifs • cubes de bouillon sans additifs	• sauce soja commerciale • mayonnaise commerciale sucrée • huiles hydrogénées • bonbons et chocolat • confitures, gelées et marmelades commerciales • sucre blanc et cassonade • mélasse, caramel et sirop de maïs • succédanés de sucre : Aspartame, Sucaryl, Saccharine • produits de l'érable, sirop de malt, miel et stévia[2] (peuvent être utilisés en association avec d'autres aliments, mais non au début du contrôle) • Jell-O commercial • soupes commerciales contenant du glutamate monosodique • Bovril • levure chimique (poudre à pâte) avec alun • beurre d'arachide sucré • margarine hydrogénée • chapelure commerciale • produits contenant glutamate monosodique, nitrites, sulfites, colorants artificiels et BHT • tout produit contenant des gras saturés, ex : croustilles, frites. (*voir tableau 13E*)

COMPOSITION ÉQUILIBRÉE DES TROIS REPAS

Les trois sections suivantes précisent les principes à suivre pour bien équilibrer les repas et les collations. Voyons comment composer de façon adéquate les trois repas principaux de la journée en tenant compte des principes d'une bonne alimentation et du contrôle de la glycémie. Ces principes de base illustrés aux tableaux 5A et 5B sont les suivants :

- **prendre chaque jour trois repas à des heures très régulières ainsi que trois ou quatre collations ;**

- au **repas du matin,** inclure obligatoirement des protéines, des féculents et une portion de fruits;
- **aux repas du midi et du soir**, inclure obligatoirement des protéines, des légumes, des féculents ou une portion de fruits, comme le suggèrent les deux tableaux qui suivent;
- consulter une diététiste qui connaît bien l'hypoglycémie pour équilibrer ses repas et ses collations selon son poids, sa taille, son sexe et l'énergie dépensée durant une journée.

TABLEAU 5A
Petit-déjeuner (vers 7 h 00)

1. **Protéines : 1 ou 2 au choix** • 2 oz ou 60 g de fromage • 125 ml ou ½ tasse de fromage cottage • 1 ou 2 œufs • 45 ml ou 3 c. à soupe de beurre d'arachide sans sucre • 125 ml ou 4 oz de lait ou de yogourt (vache, chèvre, soja)*	3. **Fruits : 1 au choix (si toléré)** Le fruit **(et non un jus)** doit être mangé à la fin du petit-déjeuner • 1 orange moyenne • ½ pamplemousse • ½ cantaloup • 250 ml ou 1 tasse de fraises fraîches ou fruits de saison
2. **Féculents : 1 ou 2 au choix** • 1 tranche de pain de grains entiers (sans sucre) • 1 muffin maison (au son, sans fruits) • 1 crêpe à grains entiers • 125 ml ou ½ tasse de céréales de grains entiers (crues ou cuites) • 200 ml ou ¾ tasse de céréales prêtes à servir	4. **Boissons : 1 au choix** • café de céréales + lait • tisane aux herbes ou tisane fruitée • eau chaude + citron

* Le lait et le yogourt nature contiennent des glucides; c'est pourquoi, au petit-déjeuner, nous les suggérons comme protéines d'accompagnement avec les produits céréaliers.

N.B. : Les portions suggérées doivent être modifiées selon le sexe, la sédentarité, la tolérance aux fruits, la tendance à prendre du poids et le type de métabolisme.

TABLEAU 5B

Repas du midi[3] et du soir[4]

1. **Entrée :** Cette étape empêche de dévorer en prenant de grosses quantités d'aliments au repas. Elle permet d'attendre le repas. Choisir un élément parmi les suivants :
   - salade et autres légumes
   - bouillon maison
   - soupe aux légumes
   - jus de légumes
   - jus de tomate

2. **Protéines : 1 au choix**
   - viande, volaille, œufs (2)
   - poisson, fruits de mer
   - fromage, noix, légumineuses, tofu

   (*voir les tableaux 11 et 12*)

3. **Lipides : 1 au choix**
   - beurre ou margarine
   - vinaigrette non sucrée (huile d'olive et citron)
   - olives (5) ou ¼ avocat
   - mayonnaise sans sucre

   (*voir les tableaux 13A, B, C, D, E*)

4. **Légumes plus sucrés**
   - 125 ml ou ½ tasse (*voir le tableau 8A*)

5. **Autres légumes moins sucrés :** En manger à chaque repas et 5 différents par jour
   - cuits : 250 ml ou 1 tasse
   - crus : à volonté

   (*voir le tableau 8B plus loin*)

6. **Féculents : 1 ou 2 au choix***
   - 1 tranche de pain à grains entiers
   - 1 pomme de terre moyenne
   - 85 ml ou ⅓ tasse de riz brun, cuit
   - 125 ml ou ½ tasse de pâtes alimentaires à grains entiers, cuites
   - 1 épi de maïs
   - 60 ml ou ¼ tasse à 75 ml ou ⅓ tasse de légumineuses (selon la sorte)
   - 175 ml ou ¾ tasse de fèves de soja bouillies et séchées
   - 175 ml ou ¾ tasse de millet

7. **Dessert : oui, si on a mangé un seul féculent**
   - 1 fruit (pas plus de 3 par jour) ou consulter la liste de collations

* Voir la note au bas du tableau 5A

LES COLLATIONS : TOUT CE QU'IL FAUT EN SAVOIR

Pour bien contrôler sa glycémie, l'un des conseils les plus pertinents à observer est la prise de collations judicieuses à des heures précises entre les repas. Tout particulièrement durant la première année de contrôle, les collations permettent de compenser les baisses de sucre qui surviennent entre les repas et qui sont reliées à un pancréas encore « hyperactif ». Les collations servent à prévenir et à atténuer les symptômes ; elles favorisent l'instauration graduelle du mieux-être.

Buts des collations

Les collations ont d'abord pour but **d'empêcher les baisses anormales du taux de sucre dans le sang entre les repas.** Chez une personne hypoglycémique, ces baisses peuvent survenir une ou plusieurs fois par jour. Elles minent son moral. Elles la rendent nerveuse, fatiguée, tendue, anxieuse, faisant apparaître plusieurs symptômes psychologiques et physiques incommodants.

Le fait de prendre des collations peut contribuer à prévenir les accidents de travail ou d'automobile causés par des baisses importantes et subites du taux de sucre dans le sang.

Les collations ont aussi comme objectif d'éviter les **phases d'hypoglycémie durant la nuit.** Certaines personnes réussissent à empêcher une glycémie anormalement basse durant le sommeil en prenant dans la soirée une collation contenant des protéines. Les personnes qui suivent ce conseil bénéficient d'un sommeil plus réparateur, plus continu, moins agité. Elles se réveillent plus en forme le matin. Lors de soirées spéciales, durant le temps des Fêtes par exemple, où nous pouvons veiller très tard, une personne hypoglycémique aurait avantage à prendre une collation toutes les trois heures jusqu'au coucher.

Principes de base touchant les collations

- Prendre tous les jours de une à quatre collations; le nombre de collations nécessaires dépend des symptômes ressentis, de l'état de la digestion et du travail à accomplir.
- Prendre des collations qui permettront au taux de sucre dans le sang de se maintenir à un niveau normal durant deux à cinq heures. Pour ce faire, il faut respecter:
  - les associations alimentaires suggérées au tableau 6A;
  - les portions indiquées aux pages suivantes.

- Ne pas quitter la maison sans avoir avec soi au moins deux des produits suivants: des amandes, des noix de soja grillées ou des morceaux de fromage, des craquelins de blé entier, un ou deux fruits, des bâtonnets de céleri et de carottes, du lait ou du yogourt en thermos avec des biscuits maison, des barres nutritives maison.

- Manger trois fruits (quatre pour un homme, une adolescente ou une femme enceinte) par jour au maximum et jamais plus d'une portion à la fois.
- Éviter de manger un fruit en collation durant la soirée.
- Employer des farines et des céréales non raffinées.
- Pour sucrer des préparations culinaires, utiliser, **en deuxième année de contrôle,** de la purée de fruits frais ou des jus de fruits ; ultérieurement et progressivement, **intégrer en petite quantité, selon votre niveau de tolérance**: le sirop d'érable, la purée de pommes, de raisins, de dattes, de figues et d'abricots.
- Éviter les préparations commerciales de muffins, de biscuits, de gâteaux, de poudings et de flans qui contiennent du sucre ou des jus de fruits concentrés, de la farine raffinée et des additifs chimiques.
- Consommer de préférence des fromages faibles en gras (15% ou moins) et du lait de vache (1% ou 2%), de chèvre, de soja (sans sucre ajouté).

TABLEAU 6A
Combinaisons d'aliments dans les collations[5]

1 ALIMENT RICHE EN GLUCIDES +	1 ALIMENT RICHE EN PROTÉINES
• 1 portion de fruits frais	• 1 portion de noix • 1 portion de fromage, de tofu ou de yogourt
• 1 portion de fruits intégrée à un féculent Ex. : ½ muffin ou 2 biscuits maison	• 1 portion de lait (vache, soja, chèvre) • 1 portion de yogourt nature
• 1 portion de pain ou 2 à 4 biscottes ou craquelins	• 1 portion de viande ou de poisson • 1 portion de fromage • 1 portion de beurre d'arachide, d'amande ou de tahini
• 1 portion de céréales : 85 ml ou 1/3 tasse à 125 ml ou 1/2 tasse	• 1 portion de lait
1 portion de lait 1 % ou 2 % seul, non combiné 1 portion de yogourt nature 2 % seul, non combiné	

TABLEAU 6B

Exemples de collations respectant les bonnes combinaisons alimentaires

1. Collations à base de fruits et de protéines (avant-midi et après-midi)

- 1 pomme avec 30 g ou 1 oz de fromage ferme maigre
- 6 raisins frais et 7 amandes; ¼ de cantaloup et 125 ml ou ½ tasse de fromage cottage
- 1 poire et 8 avelines
- ½ banane et 125 ml ou ½ tasse de fromage quark
- 1 orange en quartiers, 125 ml ou ½ tasse de yogourt nature, 5 ml ou 1 c. à thé de son de blé, d'avoine ou de maïs
- 1 pêche en morceaux, 125 ml ou ½ tasse de yogourt de soja nature, 15 ml ou 1 c. à soupe de graines de tournesol ou de citrouille grillées
- 125 ml ou ½ tasse de framboises, de fraises ou de bleuets, 125 ml ou ½ tasse de yogourt, 15 ml ou 1 c. à soupe de graines de lin moulues (conserver celles-ci au réfrigérateur)
- 125 ml ou ½ tasse d'ananas broyés (dans leur jus naturel), 125 ml ou ½ tasse de yogourt nature et son de blé
- 1 lait fouetté, fait de 125 ml ou ½ tasse de lait de chèvre, 90 ml ou ⅓ tasse de yogourt de chèvre nature, ⅙ banane et 15 ml ou 1 c. à soupe de gélatine neutre ou d'agar-agar pour épaissir.

2. Collations à base de féculents et de protéines (jour et soirée)

- 1 tranche de pain de blé entier (complet), 15 ml ou 1 c. à soupe de beurre d'arachide sans sucre
- 1 muffin maison, 125 ml ou ½ tasse de yogourt nature
- 1 muffin maison, 125 ml ou ½ tasse à 175 ml ou ¾ tasse de lait (vache, chèvre ou soja)
- 2 à 4 biscottes de seigle, 30 g ou 1 oz de fromage blanc
- 2 galettes de riz, 30 g ou 1 oz de fromage ferme de 15 % m.g. ou moins, 1 bâtonnet de céleri
- 1 portion de tarte aux pommes nature, 125 ml ou ½ tasse de fromage cottage
- 1 portion de pouding au riz brun ou 1 portion de pouding maison au millet
- 125 ml ou ½ tasse de céréales de marante (sans miel), 60 ml ou ¼ tasse de fruits frais, 75 ml ou ¾ tasse de lait de soja non sucré
- 125 g de flocons de seigle ou de quinoa cuits avec 125 ml ou ½ tasse de lait + 5 ml ou 1 c. à thé de graines de tournesol
- 125 g ou 4 oz de muesli maison cuit avec 125 ml ou ½ tasse de lait ou de yogourt nature + 5 ml ou 1 c. à thé d'avelines
- 125 ml ou ½ tasse de céréales de blé filamenté, format gros biscuit ou cuillère, avec 125 ml ou ½ tasse de lait + 5 cm^3 ou 2 po^3 de tofu écrasé
- 85 ml ou ⅓ tasse de gruau cuit avec 125 ml ou ½ tasse de lait, 2 moitiés de noix de Grenoble
- 1 épi de maïs avec 30 g ou 1 oz de fromage maigre

TABLEAU 6B (suite)

- 175 ml ou ¾ tasse de maïs soufflé assaisonné avec 15 ml ou 1 c. à soupe de levure alimentaire ou de fromage parmesan, 30 g ou 1 oz de fromage maigre
- 2 à 4 biscottes, 30 g ou 1 oz de pâté végétal
- 2 à 4 craquelins, 30 g ou 1 oz d'hoummos (purée de pois chiches) ou 45 ml ou 3 c. à soupe
- 1 tranche de pain de seigle, 30 g ou 1 oz de creton végétarien
- 4 biscottes, huîtres ou saumon fumé (sans sucre), 30 g ou 1 oz
- 175 ml ou ¾ tasse de soupe aux lentilles et quelques morceaux de tofu dans la soupe
- 125 ml ou ½ tasse de céréales cuites granola non sucrées, 175 ml ou ¾ tasse de lait de soja non sucré
- 4 biscottes de blé entier sans sucre, 125 ml ou ½ tasse de fromage cottage
- 2 biscuits maison, 125 ml ou ½ tasse de lait de soja non sucré

3. Autres suggestions de collations

- ½ muffin, 125 ml ou ½ tasse de yogourt nature de soja et ½ pomme râpée
- 2 biscuits sans sucre, 125 ml ou ½ tasse à 175 ml ou ¾ tasse de yogourt nature de chèvre
- 85 ml ou ⅓ tasse d'ananas broyés (dans leur jus naturel) avec 125 ml ou ½ tasse de yogourt nature et 4 moitiés de noix de pacane
- 90 g ou 3 oz de tofu mou mélangé avec ½ banane
- des bâtonnets de carottes et de céleri avec une trempette non sucrée, 4 à 6 craquelins
- 125 ml ou ½ tasse de jus de tomate ou de légumes (V-8), 15 ml ou 1 c. à soupe de protéine de soja en poudre et 2 bâtonnets de céleri ou de navet cru ou 2 bouquets de brocoli
- 1 tranche de pain de kamut ou d'épeautre avec 15 ml ou 1 c. à soupe de beurre d'amande + 60 ml ou ¼ tasse de lait de soja non sucré
- 2 galettes de riz soufflé, des quartiers de tomate, des tranches de concombre et une vinaigrette sans sucre au fromage bleu ou au fromage feta léger
- yogourt nature, mayonnaise maison, 1 œuf cuit dur
- des tranches de Déli-Tofu et des asperges enroulées dans un pain pita mince
- ⅓ poivron rouge, 60 g ou 2 oz de fromage de soja (ou tartinade de tofu), 2 à 3 craquelins
- 125 ml ou ½ tasse de crème glacée maison et des fruits de saison en morceaux (½ fruit)
- 125 ml ou ½ tasse de lait de vache mélangé à 125 ml ou ½ tasse de lait de soja sans sucre auquel on ajoute 15 ml ou 1 c. à table de poudre de soja (isolat de protéines de soja).

Quelques observations supplémentaires

Plusieurs hypoglycémiques **craignent de gagner du poids** en prenant des collations. Pourtant, la plupart des personnes, hommes et femmes, qui adoptent nos suggestions maintiennent leur poids santé ou perdent de 2 à 5 kg (5 à 10 livres) parce qu'elles mangent leurs repas et collations à des heures régulières en faisant un bon choix d'aliments. Elles évitent ainsi de grignoter des aliments camelote à tout moment.

D'autres hypoglycémiques, **portés à prendre facilement du poids**, doivent diminuer les portions prises aux repas et diminuer les quantités de gras absorbées (lait à 1% m.g., fromage à 15% m.g. et moins, etc.) pour ne pas prendre de poids. Il importe de ne pas couper les collations puisqu'elles augmentent l'énergie disponible en 20 ou 30 minutes. Ces personnes gagneraient toutefois à consulter une diététiste pour ne pas trop diminuer la quantité de calories ingérées.

Certaines personnes hypoglycémiques apprécient leur minceur et elles n'ont pas l'habitude de manger entre les repas; elles ont parfois vécu un ou des épisodes d'anorexie. Ces personnes gagneraient elles aussi à consulter une diététiste pour arriver à se débarrasser de cette «peur» de gagner du poids.

L'objectif visé est d'atteindre un poids santé, ce qui permet d'accéder à une santé optimale avec tout ce que cela apporte comme bénéfice: énergie, vitalité, meilleure santé immunitaire et glandulaire.

Attention! Dire «Je n'ai plus besoin de prendre de collations, je suis guéri (sous contrôle)» est une attitude à risque. Les repas doivent être sains, complets et pris à des heures régulières, si on veut se passer de collations.

Pourquoi faut-il mesurer les aliments?

Au début du contrôle, il est important de respecter, à chaque repas ou collation, les quantités de protéines animales et végétales, de gras (lipides) et de sucres (glucides) prescrites pour ne pas subir de baisses de glucose et aussi pour éviter d'alourdir son métabolisme en absorbant trop de gras ou trop de protéines.

Selon que l'on soit une femme ou un homme, il est suggéré de prendre entre 30 et 45 g de glucides par repas et entre 15 et 20 g de glucides par collation. Il faut manger des protéines six fois par jour, choisir des sources minimales de bons gras et absorber assez de calories pour compenser l'énergie dépensée.

Quantité d'aliments recommandée et fréquence des collations

Surtout au début du contrôle, il est très important pour les hypoglycémiques de bien équilibrer les portions de chaque aliment dans les collations, tout en sachant adapter les combinaisons suggérées et leur fréquence à leurs besoins spécifiques. Par la suite, ils pourront augmenter ou diminuer ces quantités. Pour la plupart des gens, les collations deviennent de moins en moins nécessaires avec le temps. Nous suggérons d'abandonner celle du matin et de l'après-midi d'abord, puis celle de la soirée. Cependant, en période de stress ou de maladie ainsi qu'au cours des jours précédant les menstruations, la personne hypoglycémique devrait reprendre la routine des collations.

Foire aux questions

Les portions sont-elles les mêmes pour tous ?

Non. Les quantités varient selon l'**âge**, le **poids** santé à obtenir ou à garder, la **taille**, le **sexe** et l'**activité** de la personne. Celles qui accomplissent un travail sédentaire pourraient augmenter la quantité de protéines ingérées au petit-déjeuner si ce repas ne les rassasie pas. Celles qui font un travail manuel pourraient augmenter les portions de féculents et de protéines.

Les hypoglycémiques peuvent-ils tous adopter les combinaisons suggérées ?

Non. Les personnes qui ont tendance à prendre du poids, celles qui ont une digestion lente et un foie lent ne le peuvent pas. **Elles doivent prendre le lait et le yogourt seul**. Pour plus d'information, consultez le chapitre VI.

Tous les hypoglycémiques doivent-ils manger six fois par jour ?

Non. Plusieurs hypoglycémiques, **ayant une digestion lente**, doivent manger toutes les quatre heures environ. L'horaire d'une journée pour ces personnes ressemblera à ceci :

7 h 00 : petit-déjeuner
11 h 00 : repas du midi,
15 h 00 : collation très soutenante
19 h 00 : repas du soir
23 h 00 : collation protéinée

Les personnes qui ont une «**courbe plate**» peuvent manger de quatre à six fois par jour. Les trois collations ne leur sont pas toujours nécessaires, car elles ressentent parfois moins de baisses d'énergie que les autres hypoglycémiques. Les deux options peuvent être explorées.

GLUCIDES, PROTÉINES ET GRAS : PORTIONS RECOMMANDÉES

Un repas bien équilibré devrait contenir des aliments de chaque groupe alimentaire comme le suggère le *Guide alimentaire canadien.* Les personnes qui souffrent d'hypoglycémie doivent toutefois redoubler de vigilance dans la répartition équilibrée des aliments des quatre groupes à chaque repas et à chaque collation. Dans *Le végétarisme à temps partiel,* Louise-Lambert Lagacé écrivait «l'atteinte de l'équilibre demeure toujours un défi, mais quelques règles suffisent pour limiter les sensations de faim, les fringales, les rages de sucre, la fatigue et pour se protéger contre l'anémie». Par exemple, un repas du midi comprenant trop de féculents et manquant de légumes verts et de protéines peut entraîner des baisses d'énergie quelques heures plus tard.

Voilà pourquoi il est essentiel de savoir identifier les aliments riches en glucides, en protéines et en gras et d'utiliser ces connaissances pour mieux équilibrer les portions. Plusieurs tableaux ont été conçus pour vous faciliter la tâche.

Les glucides[6]

Manger sucré ne serait-il pas le remède par excellence pour régler un problème concernant les baisses de sucre? Non! Les glucides constituent la principale source d'énergie pour l'organisme. Ils prennent différentes formes, selon qu'on les trouve dans un fruit (le fructose), une pomme de terre (l'amidon) ou une céréale (le maltose), mais ils se transforment tous en glucose, qui nourrira toutes les cellules de notre corps et qui est le principal carburant de notre cerveau.

Ce même glucose, dont nous avons un besoin constant, vient surstimuler le pancréas d'une personne hypoglycémique lorsqu'il est absorbé dans le sang en trop grande quantité et lorsque les glucides sont absorbés en l'absence de fibres, de protéines ou de gras.

Au cours d'une journée, vous devez vous limiter à trois fruits, mais vous pouvez consommer des céréales entières à tous les repas et à toutes les collations. Cette différence vient du fait que les fruits se digèrent plus rapidement que les céréales et que leur temps d'absorption est également plus rapide. Les cinq tableaux suivants (7, 8A, 8B, 9 et 10) viennent illustrer cette particularité et précisent les portions recommandées pour chaque catégorie de glucides[7].

Aliments riches en glucides

Les fruits frais et les légumes plus riches en glucides sont les seuls aliments riches en sucres et de digestion rapide recommandés pour une personne hypoglycémique. Leurs composantes arrivent dans le sang de 30 à 45 minutes après leur ingestion. Les équivalences suggérées correspondent à environ 15 g de glucides pour les fruits et les féculents et à 8 g de glucides pour les légumes riches en glucides.

Nous proposons donc des menus établis à partir de portions, comme le proposent le *Guide alimentaire canadien* et l'Association Diabète Québec[8]. Par exemple :

1 orange = 15 g de glucides
(1 portion de fruit)

125 ml ou ½ tasse de carottes cuites = 8 g de glucides
(1 portion de légumes sucrés)

85 ml ou ⅓ tasse de riz complet = 15 g de glucides
(1 portion de féculents ou céréales)

TABLEAU 7

Les fruits frais riches en glucides (hydrates de carbone)

Équivalent d'une portion : 15 g de glucides

Abricots	2 moyens	Nectarine, tangelo	1 moyenne ou 2 petites
Abricot séché	1	Orange	1 moyenne
Ananas	2 tranches, 125 ml ou ½ tasse	Pamplemousse ou pomelo	½ moyen
Banane (moyenne)	½ banane	Papaye	½ petite ou ⅓ moyenne
Bleuets	250 ml ou 1 tasse	Pêche	1 grosse ou 2 petites
Cantaloup	½ de 12 cm (5 po) de diamètre	Pêche séchée	1 moitié
Carambole	1 ½	Poire	2 moitiés ou 1 petite
Cerises	10	Poire séchée	1 moitié
Citron, lime	1 ½	Pomme, pomme-poire	1 moyenne
Clémentines	2	Compote de pommes non sucrée	125 ml ou ½ tasse
Datte séchée	1	Pomme séchée	5 morceaux
Figue fraîche	1 grosse	Pomme grenade	1 petite
Fraises	250 ml ou 1 tasse	Prune	1 petite
Framboises	250 ml ou 1 tasse	Pruneau séché	1 petit
Fruit de la passion	1	Raisins verts ou rouges	125 ml ou ½ tasse
Groseilles	250 ml ou 1 tasse	Raisins secs	1 c. à soupe
Kiwi	1 gros	Rhubarbe cuite, non sucrée	250 ml ou 1 tasse
Litchis	8	Salade de fruits frais	125 ml ou ½ tasse
Mandarine	1 grosse ou 2 petites	Tangerine	1 grosse ou 2 petites
Mangue	⅓ d'une moyenne		
Melon d'eau	triangle de 12 cm (5 po de base)		
Melon de miel	½ melon de 12 cm (5 po) de diamètre	* Fruits en conserve dans leur jus, sans sucre ajouté	125 ml ou ½ tasse
Mûres	175 ml ou ¾ tasse		

Les jus de fruits, même non sucrés, contiennent peu de fibres et apportent des sucres trop rapidement absorbés. Ils sont donc à déconseiller. Au cours de la deuxième année de contrôle, on peut cependant faire l'essai de jus non sucrés très dilués pour se désaltérer lors des journées chaudes. Les fruits séchés ou déshydratés se mangent combinés à des féculents dans des recettes. Retenez qu'ils sont trois à huit fois plus sucrants que les fruits frais.

Il est important de manger une bonne variété de fruits (de cinq à huit fruits différents par semaine) pour obtenir une gamme plus complète de minéraux. Les fruits se mangent à la fin des repas ou en collations, accompagnés de noix, d'amandes, d'avelines ou de fromage afin de ralentir l'absorption du glucose et d'éviter les stimulations excessives du pancréas.

Certains hypoglycémiques améliorent leur état en n'absorbant aucun fruit pendant un mois; puis ils recommencent graduellement en mangeant un seul fruit par jour le premier mois, deux ou trois au maximum par la suite. D'autres diminuent plutôt l'absorption de fruits acides. Enfin, ne pas oublier de rincer les fruits en conserve s'ils ne baignent pas dans leur propre jus non sucré. Mais les fruits frais sont toujours à privilégier même hors saison.

TABLEAU 8A
Légumes riches en glucides

Équivalent d'une portion de légumes cuits : 8 grammes de glucides

Betteraves	125 ml ou ½ tasse	Petits pois verts (frais ou congelés)	125 ml ou ½ tasse
Châtaignes d'eau (cuites)	125 ml ou ½ tasse	Poireau cuit	250 ml ou 1 tasse ou 3 moyens
Carottes	125 ml ou ½ tasse	Pomme de terre bouillie	60 ml ou ¼ tasse
Citrouille (cuite)	125 ml ou ½ tasse	Pomme de terre en purée (avec lait)	60 ml ou ¼ tasse
Courge style potiron (butternut, buttercup, poivrée, etc.)	60 ml ou ¼ tasse	Pomme de terre au four (sans pelure)	¼ (4 cm ou 40 g)
Macédoine (cuite)	85 ml ou ⅓ tasse	Patate douce (sans pelure)	¼ (4 cm ou 30 g)
Maïs en épi	½ épi ou 10 cm	Igname	125 ml ou ½ tasse
Maïs en grains (cuits)	125 ml ou ½ tasse	Rutabagas	125 ml ou ½ tasse
Maïs en crème (maison non sucré)	85 ml ou ⅓ tasse	Salsifis	125 ml ou ½ tasse
Maïs soufflé	250 ml 1 tasse	Rutabagas	125 ml ou ½ tasse
Oignon (cru)	1 moyen	Jus de tomates, légumes	175 ml ou ¾ tasse
Oignon (cuit)	125 ml ou ½ tasse	Jus de carottes	85 ml ou ⅓ tasse
Navet (cuit)	125 ml ou ½ tasse		
Panais	125 ml ou ½ tasse		

TABLEAU 8B

Légumes pauvres en glucides, appelés « légumes verts »

Équivalent d'une portion de légumes cuits : 250 ml (1 tasse) = 8 grammes de glucides

Artichaut	Chou vert (collard)	Germes de luzerne/trèfle rouge
Asperges	Chou-fleur	Haricots jaunes et verts
Aubergine	Chou-rave	Laitues (Boston, Iceberg, frisée)
Aubergine chinoise	Concombre	Oignons verts (échalotes)
Bette à carde	Courge spaghetti	Okra
Brocoli	Courgette (zucchini)	Persil frais
Céleri	Cresson	Pois mange-tout
Céleri-rave	Crosses de fougère	Poivron vert (1 gros)
Champignons	Échalotes (oignons verts)	Poivron jaune, rouge (1 petit)
Chayote	Endives	Pousses de bambou
Chicorée	Épinards	Radis
Chou	Escarole	Radis blanc chinois (daikon)
Chou chinois bok choy	Fenouil	Rapini
Chou frisé	Feuilles (navet, betterave, pissenlit)	Tomate (1 grosse)
Chou de Bruxelles	Germes de mungo (chop suey)	

N.B. : Crus, ces légumes riches en fibres peuvent être consommés à volonté.

Légumineuses et céréales

Entre autres caractéristiques, les légumineuses et les céréales complètes appartiennent à la grande **famille des féculents.** Les féculents sont composés en grande partie de longues chaînes de glucides dits « complexes », à texture farineuse et à saveur non sucrée. Ils ont un **index glycémique plus bas** que la plupart des fruits (banane, ananas) et des légumes plus sucrés (carottes et maïs cuits). Ils stimulent moins la sécrétion d'insuline.

Leurs nombreuses qualités en font des aliments de choix pour un hypoglycémique. Tout en favorisant un meilleur contrôle du sucre dans le sang, ils sont très nutritifs. En effet, les **céréales** contiennent des gras de haute qualité ; elles sont riches en fibres, en protéines végétales, en vitamines E et B ainsi qu'en minéraux tels le magnésium, le calcium, le zinc et le fer. Les **légumineuses** ont aussi une riche teneur en fibres et en protéines ; elles se distinguent par leur haute teneur en fer, calcium, magnésium, potassium, manganèse, zinc et cuivre.

Pour conserver leur titre de noblesse, les légumineuses et les céréales doivent cependant être consommées au repas, en portion raisonnable et en équilibre avec d'autres groupes alimentaires : les légumes verts et une autre source de protéines végétales (noix) ou animales (produits laitiers, volaille ou poisson).

Exemple :

- petite salade de carottes et pommes (175 ml ou ¾ de tasse) + 85 ml ou ⅓ tasse de riz brun + poisson (60 à 90 g ou 2 à 3 oz);
- ½ pita (10 cm) + légumes verts au wok avec 6 amandes (250 ml ou 1 tasse) + tofu brouillé (90 g ou 3 oz).

Dans ces deux exemples, nous constatons que, pour une portion de glucides ou de féculent (15 g), il y a au moins une portion de protéines (30 g ou 1 oz en poids).

Comme l'illustre bien le **tableau 9**, 85 ml ou ⅓ tasse à 125 ml ou ½ tasse de légumineuses cuites en plat ou dans une soupe équivaut à une portion de féculent, soit environ 15 g de glucides. Par ailleurs, le **tableau 10** nous permet de constater que 1 tranche de pain intégral, 2 biscottes de seigle complet, 125 ml ou ½ tasse à 85 ml ou ⅓ tasse de céréales entières cuites fournissent à l'organisme 1 portion de féculent.

TABLEAU 9

Les légumineuses comme féculents ou glucides complexes

Équivalent d'une portion : 15 grammes de glucides

Hoummos (cru)	60 ml ou ¼ tasse
Pois chiches ou pois cassés (cuits)	85 ml ou ⅓ tasse
Haricots blancs cuits (fèves au lard)	85 ml ou ⅓ tasse
Lentilles (cuites)	85 ml ou ⅓ tasse
Lentilles et pois chiches germés crus	175 ml ou ⅓ tasse
Haricots rouges, noirs, Lima (cuits)	85 ml ou ⅓ tasse
Haricots pinto, gourganes (cuits)	125 ml ou ½ tasse
Fèves de soja (bouillies et séchées)	175 ml ou ¾ tasse

Produits dérivés de la fève de soja, faibles en glucides (2 à 3 g par portion) :

- tofu ferme : ⅕ de brique (90 g ou 3 oz) ou 1 tranche (4,5 cm x 4 cm x 4 cm)
- 3 à 4 croquettes, escalopes, saucisses au tofu : 60 à 90 g ou 2 à 3 oz

TABLEAU 10

Céréales et produits céréaliers comme féculents[9]

Équivalent d'une portion : 15 grammes de glucides

En grains (cuites)	
Riz complet : longs grains, grains ronds, basmati brun	85 ml ou ⅓ tasse
Millet (grains complets)	85 ml ou ⅓ tasse
Orge mondé	85 ml ou ⅓ tasse
Riz sauvage	125 ml ou ½ tasse
Sarrasin blanc ou kasha	125 ml ou ½ tasse
Quinoa	175 ml ou ¾ tasse
Privilégiées au petit déjeuner*	
Flocons d'avoine cuits (gruau)	125 ml ou ½ tasse
Flocons d'orge (cuits)	125 ml ou ½ tasse
Flocons de seigle (cuits)	125 ml ou ½ tasse
Flocons de kamut (cuits)	125 ml ou ½ tasse
Crème de sarrasin, de blé entier, de riz brun	125 ml ou ½ tasse
Blé filamenté	1 gros biscuit (160 ml) ou ⅔ de tasse de petits carrés
Flocons de riz ou de blé (soufflés)* *se digèrent rapidement*	150 ml ou ⅔ tasse
Flocons de millet (soufflés)* *se digèrent rapidement*	175 ml ou ¾ tasse
Céréales cuites	
Bulghur (blé dur précuit, broyé et séché)	125 ml ou ½ tasse
Crème (semoule) de maïs (polenta)	125 ml ou ½ tasse
Couscous de blé entier	125 ml ou ½ tasse
Pâtes de blé entier	125 ml ou ½ tasse
Pâtes de sarrasin	175 ml ou ¾ tasse
Tapioca cuit	125 ml ou ½ tasse
Lasagne de blé entier	250 ml ou 1 tasse
Farine de céréales à grains entiers	40 ml ou 2 ½ c. soupe
Fécule de maranthe	30 ml ou 2 c. soupe
Pain et produits céréaliers	
Pain de blé entier ou de seigle (sans sucre)	1 tranche
Pain azyme de blé entier	1 tranche
Pain pita de blé entier	½ de 10 cm (4 po) de diamètre
Bagel de blé entier	½ régulier
Muffin de blé entier (maison)	1 petit
Muffin de blé entier au son	1 moyen
Crêpes de blé entier	2 de 120 g (4 oz)
Galettes de sarrasin	3 de 120 g (4 oz)
Craquelins	4
Galettes de riz soufflé	2
Biscottes de blé entier ou de seigle	2 à 3
Chapelure de pain de blé entier (sans sucre)	60 ml ou ¼ tasse

Les protéines

Les protéines sont constituées de chaînes plus ou moins longues de molécules unitaires appelées «acides aminés». Les protéines sont indispensables à la **construction** et à la **réparation des tissus** de l'organisme ainsi qu'au maintien de la santé. Elles constituent par ailleurs l'élément de base des enzymes, des anticorps et de plusieurs hormones.

Leur digestion, amorcée dans l'estomac et poursuivie dans le petit intestin, prend de deux à quatre heures. Au cours du mécanisme complexe de digestion, 50% des protéines (devenues des acides aminés) pourront à leur tour, au besoin, être transformées en sucre par l'intermédiaire du foie. C'est ainsi que les protéines assurent un apport constant de glucose dans le circuit sanguin. Il y aurait un lien entre l'ingestion des aliments protéinés et la sécrétion du glucagon. Le glucagon est une hormone sécrétée par le pancréas. Elle permet aussi au foie de libérer ses réserves de sucre (glycogène) dans le sang lorsque l'organisme est en manque. **Cependant, au moment d'un repas ou d'une collation et au cours de la première étape de digestion, le rôle des aliments protéinés sera de ralentir l'absorption des sucres contenus dans les fruits, les légumes et les féculents, tous riches en glucides.** Voilà toute l'importance de bien prévoir à chaque repas suffisamment de protéines en proportion équilibrée avec les bons sucres.

On oublie trop souvent au petit-déjeuner d'inclure une bonne source de protéines soutenantes comme le fromage, le tofu, les œufs, les cretons maison. Mentionnons que cette lacune entraîne des baisses d'énergie en fin de matinée. **Le repas du midi est, lui aussi, habituellement trop léger en protéines et trop riche en féculents.** Un tel choix occasionne des rages de sucres en fin d'après-midi et une faim démesurée au repas du soir; voilà comment s'installe le cercle vicieux de l'hypoglycémie. Alors quels sont nos besoins quotidiens en protéines et dans quels aliments les trouvons-nous?

Nos besoins quotidiens en protéines

Pour notre santé, nous avons besoin de consommer les deux sources de protéines existantes: **les protéines d'origine végétale** (légumineuses, noix, graines et céréales) et **les protéines d'origine animale** (viande, volaille, œufs, poisson, fruits de mer et produits laitiers). La ration journalière de protéines requise varie selon l'âge, la taille, le poids, l'état de santé ainsi que l'activité physique. Nos besoins en protéines augmentent légèrement avant et après une intervention chirurgicale, pendant la grossesse et après 60 ans. Hypoglycémique ou pas, **notre organisme a besoin quotidiennement d'une dose optimale de protéines**, soit entre 50 et 60 g pour une femme et entre 60 et 75 g pour un homme ; sinon, nous risquons d'avoir non seulement des pannes d'énergie, mais aussi de multiples malaises.

Voici pour un hypoglycémique la façon de répartir les protéines tout au long de la journée. **Une portion de protéines équivaut à 5 g de protéines nutritionnelles ; il faut retenir que c'est une valeur diététique qui ne se pèse pas.**

TABLEAU 11A

Protéines quotidienne requises	
50 à 60 g pour une femme	**60 à 75 g pour un homme**
15 à 20 g par repas (3 à 4 portions) 5 g par collation (1 portion)	20 à 25 g par repas (4 à 5 portions) 5 g par collation (1 portion)
N.B. : Nos besoins augmentent de 30 % lors d'une activité physique modérée.	

- Plus concrètement, nous trouvons **1 portion de protéines végétales** (5 g) dans :
  15 ml ou 1 c. à soupe de beurre d'arachide — 30 g ou 1 oz de tofu régulier
  175 ml ou ¾ tasse de lait de soja — 85 ml ou ⅓ tasse de légumineuses
- Nous trouvons **1 portion de protéines animales** (5 g) dans :
  1 œuf moyen — 45 ml ou 3 c. à soupe de fromage cottage
  125 ml ou ½ tasse de yogourt ou de lait de vache (écrémé, 1 % à 2 %)
- Nous trouvons **3 portions de protéines animales** (15 g) dans :
  2 à 3 oz (60 g en poids) de poulet sans peau, de saumon ou de bœuf haché.

Source : *Valeur nutritive des aliments,* Dubuc & Lahaie & Clinique de nutrition Louise Lambert-Lagacé.

Pour vous aider à inclure dans vos menus les quantités appropriées de protéines en volume millilitres ou tasses ou en poids (grammes ou oz), nous vous invitons à consulter les tableaux 10 et 11 qui suivent. Ces deux tableaux précisent, pour chaque repas et collation, les portions de protéines de source animale ou végétale qui permettent de combler vos besoins alimentaires quotidiens et ainsi de mieux stabiliser la glycémie 24 heures sur 24.

TABLEAU 11B

Sources de protéines animales*

Portions recommandées en poids (g) ou en volume (ml)

Au repas :	15 g de protéines (valeur nutritionnelle) pour une femme et 20 g pour un homme 60 à 90 g ou 2 à 3 oz (valeur en poids) pour une femme 90 à 120 g ou 3 à 4 oz (valeur en poids) pour un homme
En collation :	5 g de protéines (valeur nutritionnelle) 30 g ou 1 oz (valeur en poids)

1. **Viande, volaille et abats ; viande blanche de préférence**
   - Bœuf, veau, cheval, agneau, porc, poulet, dinde, lapin, gibier
   - Langue, cœur, rognons, ris de veau, foie de poulet biologique

2. **Poissons et fruits de mer : trois repas par semaine, minimum**
   De préférence frais ou surgelés, en conserve, modérément
   - Poissons d'eau douce : truite, doré et brochet pêchés dans des eaux saines
   - Poissons de mer : saumon, thon, turbot, sole, maquereau, sardines, aiglefin, morue
   - Fruits de mer : crabe, homard, crevettes, palourdes, moules et huîtres (crues ou cuites)

3. **Oeufs : 4 par semaine au maximum si on n'a aucun problème de cholestérol**
   - cuits à la coque, au miroir, poché ou en omelette

   Au repas : 2 œufs ou 60 g (2 oz) de protéines. Comme alternative, on peut prendre
   - 1 œuf + 60 g ou 2 oz de fromage maigre ou 1 œuf + 90 g ou 3 oz de tofu (brouillés ensemble)

   En collation : 1 œuf ou 30 g (1 oz) de protéines ou l'œuf oméga-3 (plus avantageux)

4. **Fromages : (m.g. = matières grasses)**
   Au repas : 45 à 60 g (2 oz) de fromage ferme (3 à 4 po^3) ou 170 à 250 ml (⅔ à 1 tasse) de fromage cottage
   En collation : 30 g de fromage ferme ou 125 ml (½ tasse) de fromage crémeux
   - Fromages fermes et maigres : mozzarella partiellement écrémé (15 % m.g.) : jarlsberg léger partiellement (16 % m.g.) ; cheddar l'Envol (4 % m.g.)
   - Fromages à pâtes molle : brie, oka (12 % m.g.)
   - Fromages crémeux : cottage, ricotta, quark (0.5 %), petit suisse (15 % m.g.)
   - Fromage feta léger

5. **Lait et yogourt (produits riches en glucides)**
   Au repas : 60 à 125 ml ou ¼ à ½ tasse (comme protéines complémentaires)
   En collation : 250 ml ou 1 tasse

• Lait de vache ou de chèvre (1 à 2 % m.g.)	250 ml	1 tasse	12 g glucides
• Yogourt de vache ou de chèvre	185 ml	¾ tasse	12 g glucides
• Lait en poudre (⅓ poudre, ⅔ d'eau)	250 ml	1 tasse	12 g glucides
• Kefir	375 ml	1 ½ tasse	12 g glucides
• Bio K (100 g)	100 ml	⅖ tasse	8 g glucides

N.B. : Tous les aliments riches en protéines animales contiennent des gras de source animale. Le lait, le yogourt et leurs dérivés contiennent en plus des glucides.

TABLEAU 12

Sources de protéines végétales

Équivalents de 3 à 4 portions au repas : 15 à 20 grammes de protéines (valeur nutritionnelle)
Équivalents de 1 portion en collation : 5 grammes de protéines (valeur nutritionnelle)

Les aliments les plus riches en protéines végétales sont les légumineuses, les dérivés du soja[10] (dont le tofu), ainsi que les graines oléagineuses et les noix (3 à 4 repas par semaine).

1. **Légumineuses cuites***
   Au repas : de ½ à ⅔ tasse (125ml à 160 ml) Pour la fève de soja : 1 tasse ou 250 ml
   En collation : de ¼ à ⅓ tasse (60 ml à 85 ml) Pour l'hoummos : 3 c soupe ou 45 ml
   En vrac : lentilles brunes, rouges ou vertes, pois chiches, haricots de Lima, gourganes, pois jaunes ou verts entiers ou cassés.
   En conserve : au naturel, salées, sans sucre ni additifs ; en soupe, non sucrée.

2. **Tofu et autres dérivés du soja**
   Au repas : environ 90 g (3 oz) ou une tranche de tofu ou tempeh de ⅕ de brique ou 4 à 5 saucisses
   En collation : environ 30 g (1 oz) de tofu ou 250 ml (1 tasse) de lait de soja, sans sucre ajouté. Associé à une autre protéine (amandes), ils sont plus soutenants
   ou 2 c. à soupe (30 ml) de fèves de soja rôties à sec
   Tofu en vrac : mou, ferme, mi-ferme, (naturel, aux herbes ou aux algues),
   saucisses de tofu et fromages à base de tofu tempeh ou pâte fermentée faite à partir de fèves de soja

3. **Graines oléagineuses et noix**
   Au repas : 2 c. à soupe de noix (30 ml) associées à une autre protéine (Ex : tofu)
   En collation : de 4 à 12 noix ou de 1 à 2 c. à soupe (15 à 30 ml) de beurre de noix, comme protéine de base. (*Voir tableau 13B*)
   Graines oléagineuses : sésame, tournesol, citrouille, graines de courges, de lin
   Noix : amandes, avelines (noisettes), pistaches, pacanes, pignons (noix de pin), noix de Grenoble, noix du Brésil, arachides
   Beurres : sésame (tahini), amande, tournesol, noisette, acajou, arachide

N.B. : Les légumineuses contiennent aussi une source importante de glucides. (*Voir tableau 8*)
Les graines et les noix contiennent une source importante de bons gras. (*Voir tableau 12B*)

N.B. Comme valeur nutritionnelle, les légumineuses contiennent en moyenn 6 g de protéines par portion. La fève de soja et le tofu en contiennent toutefois 3 fois plus. Le soja est particulièrement riche en potassium, calcium, magnésium, fer, zinc et isoflavones (phytoestrogènes).

* * *

Si dans la journée vous privilégiez un repas fait à base de protéines végétales, il est bon de combiner deux protéines végétales complémentaires, non pas pour éviter une déficience nutritionnelle, mais parce qu'**une telle association est plus soutenante pour une personne qui fait de l'hypoglycémie**. Cette suggestion s'applique surtout à une personne qui est dans sa première année de contrôle. Voici quatre exemples :

- lentilles + noix de Grenoble
- soupe repas : nouilles de sarrasin dans un bouillon de poulet, incluant des légumes verts + tofu + noix d'acajou
- fèves de Lima + quinoa aux légumes verts
- tofu + riz brun

Puisque les graines oléagineuses et les noix sont des protéines riches en gras, il faut les consommer avec modération. Plusieurs hypoglycémiques ont un foie paresseux. Ils peuvent souffrir de maux de tête s'ils en mangent tous les jours ou s'ils sont sédentaires. Il est préférable de les choisir non salées, car le sel est un condiment déclencheur d'« excès » et il porte à dépasser les quantités santé.

En ce qui concerne les légumineuses cuites et en conserve, il est recommandé de bien lire les étiquettes et de faire attention aux transformations apportées aux produits.

Les gras

Constitués principalement d'acides gras et transportant les vitamines A, D, E et K, les gras apportent des substances essentielles à la santé[11]. Au moment de leur combustion, ils fournissent une source concentrée d'énergie, soit plus du double de celle fournie par les glucides (9 calories par gramme). La digestion des lipides, favorisée par la bile, s'effectue sur une période d'environ quatre heures dans le petit intestin ; grâce au foie, une partie des gras peut se transformer lentement en sucre et constituer une réserve de sucre disponible pour le lendemain.

Consommés en quantité modérée, les gras favorisent une santé optimale, procurent une sensation de satiété et ralentissent l'absorption du glucose par le sang. En revanche, pris en excès, même les bons gras peuvent être nuisibles à la santé[12]. Ils peuvent, entre autres conséquences, déséquilibrer le métabolisme du cholestérol, encrasser les artères et engendrer des maladies cardiovasculaires. Consommés en quantité excessive, ils peuvent surcharger le foie, organe souvent sous-vitalisé chez les hypoglycémiques. Connaissant le rôle capital que joue le foie dans le métabolisme des sucres, il est important d'en prendre soin.

Selon leur origine, on distingue deux grandes catégories de gras :

- **les gras d'origine animale** ; ils sont contenus dans la viande, la volaille, les œufs, les poissons et les fruits de mer ainsi que dans le beurre et les produits laitiers.
- **les gras d'origine végétale** ; on les retrouve surtout dans les noix, les graines oléagineuses, les olives, l'avocat, le maïs, le germe de blé, la fève soja et le chanvre.

Selon leurs propriétés biochimiques et physiologiques, on peut classer les gras en deux sortes d'acides gras : **saturés** ou **insaturés** (*voir le glossaire p. 355*).

- **les acides gras saturés** (surtout d'origine animale) ; on les trouve dans la viande, les œufs, le beurre, les fromages, le lait et la crème.
- **les acides gras insaturés** dits « essentiels » peuvent être monoinsaturés ou polyinsaturés. Ils appartiennent aux gras d'origine végétale : noix, graines, olives, avocat, etc. Ils sont riches en vitamines E et K et plusieurs d'entre eux contiennent des acides gras oméga-3. Ils sont le plus souvent consommés sous forme d'huile pressée à froid ou de beurre de noix. Ces huiles ont la propriété de rester liquides à la

température ambiante; ce qui explique la difficulté de fabriquer des margarines à texture de beurre sans utiliser le processus pernicieux d'hydrogénation des huiles.

Les gras de plusieurs poissons et fruits de mer appartiennent aussi à cette catégorie; ils contiennent en plus des oméga-3 (*voir le tableau 13A*).

- **Il y a aussi les gras visibles et invisibles**; ces derniers sont aussi appelés «gras cachés». Ces gras sont nombreux et se cachent à l'intérieur des aliments. Ils se camouflent dans les viandes, la peau et la chair des volailles, les œufs, les charcuteries, les fromages et les laitages. Ils sont aussi utilisés dans la préparation des produits de boulangerie, les croissants, les biscuits, les craquelins, les fameuses croustilles ainsi que dans les beurres d'arachide.

- La plupart des gras utilisés pour fabriquer les produits alimentaires commerciaux contiennent **des huiles et des graisses hydrogénées qui deviennent «trans»** (*tableau 13A*). Les gras trans sont les gras les plus nuisibles pour l'organisme; ils sont à éviter, car ils augmentent le mauvais cholestérol et font diminuer le bon cholestérol (*voir le glossaire*).

Nos besoins en gras

Pour le maintien d'une bonne santé, nous avons besoin de gras à la fois de sources végétales et animales, mais intégrés en portions équilibrées à chaque repas. Toutefois, nous devrions limiter notre apport quotidien en gras saturés de source animale ainsi que la consommation d'huiles pressées à chaud ou transformées par hydrogénation (*voir tableau 13E*). Nous devrions plutôt privilégier les sources de gras insaturés, riches en acides gras essentiels, dont ceux contenant des oméga-3. Consulter à cet effet les tableaux 13A et 13C.

À la lumière de ces informations, **voici les huit recommandations** concrètes que nous faisons au sujet des gras:

- Inclure au menu hebdomadaire des sources variées de gras, mais diminuer la consommation de gras saturés présents dans la viande, la peau des volailles, les fromages ainsi que les huiles tropicales de palme et de coco (*voir le tableau 13E*).

- Privilégier les bons gras insaturés de sources végétales contenus dans les noix, les graines de lin, de citrouille, de sésame, de tournesol ainsi que ceux qu'on retrouve dans l'olive, l'avocat et la majorité des huiles végétales, riches en acides gras essentiels (*voir le tableau 13A*).

- Augmenter la saveur des légumes et des salades avec des huiles végétales de première pression à froid. Avoir toujours sous la main quelques huiles riches en gras monoinsaturés (olive, canola, arachide, sésame) et d'autres variétés d'huiles riches en gras polyinsaturés (tournesol, soja); en prévoir au moins deux de chaque catégorie; elles permettent de concocter des vinaigrettes aux parfums variés.

- Éviter les fritures, les produits alimentaires contenant des gras «trans» comme les croustilles et les craquelins; également, les pâtisseries commerciales (croissants, muffins, biscuits, pâte à tartes) fabriquées avec des gras hydrogénés. Ne pas choisir des margarines molles ou dures faites à partir d'un fort pourcentage d'huiles saturées et hydrogénées. Bien lire les étiquettes. Tartiner le pain ou les biscottes avec de l'huile d'olive ou de la purée d'avocat est tellement plus délicieux et plus santé (*voir les tableaux 13A et 13E*).

- Deux à trois fois par semaine, intégrer au menu des poissons provenant des mers froides; ils contiennent des gras de haute qualité dont l'acide gras oméga-3. Parmi ces poissons, mentionnons le saumon, la sardine, le maquereau, le hareng, la morue, la truite de mer, l'aiglefin, le turbot, le thon ainsi que la truite saumonée de nos rivières. Ces aliments ont une action anticoagulante reconnue. Leur efficacité pour prévenir les maladies cardiovasculaires est prouvée. Les associations œuvrant dans le domaine des maladies du cœur prônent leurs bienfaits.

- Privilégier les produits laitiers les plus faibles en gras. Choisir des fromages durs, maigres, contenant 15% et moins de matières grasses ou, de préférence, des fromages mous ou à pâtes molles contenant 7% et moins de matières grasses. Pour les personnes qui ont un surplus de poids, nous suggérons les yogourts nature et les fromages de type Quark à 0,1% et moins de matières grasses. Dans ces derniers, on retrouve des traces infimes de gras; un tel choix permet d'en consommer en plus grande quantité et de profiter de leur richesse en calcium et en protéines.

- À la collation et au petit-déjeuner, choisir du lait écrémé ou celui à 1% de matières grasses. Toutefois, si en collation vous choisissez de prendre du lait ou du yogourt seul, sans autres associations alimentaires, il est préférable qu'ils contiennent (exceptionnellement) 2% de matières grasses. La présence de gras permet aux sucres du lait, le lactose et le galactose, d'être absorbés plus lentement et ainsi d'éviter une baisse de glycémie.

- Prendre, selon les besoins individuels (santé, sexe, poids, étape de vie et carences) et selon les conseils de la nutritionniste, **3 à 6 portions de bons gras par jour**; en sachant qu'**une portion de gras équivaut à une quantité de 5 g de matière grasse** ce qui correspond aussi à 15 ml ou 1 c. à soupe d'huile vierge.

  Dans les tableaux sur les gras, nous avons privilégié cette unité de mesure en souhaitant que cette uniformisation vous facilite la tâche.

Les sources de bons gras

Pour vous familiariser avec les types de gras ainsi qu'avec les sources de bons et de mauvais gras, et pour vous aider à mieux gérer les portions de bons gras contenus dans les huiles, les graines, les noix, les produits du soja, l'olive, l'avocat ainsi que les produits laitiers et les fromages, nous vous invitons à consulter les cinq tableaux qui suivent (13A, 13B, 13C, 13D, 13E). Ce sont de précieux outils de référence qui peuvent vous aider à élaborer des menus santé.

TABLEAU 13A
Aliments contenant de bons gras : huiles végétales, poissons, fruits de mer, etc.

Famille des huiles végétales : première pression à froid

Caractéristiques : ces huiles sont riches en gras mono ou polyinsaturés, riches en vitamine E, sans trace de cholestérol

Huiles riches en gras monoinsaturés
- de noisette
- d'olive
- de canola (+ oméga-3)
- d'arachide
- de sésame

- aussi dans les amandes, pistaches, avelines

Huiles riches en gras polyinsaturés
- de carthame
- de noix
- de lin (+ oméga-3)
- de tournesol
- de maïs
- de soja
- de germe de blé

Famille des poissons (mers froides) et fruits de mer

Caractéristiques : ces poissonss et fruits de mer sont riches en gras oméga-3
- **Poissons :**
  maigres : morue, aiglefin, flétan, sole, plie, thon, vivaneau
  gras : espadon, saumon chinook, turbot
  très gras : hareng, maquereau, sardine
- **Coquilles et crustacés*** et les microalgues

Autres sources d'oméga-3

- soja, graines de lin, noix de Grenoble, huile de lin, de canola
- les œufs de poule nourrie aux graines de lin

Autres aliments contenant des bons gras

Teneur élevée
- olives
- avocat (monoinsaturé)
- graines
- noix
- certains mollusques
  - paloudes
  - pétoncles

Teneur faible ou moyenne
- produits céréaliers
  riz, millet, amaranthe
  - avoine, orge, maïs
  - germe de blé, son de blé
- fèves de soja et dérivés
  - tofu, lait de soja
- plusieurs fruits de mer
  - crabe, homard, langouste,
  - crevettes, calmar, poulpe,
  - huîtres, moules bleues

Source : Louise Lambert-Lagacé, *Bon gras, mauvais gras,* Éditions de l'Homme, 1993

* N.B.: Les mollusques et les crustacés contiennent du **cholestérol**. Le crabe, le homard, la langoustine et les crevettes sont des aliments pauvres en gras, mais riches en cholestérol. Toutefois, ils contiennent environ six fois moins de cholestérol que le foie de poulet et deux à trois fois moins qu'un œuf de poule cuit à la coque.

TABLEAU 13B

Aliments contenant de bons gras : graines oléagineuses, noix, olives et avocat

Équivalent d'une portion : 5 g de gras ou 15 ml (1 c. à soupe) au plus, selon la sorte

Graines oléagineuses (15 à 30 ml)*		Noix (15 ml)*	
lin (moulues)	15 ml ou 1 c. table	du Brésil	2
pin (pignon)	15 ml ou 1 c. table	de pacanes	4 moitiés
sésame	15 ml ou 1 c. table	de Grenoble	5 moitiés
citrouille	20 ml ou 4 c. thé	amandes	7
tournesol	30 ml ou 2 c. table	d'acajou	8 moitiés
		avelines (noisettes)	8
Autres		arachides (écalées)	8
olives vertes (sans huile)	10	pistaches	17
(avec huile)	5		
avocat petit	¼	de coco séchée	15 ml ou 1 c. table
avocat moyen	⅙	de coco râpée fraîche	45 ml ou 3 c. table
Beurres de noix ou de graines			
beurre de sésame (tahini), d'arachide, de noisette	10 ml ou 2 c. thé		
beurre d'amande	8 ml ou 1 ½ c. thé		

* La quantité indiquée, soit 15 ml ou 1 c. à table, de noix ou de graines, contient environ 2 g de glucides, 3 g de protéines et 5 g de gras

N.B.: Ces équivalences valent pour des noix et des graines crues, séchées ou grillées à sec. Nous suggérons les noix et les graines non salées pour éviter les excès.

TABLEAU 13C

Aliments de source végétale contenant de bons gras

Équivalent d'une portion de gras : 5 g

Sources végétales à privilégier	
Lait de soja nature (sans sucre)	375 ml ou 1 ½ tasse
Tofu régulier et tempeh	90 g ou 3 oz
Margarine (à base d'huile non hydrogénée et riche en gras monoinsaturés)	5 ml ou 1 c. à thé
Margarine légère (Becel)	10 ml ou 2 c. à thé
Toutes les huiles de première pression à froid • **monoinsaturées :** noisette, olive, amande, arachide, sésame, canola (colza) • **polyinsaturées :** carthame, lin, maïs, soja, tournesol, germe de blé, pépins de raisin	5 ml ou 1 c. à thé
Vinaigrette maison (jus de citron et huile monoinsaturée)	15 ml ou 1 c. à soupe
Sauce à salade « légère » commerciale (sans sucre, avec huile de canola)	15 ml ou 1 c. à soupe
Purée d'avocat ou guacamole	40 ml ou ⅙ tasse
Hoummos (purée de pois chiches et beurre de tahini)	30 ml ou 2 c. à soupe
Tartinade au tofu léger (avec huile d'olive)	45 ml ou 3 c. à soupe
Beurres de noix	
arachide, acajou, sésame	10 ml ou 2 c. à thé
amande	8 ml ou 1 ½ c. à thé

Source : Louise Lambert-Lagacé, *Bons gras, mauvais gras,* Éditions de l'Homme, 1993

TABLEAU 13D

Aliments de source animale contenant des gras

Équivalent d'une portion de gras : 5 grammes

Lait de vache (2 % m.g.)	250 ml ou 1 tasse
Lait de chèvre entier	125 ml ou ½ tasse
Beurre	5 ml ou 1 c. à thé
Crème légère (10 % m.g.)	45 ml ou 3 c. à soupe
Mayonnaise « maison » (sans sucre)**	5 ml ou 1 c. à thé
Mayonnaise légère commerciale (sans sucre)**	15 ml ou 1 c. à soupe
Yogourt nature (2 % m.g.)*	125 ml ou ½ tasse
Fromage cottage (2 % m.g.)	250 ml ou 1 tasse
Fromage cheddar fondu à tartiner (lait écrémé)	85 ml ou ⅓ tasse
Fromage de chèvre mou (7 % m.g.)	30 ml ou 2 c. à table
Fromage « Vache qui rit » (8 % m.g.)	75 g ou 2 ½ oz
Fromage Havarti (partiellement écrémé)	30 g ou 1 oz
Kéfir nature (1,5 % m.g.)	310 ml ou 1 ¼ tasse
Yoquark (3,5 % m.g.)	175 ml ou ¾ tasse
Tartinade tzatziki*	30 ml ou 2 c. à soupe
1 œuf moyen ou 1 jaune d'œuf	

* Le yogourt nature (0,1 %) et le fromage Quark (0,25 %) contiennent très peu de gras

** Tartinade tzatziki et mayonnaise contiennent à la fois des gras végétal et animal

N.B.: Lait, yogourt, fromage et les dérivés (kéfir, yoquark, tzatziki) sont riches en calcium

Source : Louise Lambert-Lagacé, *Bons gras, mauvais gras,* Éditions de l'Homme, 1993

TABLEAU 13E

Gras saturés ou hydrogénés d'origine végétale ou animale

Gras saturés	Gras hydrogénés (trans) à éviter ⊘
Viande Charcuterie (à éviter) ⊘ Lard et saindoux (à éviter) ⊘	• Les frites • La majorité des craquelins et des croustilles (sésame, pringles, christie, soda)
Beurre* Crèmes* Fromages* Autres produits laitiers* (fromage cheddar, suisse, lait entier : ils contiennent de petites portions d'acides gras essentiels)	• Les pâtisseries commerciales - croissants, beignes, - muffins, biscuits, - pâtes à gâteaux, à tartes
Les huiles tropicales (à éviter) ⊘ • huile de palme • huile de babassu • huile de coco	• Les shortenings • La majorité des vinaigrettes commerciales • Les margarines hydrogénées, molles ou dures

N.B. : Les huiles tropicales riches en gras saturés ont pour effet d'augmenter le cholestérol total, y compris le mauvais cholestérol, et de favoriser la formation de caillots pouvant bloquer les artères.

* **À l'exception des viandes et des produits laitiers, tous les autres produits sont à éviter.** Consommer avec modération les coupes de viandes maigres et les produits laitiers à faible teneur en gras fait partie d'une alimentation variée et équilibrée. Ces aliments offrent à l'organisme un ensemble de nutriments qui lui sont essentiels : protéines, vitamines, minéraux.

Source : Louise Lambert-Lagacé, *Bons gras, mauvais gras,* Éditions de l'Homme, 1993

Pourquoi donner tant d'importance au gras ?

Tout d'abord, parce que les gras jouent un rôle essentiel dans le métabolisme du glucose. Tout en permettant de rehausser la saveur des aliments et de procurer une sensation de satiété, les gras ralentissent l'absorption du glucose dans le sang. De plus, bien choisir et mieux utiliser les bons gras, fait partie d'une alimentation saine, car ils favorisent une santé optimale. Enfin, pour améliorer notre santé glycémique tout en conservant notre santé cardiovasculaire, **il faut savoir tout autant choisir les bons gras que les bons sucres.** Il ne vaut pas la peine de mettre tant d'efforts à résoudre un problème de santé si l'on en crée d'autres encore plus menaçants tels que l'angine, l'insuffisance cardiaque, l'infarctus du myocarde ou l'athérosclérose. Il faut retenir que les maladies cardiovasculaires sont responsables de 37 % de tous les décès au Canada.

On oublie que les gras font partie des aliments qui sont les plus trafiqués actuellement par l'industrie alimentaire. Avec les mauvais sucres et la suralimentation, les mauvais gras sont malheureusement la cause de la majorité des maladies modernes dites «de civilisation»: obésité, diabète, hypoglycémie, arthrite, maladies cardiovasculaires et certains types de cancers.

Espérons que les conseils donnés sur les bons gras vous aideront à fortifier votre santé.

ÉQUILIBRER UN MENU À LA MAISON ET AU TRAVAIL

Il est tout à fait normal pour un hypoglycémique qui en est à sa première phase de contrôle d'avoir besoin de moyens concrets pour mieux s'organiser et structurer de manière équilibrée ses repas à la maison et au travail.

Dans ce chapitre, à l'aide du tableau 14, nous offrons un exemple d'une journée équilibrée en glucides ainsi qu'un journal alimentaire d'une journée. Trois tableaux (15, 16 et 17) proposent également des menus pour une semaine complète et suggèrent des repas équilibrés et pratiques pour la boîte à lunch. Enfin, nous proposons une liste de produits permettant de mieux faire ses achats, de manière à éviter de faire de mauvais choix et de gaspiller temps et argent.

TABLEAU 14
Journée équilibrée en glucides

Bonne journée	glucides	Journée mal équilibrée	glucides
2 tranches de pain d'épeautre	26	175 ml de jus d'orange (¾ tasse)	19
45 g (1 ½ oz) de fromage blanc	1	250 ml de Corn Flakes (1 tasse)	25
(ou 1 œuf = 0,3)		250 ml de lait (1 tasse)	11
1 carré de beurre	0	15 ml de sucre blanc (1 c. à soupe)	12
250 ml (1 tasse) de fraises	14	1 tranche de pain blanc	15
café de céréales + lait	4	15 ml de miel (1 c. à soupe)	16
		café + lait + sucre 5 ml (1 c. à thé)	6
	45		**103**
1 pomme fraîche moyenne	17	1 beigne glacé	37
6 à 12 amandes	3,0	café + lait + sucre (5 ml ou 1 c. à thé)	6
	20		**43**
90 g (3 oz) de poulet	0	hamburger sur pain blanc	20
125 ml de carottes cuites (½ tasse)	8	15 ml de ketchup (1 c. à soupe)	4
125 ml de riz brun (½ tasse)	17	125 ml de salade de chou (½ tasse)	
1 poire fraîche	17	+ mayo	8
		250 ml de cola (1 tasse)	25
		frites	41
	42		**98**
125 ml ou ½ tasse de 1 yogourt nature	9	Absence de collation	
15 ml ou 1 c. à soupe de graines de tournesol	3		
	12		
90 g (3 oz) de rôti de veau	0	250 ml ou 1 tasse de crème de tomates	17
125 ml ou ½ tasse de panais	8	180 g de steak (6 oz)	0
1 salade verte + tomate		1 pomme de terre au four	21
+ radis + concombre	7	125 ml ou ½ tasse de pois en conserve	7
125 ml ou ½ tasse de haricots jaunes	3	gâteau blanc glacé + café + lait	
125 ml ou ½ tasse de yogourt nature + ½ pêche	16	+ sucre	45
	34		**90**
250 ml de lait 2 % (1 tasse)	13	250 ml de lait (1 tasse)	13
1 biscuit de blé filamenté	15	1 muffin commercial	40
	28		**53**
Total	181 g	Total	387 g

Il est nécessaire de répartir à peu près également dans la journée les aliments qui contiennent des glucides afin d'éviter une trop grande sécrétion d'insuline par le pancréas. Une bonne journée, c'est l'absorption de 180 à 230 g de glucides.

TABLEAU 15
Menus pour chaque jour de la semaine

	JOUR 1	JOUR 2	JOUR 3	JOUR 4
Petit-déjeuner	• gruau + lait • 1 rôtie avec beurre d'arachide	• céréales en flocons + lait • rôtie avec fromage	• muesli* ou crème Budwig (féculent + fruit + lait)	• muffin (maison aux carottes)* • fromage cottage
Collation	• pomme + fromage de chèvre maigre	• poire + fromage féta léger	• ½ banane + fromage léger	• kiwi + fromage
Repas du midi	• soupe aux légumes • sukiyaki au poulet* • salade verte, germes de luzerne • mayonnaise sans sucre • riz complet	• salade verte et betteraves persillées • chowder de poisson* • 1 tranche de pain à grains entiers	• carottes râpées persillées • 1 boulette de viande hachée • purée de pomme de terre • brocoli vapeur • ketchup maison	• soupe aux légumes • filet de poisson avec légumes verts • nouille de sarrasin
Collation	• yogourt de chèvre + flocons de son	• 10 raisins frais + avelines	• muffin maison + lait 1 %	• crudités (carottes, céleri, etc.) + trempette au tofu
Repas du soir	• salade d'avocat et d'épinard* • vinaigrette maison • saumon • pomme de terre • tranche de pain de seigle	• salade de laitue avec vinaigrette au yogourt • chili con carne (ou sin carne) • riz ou maïs	• crudités et trempette à l'avocat • 1 tranche de pain ou des croustilles de maïs • soupe aux pois cassés	• crudités : céleri, concombre, carotte, poivron • trempette au tofu ou au fromage • salade de laitue et concombre • lasagne
Collation	• lait 2 %	• yogourt ou lait de soja	• yogourt + graines de sésame + son	• pouding maison au tapioca + son

TABLEAU 15 (suite)

	JOUR 5	JOUR 6	JOUR 7
Petit-déjeuner	• céréales de maïs + lait • 1 rôtie avec beurre d'amande	• 2 œufs à la coque + 2 rôties de pain complet • 1 tomate	• 3 crêpes de sarrasin + fromage cottage + purée de fruits (facultatif)
Collation	• muffin* + lait ou yogourt	• orange + amandes	• pêches et noix
Repas du midi	• chou-fleur et brocoli en salade • macaroni de soja au thon (ou au tofu) et aux légumes	• salade de chou • vinaigrette sans sucre • poulet à la Cacciatore* • petits pois	• soupe aux légumes • bisque de courgettes au tofu* • riz complet
Collation	• fruit + noix	• lait 2 %	• gâteau au fromage ou au tofu
Repas du soir	• haricots verts persillés ou asperges en salade • potage aux lentilles*	• salade de carottes persillées et laitue • quiche aux épinards*	• crudités et hoummos (purée de pois chiches) • salade taboulé • biscottes
Collation	• biscottes + fromage de chèvre	• galettes de riz + pâté végétal	• maïs soufflé + fromage

* Les astérisques dans ce tableau indiquent que vous pouvez trouver des recettes dans le livre de Johanne Tremblay intitulé *Bien se nourrir sans mauvais sucres,* Quebecor, 2003.

Suggestions de menus pour la boîte à lunch

Pour ne pas être pris au dépourvu, pour bien vous alimenter tout en profitant d'un repas savoureux au travail, vous devez planifier vos achats ainsi que la préparation de vos menus. Voici des suggestions de lunchs intéressants pour une durée de trois semaines et quelques indications sur la manière de planifier l'achat des aliments et leur préparation.

TABLEAU 16
Menus pour la boîte à lunch

PREMIÈRE SEMAINE

lundi	mardi	mercredi	jeudi	vendredi
• jus de légumes • pain pita au thon ou au saumon • salade, concombre, tomate • fruit	• soupe aux légumes • fromage • muffin maison • yogourt à la vanille	• bouillon • salade de nouilles • légumes et tofu apprêté ou fromage cottage • fruit	• jus de tomate • 4 petits pains pitas farcis au poulet, luzerne • crudités • fruit	• soupe aux légumes • riz brun en salade aux légumes verts et pois chiches + noix de Grenoble • fruit

DEUXIÈME SEMAINE

lundi	mardi	mercredi	jeudi	vendredi
• bouillon • salade de nouilles et tofu apprêté ou fromage cottage et légumes • fruit	• soupe au riz et aux lentilles ou • pain pita farci à l'hoummos, à la luzerne et à la tomate	• jus de tomate • quiche aux épinards ou • salade de riz aux œufs et aux légumes • fruit	• crudités • salade de crevettes • une tranche de pain de blé entier • yogourt de chèvre et fruits frais	• bouillon • salade d'avocat • viande froide • pain d'épeautre • fruit

TROISIÈME SEMAINE

lundi	mardi	mercredi	jeudi	vendredi
• soupe aux légumes • salade de dinde ou de poulet • crudités • biscottes de seigle	• jus de tomate • crudités • sandwich au fromage, à l'avocat et à la luzerne ou • sandwich au pâté végétal • fruit	• soupe au riz et à la dinde ou • pain pita farci à l'hoummos et à la luzerne • un yogourt nature	• salade de betteraves et laitue • sandwich aux œufs • fruit	• salade de macaroni, légumes et saumon ou thon • yogourt avec fruits frais ajoutés

TABLEAU 17
Savoir s'organiser

SE PROCURER	CUISINER
Première semaine • cantaloup, raisins frais, jus de légumes • luzerne germée, concombre, etc. • fromage cottage, tofu ferme • pois chiches, noix de Grenoble • poulet, saumon en conserve • pains pita de blé entier • riz brun, nouilles complètes • huile d'olive, première pression à froid	**Première semaine** • poulet ; faire un bouillon avec les os et en congeler une partie • purée de pois chiches (hoummos) et en congeler une partie • riz brun cuit dans du bouillon de poulet • nouilles de blé et sarrasin • muffins au son, aux carottes (en congeler) • vinaigrette maison (citron) • congeler les pains pita
Deuxième semaine • fruits frais (poires, oranges) • tomate, jus de légumes, avocat, épinards, etc. • fèves mung germées, autres germinations • fromage, yogourt de chèvre • œufs • crevettes fraîches ou en conserve • coupe de bœuf ou de veau • hamburgers de tofu • pain de blé entier ou d'épeautre	**Deuxième semaine** • rôti de bœuf ou de veau • crevettes à l'ail • soupe repas au riz et poulet • quiche à pâte de blé entier ou de riz brun • faire mariner du tofu ou préparer des hamburgers et en congeler une partie
Troisième semaine • fruits frais (pommes, fraises) • avocat, betteraves, carottes, jus de légumes • luzerne et trèfle rouge germé • fromage, noix, yogourt nature • dinde, végépâté • thon ou saumon en conserve • pain 6 grains, biscottes de seigle	**Troisième semaine** • une demi-dinde ; en congeler une partie • soupe repas au riz et à la dinde • soupe aux légumes et au tofu • riz complet aux légumes • macaronis de blé entier/tomates • trempette ou mayonnaise maison

N.B.: Ces conseils vous aideront à préparer votre boîte à lunch.

Où et comment faire son marché ?

Au début du contrôle, changer ses habitudes d'achat peut être pour plusieurs une corvée. Pour faciliter cette activité primordiale, nous présentons ici quelques éléments d'information susceptibles de vous encourager et de vous inciter à faire des emplettes judicieuses. Voici donc quelques principes et choix d'achats ainsi que des indications sur ce qu'il est possible d'acheter dans les épiceries traditionnelles et dans les magasins d'aliments naturels.

– *Faut-il n'acheter que des aliments biologiques: viandes, œufs, légumes et fruits?* Certains hypoglycémiques doivent le faire parce que leur santé est très détériorée. Ils optent pour ces aliments parce qu'ils ont une plus grande richesse alimentaire et qu'ils ont souvent meilleur goût. Un nombre de plus en plus grand de fermes ont d'ailleurs adopté ce mode de culture au cours des 15 dernières années. D'autres hypoglycémiques ont développé à leur insu une hypersensibilité aux hormones, aux antibiotiques et aux insecticides. Ils éprouvent un véritable bien-être après quelques mois de consommation de ces aliments biologiques.

– *Je ne pourrai jamais délaisser les sucres et la cuisine de maman; c'était si bon!* Les goûts changent et évoluent; moins de sel, moins de gras, moins de sucre et plus de fibres… Il faut profiter des visites à l'épicerie pour choisir de un à trois nouveaux aliments chaque semaine. Il existe de plus en plus d'aliments préparés sans sucres et sans additifs. Leur variété fait en sorte qu'on ne se sent pas au régime à longueur d'année.

– *Je n'aime pas aller dans plusieurs magasins pour faire mon épicerie.* Retrouver la santé exige que l'on adopte de nouvelles habitudes: lire très attentivement les étiquettes des produits et explorer plusieurs magasins. Mais la tâche est facilitée aujourd'hui, car plusieurs supermarchés ont maintenant une section de produits naturels et biologiques.

– *Les aliments dits naturels coûtent beaucoup plus cher!* Certaines personnes ne peuvent s'acheter des aliments biologiques, faute de moyens. Mais on peut parfois se procurer quelques aliments tels que des pains, des huiles pressées à froid, du lait de soja, etc.

– *Tous les aliments vendus dans les magasins de produits naturels conviennent-ils aux hypoglycémiques?* Non, plusieurs de ces aliments contiennent trop de miel ou d'autres sucres (malt, fructose, etc.) qui ne sont pas conseillés au début du contrôle.

Quoi acheter dans les magasins d'aliments traditionnels et naturels?

Légumes, biologiques ou non, frais ou surgelés

Il faut manger une bonne variété de légumes! En consommer de cinq à huit différents par jour. Découvrez à quel point les carottes et les tomates biologiques ont meilleur goût!

Fruits, biologiques ou non

Cinq ou six fruits différents par semaine sont nécessaires ainsi que trois différents par jour. Il faut varier! varier!

Protéines

- Poissons frais, congelés ou en conserve: à consommer de trois à cinq fois par semaine.
- Fruits de mer frais, congelés ou en conserve.
- Foies, cœurs, cuisses et poitrines de poulet.
- Gibier, lapin, cheval, etc.: à conseiller, car ce sont des viandes moins grasses; elles conviennent mieux aux personnes souffrant d'intolérances alimentaires.
- Œufs de fermes biologiques: ils ont un goût différent.
- Tofu sous toutes ses formes et lait de soja sans sucre.
- Fromage de chèvre ou de soja.
- Yogourt et lait de chèvre, yogourt de soja.

Germinations

Elles sont à la fois des aliments vivants et des médicaments naturels. Luzerne, radis, tournesol (délicieux), blé (goût sucré), trèfle rouge, sarrasin, fenugrec, moutarde, pois verts, pois chiches et lentilles sont à déguster tous les jours.

Céréales à grains entiers

- Pains au levain à grains entiers, pains pita au blé entier.
- Farines de blé, de seigle, de riz, de pomme de terre, d'épeautre, d'orge, de kamut, de millet, de maïs, de sarrasin et d'amarante.
- Riz brun complet (céréales et galettes).
- Céréales pour le petit-déjeuner.
- Pâtes alimentaires à grains entiers.
- Biscottes, craquelins de blé entier ou de seigle entier.
- Son de blé, son d'avoine.
- Pains à hot dogs et à hamburgers de blé entier.
- Pâte à pizza et pizzas faites de blé entier.
- Chapelure de blé entier, sans additifs.

Lipides (bons gras)

- Beurres de noix naturels, d'amande, d'aveline, de sésame (tahini).
- Huiles pressées à froid: olive, tournesol, maïs, canola, carthame, sésame, arachide, germe de blé, lin, pépins de raisin et soja.
- Cocktails d'huiles: tournesol, œillette et canola/olive, courge et amande douce. Il est bon de consommer plusieurs huiles différentes par mois.
- Vinaigrettes sans sucre.
- Mayonnaise non sucrée

*Produits sucrants ou sucrés s'ils sont tolérés. Surtout durant la **deuxième année du contrôle.** À chacun de juger.*

- Jus de fruits biologiques pour recettes.
- Cassonade de sucre d'érable.
- Confitures sucrées avec des jus de fruits.
- Fruits séchés (raisins, abricots, figues, etc.).
- Noix de coco non sucrée.
- Beurre de pomme.
- Crème glacée sans additifs.

Boissons à prendre au repas

- Café de céréales, infusions.
- Vins biologiques, bières à 0,5% d'alcool (deuxième année de contrôle).

Divers produits

- Sel de mer
- Moutarde
- Condiments
- Tamari
- Vinaigre de vin
- Fines herbes
- Algues séchées
- Beurre d'arachide non sucré
- Compote non sucrée
- Jus de tomate et de légumes non sucrés
- Fines herbes
- Moutarde sans additifs
- Pois chiches, lentilles et autres légumineuses en conserve
- Poudre à pâte sans alun
- Pâte et sauce tomate non sucrées
- Noix diverses
- Produits en conserve sans sucre pour les légumes et les fruits hors saison
- Huiles pour cuisson
- Eau de source

Les magasins traditionnels offrent, depuis les 15 dernières années, de plus en plus d'aliments biologiques, non sucrés et sans additifs. Il faut ouvrir l'œil!

Le journal alimentaire

______________________ ______________ ___/___/___
nom téléphone date

JOURNAL ALIMENTAIRE D'UNE JOURNÉE

heure de lever : (préférablement entre 7 h 00 et 8 h 00) ______________
symptômes au lever : ______________

PETIT-DÉJEUNER heure : ______________ Portions*

symptômes : ______________

COLLATION DU MATIN heure : ______________ Portions*

symptômes : ______________

REPAS DU MIDI heure : ______________ Portions*

symptômes : ______________

Le journal alimentaire (suite)

COLLATION DE L'APRÈS-MIDI heure: ____________ Portions*

______________________________ ____________
______________________________ ____________
______________________________ ____________

symptômes: ______________________________

REPAS DU SOIR heure: ____________ Portions*

______________________________ ____________
______________________________ ____________
______________________________ ____________
______________________________ ____________
______________________________ ____________

symptômes: ______________________________

COLLATION DU SOIR heure: ____________ Portions*

______________________________ ____________
______________________________ ____________
______________________________ ____________

symptômes: ______________________________

réflexions sur la journée:

____
____
____
____

heure du coucher (ne pas dépasser 23 h 00): ____________

____

* L'idéal pour un hypoglycémique est d'apprendre à équilibrer ses repas et collations en visualisant les portions

N.B.: Le journal alimentaire précise la composition détaillée de chaque repas et collation, la quantité de chaque aliment de même que les heures correspondantes et les symptômes ressentis avant et après les repas ou les collations.

LE VÉGÉTARISME

Ce chapitre sur les principes d'une saine alimentation pour un meilleur contrôle des baisses de sucre serait incomplet si nous négligions d'aborder les aspects suivants : la valeur du végétarisme et les risques que l'on court lorsqu'on l'adopte sans équilibrer son alimentation ; l'importance des fibres alimentaires dans le contrôle du taux de sucre ; et la place des suppléments au cœur d'une saine alimentation.

L'AHQ et le Centre HYPOTALQ ont noté que les végétariens font un meilleur choix d'aliments que bien d'autres personnes, mais qu'ils absorbent une trop grande quantité de glucides et négligent souvent les protéines. En réintégrant à leur menu trois repas de poisson et cinq à sept repas de viande blanche par semaine, ils retrouvent plus rapidement leur énergie au cours de la première année de contrôle. Ils apprennent aussi à diminuer les quantités de glucides qu'ils consomment. Au cours de la deuxième année de contrôle, ils peuvent diminuer les quantités de protéines animales, selon les conseils d'un professionnel.

L'IMPORTANCE DES FIBRES

Les hypoglycémiques ne devraient pas ignorer les nombreux avantages que leur apporte la consommation de fruits, de légumes, de noix et de céréales, et ce, essentiellement grâce aux fibres qu'ils contiennent. Il est important de rappeler qu'une pomme crue contient 7 fois plus de fibres que 180 ml ou 6 oz de jus de pomme ; que le gruau contient 5 fois plus de fibres que la crème de blé ; que le pain de blé entier contient 3 fois plus de fibres que le pain blanc ; que le riz brun contient 4 fois plus de fibres que le riz blanc instantané et que 125 ml ou ½ tasse de légumineuses contient 10 fois plus de fibres qu'une tranche de steak.

Par ailleurs, consommer des fibres ne veut pas nécessairement dire manger comme un lapin. Sans changer son alimentation du tout au tout, il s'agit simplement de choisir une nourriture non raffinée, par exemple, du pain de blé entier, des fruits ou des légumes crus ou moins cuits, du riz brun, des céréales entières.

Dans son livre intitulé *Le végétarisme à temps partiel,* Louise Lambert-Lagacé, diététiste, accorde une très grande importance aux fibres. **Elle présente deux types de fibres : solubles et insolubles** qui travaillent différemment dans l'organisme. Ces fibres sont fort utiles non seulement dans le cas du diabète, mais aussi dans le cas d'affections reliées au métabolisme du sucre comme l'hypoglycémie.

> «Les **fibres solubles** ralentissent la vitesse d'absorption du glucose dans l'intestin et améliorent le contrôle de la glycémie. Elles ont même le pouvoir d'abaisser le taux de cholestérol. Pour rehausser votre ration de fibres solubles, incorporez une portion de légumineuses à votre menu quotidien, remplacez les céréales de blé par des céréales de son d'avoine, remplacez le riz brun par de l'orge mondé, augmentez votre consommation de petits fruits, et le tour est joué.
>
> «De leur côté, les **fibres insolubles** augmentent la vitesse du transit intestinal et le volume des selles, ce qui a pour effet de réduire l'interaction des bactéries fécales nuisibles avec la muqueuse de l'intestin et d'offrir une meilleure régularité intestinale.
>
> «Il est très important de combler les besoins en eau de l'organisme pour que les fibres exercent leur rôle bénéfique. Pour les personnes qui ont des particularités au niveau digestif, il est bon de consulter un professionnel de la santé.»

Les aliments riches en fibres, comparativement aux aliments raffinés, possèdent d'autres atouts dont une plus grande quantité de magnésium et de chrome, deux minéraux favorisant l'action de l'insuline. Ces aliments augmentent également l'effet de satiété et sont habituellement pauvres en gras, deux attributs qui contribuent au maintien d'un poids santé ou à une perte graduelle de poids.

Où trouver les fibres alimentaires et quelle quantité consommer chaque jour ?

Tous les végétaux contiennent des fibres alimentaires en quantités variables: l'enveloppe des grains de céréales (le son), les noix et les graines, les légumineuses, les fruits (surtout leur pelure) et les légumes. Les deux tableaux suivants font le point sur la provenance des fibres alimentaires. Absorbez-en 40 g par jour et vous sentirez un impact positif sur votre glycémie.

TABLEAU 18A

Contenu en fibres de différents végétaux : légumineuses, légumes et fruits

Équivalent d'une portion de 250 ml ou 1 tasse
(sauf indication contraire, les valeurs sont données en grammes)

ALIMENTS	TOTAL DES FIBRES	FIBRES INSOLUBLES	FIBRES SOLUBLES
Légumineuses			
Haricots rouges	17	11	6
Doliques à œil noir	17	5	12
Haricots de Lima	14	7	7
Haricots noirs	13	8	5
Haricots blancs	13	7	6
Gourganes	11	9	2
Lentilles vertes ou brunes	9	8	1
Pois chiches	8	6	2
Pois cassés	6	5	1
Légumes			
Pois verts	11	9	2
Choux de Bruxelles	10	3	7
Panais en tranches	7	5	2
Macédoine de légumes	7	4	3
Épinards frais	5	4	1
Brocoli	5	3	2
Pois mange-tout	5	3	2
Carottes	5	2	3
Maïs (épis ou grains)	4	3	1
Betteraves	4	2	2
Haricots jaunes ou verts	3	2	1
Fruits			
Framboises	6	1	5
Bleuets	4	3	1
Fraises	4	2	2
Mangue (1 moyenne)	4	2	2
Banane (1 moyenne)	2	1	1

Source : *Le végétarisme à temps partiel* de Louise Lambert-Lagacé, Éditions de l'Homme, 2001

TABLEAU 18B

Contenu en fibres d'autres végétaux : graines, noix et céréales à grains entiers

Équivalent d'une portion de 100 g ou 3 ½ oz
(les valeurs sont données en grammes)

ALIMENTS	TOTAL EN FIBRES	FIBRES INSOLUBLES	FIBRES SOLUBLES
Graines et noix			
Graines de lin	39	19	20
Amandes entières	15	14	1
Pistaches	10	10	0,3
Graines de sésame	11	8	3
Noisettes	8	8	0,4
Noix de Brésil ou de Grenoble	6	5	1
Grains entiers			
Germe de blé	18	14	4
Orge mondé, cuit	5	3	2
Millet cuit	4	2,5	1,5
Riz brun, cuit	2	1	1

Source : *Le végétarisme à temps partiel* de Louise Lambert-Lagacé, Éditions de l'Homme, 2001

Il faut **introduire davantage de fibres dans son alimentation très graduellement**, sinon des ballonnements, des crampes et une diarrhée peuvent apparaître. Certains hypoglycémiques dont la muqueuse est irritée ou qui souffrent d'intolérance au blé, au maïs et aux légumineuses ne peuvent pas toujours augmenter, comme ils le souhaiteraient, la quantité de fibres dans leur alimentation sans développer des diarrhées qui peuvent devenir éventuellement problématiques (*Voir chapitre VI*).

LES SUPPLÉMENTS ALIMENTAIRES

Pour tous les hypoglycémiques, il est essentiel, avant de se lancer dans le choix de suppléments alimentaires de toutes sortes, de s'assurer d'avoir une alimentation variée et bien équilibrée. Cependant, le stress, la piètre qualité de certains aliments, les carences nutritionnelles et la destruction de certaines vitamines par la cuisson peuvent nous obliger à ajouter quelques suppléments à notre menu quotidien.

Les vitamines et les minéraux les plus utiles pour l'hypoglycémique sont les vitamines C, E et les vitamines du complexe B ainsi que le zinc, le chrome, le calcium et le magnésium.

Il est important d'absorber un seul nouveau supplément à la fois, pendant une semaine, car certaines personnes peuvent subir une intolérance à certaines vitamines et à l'enrobage des comprimés. Ces suppléments peuvent également alourdir le foie.

On trouve maintenant des aliments nutraceutiques comme le Bio K, les algues et la levure de bière. Ces aliments apportent de nombreuses susbtances équilibrées travaillant en équipe et non pas de façon isolée.

Mais il existe beaucoup de nouveaux suppléments sur le marché. Attention! Vous pouvez engloutir des fortunes à chercher la pilule miracle. **Votre nouvelle alimentation est le principal remède**. Soyez patient; les carences nutritionnelles ne se comblent pas en une semaine. Il faut souvent compter de un à douze mois.

* * *

Il est bon de rappeler l'importance de prendre de **vrais repas**, c'est-à-dire **complets** et de développer de nouvelles attitudes qui s'appuient sur une alimentation santé et ses bienfaits.

LES CONDITIONS GAGNANTES DES REPAS ET DES COLLATIONS

Dès le début du contrôle, les hypoglycémiques gagneraient à prendre leurs repas à heures très régulières, même la fin de semaine. Ils devraient prendre une collation de 15 à 30 minutes avant la baisse d'énergie habituelle. Pour ceux et celles qui n'ont pas eu la possibilité d'avoir accès aux résultats du test d'hyperglycémie de trois ou cinq heures, nous vous conseillons d'observer les moments où apparaissent ou s'aggravent vos symptômes entre les repas. Une observation de vos symptômes sur une période de trois ou quatre jours serait suffisante pour déterminer à quel moment ou à quel intervalle vous devez prendre une collation.

Les hypoglycémiques sont invités à varier le contenu de leurs repas ou de leurs collations pour éviter la monotonie ainsi que les carences vitaminiques et minérales. Les repas doivent être pris dans le calme. Les journées de congé constitueront des moments privilégiés pour préparer des mets à l'avance. De cette façon, les menus de la semaine seront faciles à élaborer même si vous travaillez à temps plein.

C'est ainsi que, graduellement, les hypoglycémiques se sentiront de moins en moins au régime et que les repas santé seront appréciés. C'est alors que le mot «régime» sera banni de leur vocabulaire pour être remplacé par le concept d'une nouvelle alimentation santé, répartie en petits repas.

L'hypoglycémique qui souhaite changer son alimentation peut profiter depuis 20 ans de la richesse des écrits sur l'alimentation saine et naturelle. Il pourra utiliser ses journées de congé pour expérimenter de nouvelles recettes.

Puisque certaines recettes utilisent du miel, du sucre et parfois une trop grande quantité de fruits séchés (et même d'huile), il faudra, au début du contrôle, réduire les quantités de ces produits.

Le lecteur trouvera dans la bibliographie de l'annexe 5 la liste de ces livres de recettes.

CHAPITRE IV

Conseils adaptés au quotidien et aux circonstances particulières

par Murielle Thériault

Au chapitre précédent, nous avons exploré, à travers les principes d'une saine alimentation, les principaux éléments permettant de stabiliser le taux de sucre dans le sang. Ces principes s'appliquent à l'ensemble des hypoglycémiques dans le cours normal de la vie quotidienne. Il est cependant à propos de tenir compte des particularités individuelles ou des circonstances inhabituelles pouvant survenir à l'occasion.

Nous traiterons donc ici du contrôle de l'hypoglycémie dans des contextes spécifiques tels que les sorties au restaurant, les voyages, les fêtes, les réceptions et plus particulièrement pendant la pratique d'activités physiques. Nous aborderons également les problèmes de diarrhée, d'insomnie et de dépendance à la cigarette ou à l'alcool. Puis nous décrirons l'impact d'un cumul de toxines dans l'organisme et nous suggérerons certaines méthodes sécuritaires de désintoxication. Aux futures mamans, nous proposerons quelques conseils préventifs concernant la grossesse, l'accouchement et l'allaitement.

BIEN MANGER AU RESTAURANT ET EN VOYAGE

Bien que ce soit plus difficile, il est quand même possible pour les hypoglycémiques de bien manger au restaurant et en voyage. Il s'agit de bien choisir les restaurants, de respecter certaines règles de base et d'opter de préférence pour des menus adaptés à la situation.

Règles générales à suivre

Il est d'abord essentiel d'éviter les plats très riches en glucides comme les frites, les pizzas et les spaghettis. On préférera également les salades et les soupes de légumes aux crèmes de légumes. On évitera les plats dont la composition est difficile à évaluer, par exemple, les ragoûts, les pâtés, les casseroles et les mets en sauce. Les plats de friture sont aussi à éliminer des menus parce que beaucoup d'hypoglycémiques ont une digestion lente et des muqueuses intestinales fragiles aux huiles chauffées (trans). On choisira plutôt des plats simples tels que du rosbif au jus, du poulet rôti, des côtelettes grillées, une tranche de foie ou de steak grillé, un filet de poisson grillé, poché ou au court-bouillon.

En cas de doute sur la composition d'un mets, demandez au personnel de vous renseigner.

Restaurants suggérés et exemples de mets

- Tunisien, marocain et algérien : couscous à la viande (poulet ou agneau) à condition qu'il soit riche en légumes verts tels que courgettes, chou, haricots verts et qu'il accompagne un mets protéiné.
- Moyen-Orient : taboulé, hoummos, kébbé.
- Mexicain, péruvien et brésilien : mets à base de maïs, de riz et de haricots secs, purée d'avocat, poisson.
- Végétarien : à condition que le menu comprenne un aliment riche en protéines (tofu, légumineuses ou fromage).
- Pizzeria : à condition que la pâte à pizza soit faite de blé entier et que la pizza contienne assez de protéines : fromage, par exemple.
- Crêperie bretonne : crêpes de sarrasin (sans sucre ajouté, si possible).
- Vietnamien, chinois, thaïlandais et indien : riz, tofu, poisson, poulet aux légumes cuits au wok – à condition qu'il n'y ait pas de glutamate monosodique (GMS).

- Japonais : sushis, soupe au miso, algues, poisson (à condition qu'il n'y ait pas de GMS).
- Nouvelle cuisine française : crudités, légumes vapeur avec une protéine soutenante : poisson, volaille, gibier ou agneau.

Voici un tableau comparatif décrivant des choix judicieux et ceux qui le sont moins lorsque vous allez au restaurant.

TABLEAU 19
Au restaurant, quoi choisir ?

QUOI CHOISIR?	CONSEILLÉ	MOINS CONSEILLÉ OU DÉCONSEILLÉ
Entrées	consommés, bouillons, soupes claires, jus de tomate ou de légumes, crudités, salade du chef, asperges, artichauts ou autres légumes blanchis	potages, soupes crèmes, soupes très épaisses (à l'exception des soupes aux pois, aux lentilles ou autres légumineuses)
Viandes **Poissons** **Fruits de mer**	rôtis, grillés, bouillis et au wok : • enlever tout le gras visible • demander qu'on vous les serve sans sauce	enrobées de panure, cuites en friture, viandes en sauce* ou en casserole*, ragoût*, pâtés*
Œufs	bouillis (à la coque, mollets ou durs), pochés, brouillés	frits
Féculents	pomme de terre bouillie, au four et en purée, riz brun, pâtes alimentaires de blé entier, légumineuses, crêpes de sarrasin, pizza à pâte de blé entier	pommes de terre rissolées, frites (10), en escalopes, riz blanc, pâtes alimentaires raffinées*, pizza à pâte blanche*
Légumes	crus, bouillis, cuits vapeur ou au four, sautés au wok ou à la poêle dans 15 ml ou 1 c. à soupe d'huile	au gratin, au beurre, en sauce, aspics sucrés*

TABLEAU 19 (suite)

QUOI CHOISIR?	CONSEILLÉ	MOINS CONSEILLÉ OU DÉCONSEILLÉ
Salades	• salade de crudités (demander la vinaigrette à part ou un quartier de citron) • salade de chou sans sucre • salade de légumineuses	déjà mélangées avec de la crème ou de la mayonnaise (genre salades de macaroni*, de pommes de terre, etc.), salade de chou commerciale
Pain	pain entier, de seigle ou biscottes de blé	pain sucré*, brioche*, croissant*, muffin*, pain et biscottes* faits de farine raffinée et sucres concentrés (incluant le miel)
Matières grasses	beurre, huile, mayonnaise non sucrée, vinaigrette non sucrée	sauces au beurre, sauces à la crème, sauces sucrées*, fritures
Desserts	fruits frais, salade de fruits ou fruits en conserve, sans le jus sucré	gâteaux*, tartes*, crème pâtissière*, poudings* contenant des sucres concentrés
Boissons	lait, café de céréales, infusions (apporter les sachets avec soi), jus de légumes, eau Perrier	lait au chocolat*, café*, thé faible, lait fouetté*, boissons aux fruits*, boissons gazeuses sucrées*, jus de fruits*

* Les astérisques indiquent les aliments fortement déconseillés.

Foire aux questions

Les hypoglycémiques peuvent-ils voyager à n'importe quelle étape du contrôle? Voici des réponses aux principales questions soulevées sur ce sujet.

– *Peut-on voyager quand on a tendance à faire de l'hypoglycémie?* Bien sûr, mais il est préférable d'entreprendre un voyage seulement lorsqu'on sait comment contrôler l'hypoglycémie et qu'on a refait ses forces.

– *Si l'on voyage en automobile?* Il est facile d'apporter repas et collations santé lorsqu'on voyage en voiture, grâce aux divers contenants permettant de conserver la fraîcheur des aliments.

– *Si l'on voyage en avion?* Les compagnies d'aviation offrent maintenant des menus adaptés à plusieurs problèmes de santé. Demandez un repas pour diabétique ou pour végétarien quand vous achetez votre billet. Même s'il est probable que vous serez servi avant les autres voyageurs, prévoyez des collations dans votre sac de voyage, car des retards sont toujours possibles. Apportez par exemple amandes et fromage; maïs soufflé maison; muffins maison, biscuits maison, jus de légumes; barres nutritives maison ou abricots séchés, si vous les tolérez.

– *Qu'arrive-t-il s'il y a un décalage horaire?* Continuez de manger toutes les trois heures et, graduellement, vous pourrez manger aux heures des repas du pays où vous vous trouvez, tout en ne laissant pas tomber les collations. En Orient et en Europe, on trouve de plus en plus de petits réfrigérateurs dans les chambres d'hôtel. Ceux-ci permettent de conserver des aliments et d'attendre les repas du soir, qui sont souvent tardifs. Il est utile d'apporter des ustensiles dans les bagages.

– *Est-il possible de suivre tous les principes d'une alimentation saine en voyage?* Non, c'est pourquoi il faut avoir retrouvé votre énergie avant d'entreprendre un long voyage qui vous obligera à manger constamment au restaurant. Sinon, les écarts quotidiens (pain blanc, frites, etc.) ramèneront vite des problèmes dont vous vous étiez débarrassé.

LES OCCASIONS SPÉCIALES

Au cours des fêtes et des réceptions, la tentation de consommer de l'alcool sera forte. Voyons si l'hypoglycémique peut le faire et quel rôle jouent les collations au cours des longues soirées.

Peut-on prendre de l'alcool[1]? Les boissons alcoolisées sont déconseillées aux hypoglycémiques, car l'alcool peut être la cause d'une réaction hypoglycémique importante, surtout s'il est consommé à jeun. Vous pouvez subir une hypoglycémie retardée jusqu'à 36 heures après avoir consommé de l'alcool si vous ne mangez pas suffisamment pendant que vous buvez. Lorsque vous n'avez rien mangé, une grande partie de l'alcool que vous buvez est absorbée directement par votre estomac et dirigée vers votre sang dans les cinq minutes qui suivent; vous ressentez donc les premiers effets rapidement. Les concentrations d'alcool dans le sang atteignent les niveaux les plus élevés entre 30 et 90 minutes après la consommation. L'alcool est absorbé très rapidement dans le sang sans être détruit ou transformé par l'estomac. C'est le foie qui fait la plus grande partie du travail de transformation de l'alcool, mais il a besoin de temps. Chez une personne pesant 70 kilos (155 livres), le foie transforme une bière ou un verre d'alcool en deux heures environ. Si vous buvez plus d'alcool que votre foie ne peut en supporter, l'excédent continuera à circuler dans votre sang et sera dirigé vers d'autres parties du corps. Les cellules du cerveau seront alors spécialement vulnérables.

Comme les symptômes d'une réaction hypoglycémique peuvent être semblables aux signes d'un excès d'alcool, il est possible de les confondre avec ceux-ci et de retarder le traitement de la réaction hypoglycémique. Il faut se rappeler que :

- l'alcool excite le pancréas, ce qui permet de se sentir mieux sur le moment, mais provoque une baisse de sucre un peu plus tard ;
- l'alcool apporte un surplus appréciable de calories[2] et très peu d'éléments nutritifs, de vitamines et de minéraux ;
- l'alcool ouvre l'appétit ; comme beaucoup d'hypoglycémiques ressentent souvent une faim insatiable, l'alcool leur est donc déconseillé ;
- beaucoup de médicaments (tranquillisants, antibiotiques, etc.) ont les mêmes effets que l'alcool ; ils sont hypoglycémiants, eux aussi ;
- la consommation d'alcool n'est pas recommandée lorsqu'on prend des antidépresseurs et certains antibiotiques ;
- manger comme nous le suggérons dans ce volume évitera d'avoir à utiliser les services de Nez rouge durant la période des Fêtes.
- il faut savoir que les boissons alcoolisées contiennent entre 0,5 % et 40 % d'alcool.

TABLEAU 20

Boissons alcoolisées : teneur en alcool, en glucides (sucres) et en calories

Boissons alcoolisées	Pourcentage d'alcool	Quantité	Glucides (grammes)	Sucre (grammes)	Calories
bière	5 %	340 ml (12 oz)	13	3	135 à 150
bière légère	4 %	340 ml (12 oz)	5	1	95 à 110
bière	0,5 %	340 ml (12 oz)	15	3	75 à 85
Vodka Ice, Tornade	6 à 7 %	340 ml (12 oz)	50	10	260
Vins					
blanc sec	11,5 %	125 ml (4 oz)	0	0	85
rouge	11,5 %	125 ml (4 oz)	0	0	85
Apéritifs					
vermouth sec	15 à 18 %	60 ml (2 oz)	3	1	70
Vins fortifiés					
porto	20 %	60 ml (2 oz)	7	1	90
sherry sec	18 à 19 %	60 ml (2 oz)	1	0	70
Spiritueux					
gin, rhum, rye, scotch, vodka, whisky	40 %	45 ml (1,5 oz)	0	0	100
Digestifs					
brandy, cognac,	40 %	45 ml (1,5 oz)	0	0	100

Suggestions pour les deux premières années de contrôle

Première année :

- Ne boire aucun alcool.
- Apporter avec soi des noix, une pointe de fromage avec quelques biscuits soda de blé entier ou une autre collation, au cas où le repas serait très retardé ou au cas où il n'y aurait pas de grignotines.

Deuxième année :

- Boire lentement et peu, selon son poids et sa taille, pendant un repas et jamais à jeun. Boire aussi peu que 50 ml (2 oz) d'alcool à jeun peut déclencher une hypoglycémie grave. C'est la quantité que l'on trouve dans une bouteille de bière ou un cocktail ordinaire. Plusieurs hypoglycémiques restent vulnérables au vin et à la bière. À chacun de juger.
- **Avant la réception,** prendre une collation à base de protéines et de féculents, surtout si vous venez de faire une activité exigeante.
- **Au moment de la réception,** si vous consommez de l'alcool avant un repas, prendre en même temps une collation sous forme de hors-d'œuvre (fromage, amandes, arachides, crudités). En cas de malaises, vous pouvez avoir avec vous une source de glucose oral agissant rapidement, comme les comprimés Dextrosol vendus en pharmacie, car il arrive qu'aucun hors-d'œuvre ne soit offert.
- **Après la réception,** prendre une collation et une autre au coucher si nécessaire, pour éviter une baisse de sucre durant la nuit, baisse pouvant être causée par les effets prolongés de l'alcool, comme les maux de tête du lendemain.
- Dans une réception, les boissons alcoolisées peuvent être remplacées par de l'eau citronnée, du soda nature, du jus de tomate, de l'eau minérale ou du lait. Les bières à 0,5% d'alcool et les vins biologiques sont à privilégier.

L'ACTIVITÉ PHYSIQUE

L'activité physique est excellente pour la santé de tous, y compris les hypoglycémiques. Nous verrons comment ceux-ci peuvent profiter de l'exercice pour équilibrer leur taux de sucre et maintenir leur vitalité.

L'hypoglycémique doit-il abandonner tout exercice physique ?

L'exercice permet d'équilibrer la glycémie dans le sang en réduisant le stress. Il apporte aussi plusieurs autres bienfaits. Il fournit l'oxygène supplémentaire très important pour tout l'organisme; il augmente l'efficacité cardiaque et respiratoire et améliore la circulation sanguine. Il augmente le tonus musculaire et favorise la relaxation. Il prévient par ailleurs l'embonpoint, l'obésité et la constipation. Il aide à maintenir un poids santé.

Quelques conseils pratiques[3]

Il est bon de faire de l'exercice de une à trois fois la semaine, selon l'énergie dont on dispose et en tenant compte de son âge ainsi que de son état physique et médical. Au cours de ces activités, il est préférable de n'envisager aucune compétition et d'éviter tout exercice violent, car ils sont hypoglycémiants.

Pour chaque activité, commencer lentement par une période d'échauffement et augmenter progressivement la durée et la quantité des séances. Mettre fin à l'exercice lentement. En règle générale, il vaut mieux éviter de nager seul ou de partir seul pour une longue randonnée.

On a plus d'énergie quand on a mangé depuis peu de temps. Ainsi, il faut faire de l'exercice une heure après un repas ou une collation. Pour la natation, on doit attendre deux heures après le repas.

Afin de corriger rapidement une éventuelle réaction hypoglycémique, on doit toujours avoir sur soi une collation riche en glucides.

Des respirations profondes permettent de se détendre.

Choisir les activités auxquelles on s'adonnera selon les progrès obtenus et selon la récupération de son énergie. **Au début du contrôle**, nous suggérons des exercices légers tels que la marche, le patinage lent, la baignade calmante, les quilles ou même les travaux domestiques légers. Plus tard, on pourra choisir des exercices modérés comme la bicyclette (trajets courts), la marche plus rapide, le golf en utilisant un chariot (trajet court), la technique Nadeau, la gymnastique douce ou le taï-chi, le ski de fond sur le plat, le ping-pong, la natation (10 minutes), l'aquaforme ou la danse.

Pour les personnes en pleine forme, nous suggérons des exercices plus intenses par séances d'une heure. On pratiquera par exemple la bicyclette, le golf et le ski de fond (trajets plus longs), le jogging lent, le patin à roues alignées, le tennis, le soccer, le hockey, le basket-ball ou la danse aérobie. L'exécution de travaux domestiques plus lourds est aussi permise.

L'alimentation les jours de grande activité physique

Pour préparer votre corps à l'activité, vous pouvez ajouter 30 g (1 oz) de viande ou une autre protéine et une tranche de pain au repas précédant l'exercice; prendre une collation à base de protéines et de féculents une heure avant l'exercice. Exemples:

- 175 ml ou ¾ tasse de lait et 2 biscuits maison;
- 30 g (1 oz) de fromage et 1 tranche de pain à grains entiers;
- ½ sandwich à la viande;
- des fruits séchés (abricots) avec des amandes.

On peut aussi prendre une collation juste avant de commencer un exercice, si on n'a pu le faire à l'avance. L'expérience personnelle est votre meilleur guide.

Pendant l'exercice, au cas où une baisse importante de la glycémie se ferait sentir, il peut être utile d'avoir quelques-uns des éléments suivants à portée de la main:

- des galettes de riz avec du beurre d'arachide;
- des fruits avec du fromage ou des amandes;
- 2 biscuits maison, un muffin ou du pain avec du fromage;
- des comprimés de Dextrosol achetés en pharmacie.

Après l'exercice, nous vous conseillons de prendre une collation à base de protéines et de féculents. Cette collation, souvent nécessaire, permet d'éviter les fatigues subites ou les baisses d'énergie qui surviennent quelques heures après l'exercice ou même le lendemain.

* * *

En résumé, les hypoglycémiques doivent demeurer actifs et bien se nourrir. Les principes qui suivent les guideront: ne pas croire qu'on est paresseux au début du traitement parce qu'on manque d'énergie; être à l'écoute de son corps; ne pas s'épuiser en dépassant ses limites et s'arrêter si on ressent de la faiblesse, des tremblements ou de la douleur.

LE SOMMEIL

Un sommeil réparateur est capital pour les hypoglycémiques. Certaines particularités doivent cependant être prises en considération pour l'obtenir. Voici trois grands principes à retenir: prévoir un sommeil de huit heures en se couchant vers 22 h 00 ou 23 h 00; éviter de dormir plus de huit heures sans manger, car une personne hypoglycémique se réveille alors souvent plus fatiguée qu'au coucher; prendre une collation composée de protéines et de féculents en soirée, de façon à éviter les chutes de glucose la nuit[4].

LA DIARRHÉE

L'hypoglycémie et la diarrhée ne font pas bon ménage. Lorsqu'il est affligé d'une diarrhée, l'hypoglycémique peut s'affaiblir et perdre du poids. Voici les principales causes de la diarrhée et quelques conseils à suivre lorsqu'elle survient.

Si la diarrhée est passagère, elle peut être causée par des bactéries ou par un virus. Si elle est chronique, elle peut être due à une hypersensibilité aux aliments riches en fibres et en sucres. En effet, les fibres irritent l'intestin et les sucres produisent de la fermentation. La diarrhée peut aussi être causée par une intolérance au gluten des céréales, qui est responsable de la maladie cœliaque. La colite ulcéreuse et la maladie de Crohn sont d'autres maladies (auto-immunes) de l'intestin. Le VIH entraîne, lui aussi, des épisodes de diarrhée. Il ne faut pas oublier que des alternances de constipation et de diarrhée peuvent être en partie entretenues par des épisodes de stress conscient ou inconscient.

Les hypoglycémiques qui subissent ces problèmes n'arrivent pas à équilibrer leur taux de sucre et, par conséquent, leur énergie. Le problème subsistera donc tant que leur problème de diarrhée passagère ou chronique ne sera pas réglé.

Traitement de la diarrhée occasionnelle

Puisque la diarrhée entraîne rapidement la déshydratation, au cours des 24 premières heures, il est suggéré de boire en grande quantité, même la nuit, un liquide préparé et mesuré ainsi : 1 litre d'eau, 1 litre de jus d'orange non sucré et dilué (fait à partir d'un concentré surgelé) et ½ c. à thé de sel, ni plus ni moins.

Il existe aussi dans les pharmacies un liquide appelé «Pédialyte», recommandé tant aux enfants qu'aux adultes. Il est conçu pour rééquilibrer les électrolytes perdus avec les selles liquides.

Lorsqu'on souffre de diarrhée, il est très important d'éviter certains aliments. En voici une liste :

- les produits laitiers ;
- le jus de pruneaux (laxatif) ou autres jus de fruits non dilués ;
- l'alcool, les boissons gazéifiées, le café, le thé et le chocolat qui sont des irritants ;
- les aliments riches en gras, en fibres et en sucres ;
- les crudités et les fritures ;
- l'huile, le beurre, la margarine, les noix, le beurre d'arachide, la mayonnaise et les vinaigrettes ;
- les desserts sucrés.

On consommera plutôt de façon graduelle les aliments suivants :

- le riz blanc et l'eau de riz ;
- les fruits mûrs : compote de pommes sans pelure et sans sucre, banane mûre ;
- les œufs durs ;
- le pain blanc peu fibreux, grillé ;
- les pommes de terre et les carottes bien cuites ;
- la gelée maison (Jell-O maison) sans sucre ajouté.

Traitement de la diarrhée fréquente ou chronique

Lorsqu'on est atteint de diarrhée fréquente ou chronique, après avoir suivi les conseils ci-dessus pour retrouver des selles normales, il est conseillé d'adapter son alimentation à la situation selon les principes suivants:

- cuire les fruits en enlevant la pelure et cuire tous les légumes, même la salade;
- se préparer des soupes avec 5 à 10 légumes différents en évitant d'utiliser les cubes de bouillon commercial; passer le tout au mélangeur pour réduire toutes les fibres. Ces soupes nutritives permettent de récupérer les vitamines et les minéraux souvent éliminés en période de diarrhée;
- remplacer les produits laitiers de vache par des produits de soja;
- réintégrer très graduellement à son alimentation le riz brun, le gruau, le pain de blé entier, les pâtes de blé entier, les huiles pressées à froid, les crudités;
- si la diarrhée recommence, éliminer de son menu toute céréale contenant du gluten: blé, seigle, orge, triticale, malt, bulghur, durum, etc.;
- ne pas fumer et mener une vie très régulière;
- prendre de l'aloès et de l'eau d'argile blanche pour cicatriser la paroi intestinale;
- faciliter la régénération de la flore intestinale avec du yogourt de soja ou des bacilles intestinaux (sans base de produits laitiers).

* * *

Pour pouvoir équilibrer son taux de glucose sanguin, et par conséquent son énergie, on doit faire des selles normales tous les jours, sans constipation ni diarrhée.

Une personne qui connaît ce problème de façon récurrente gagnera à subir des tests sanguins exécutés aux États-Unis qui permettent de dépister 250 intolérances alimentaires à réactions retardées. Il faut aussi procéder à des analyses de selles. Les auteurs de ce livre peuvent vous guider.

L'IMPORTANCE DE LA DÉSINTOXICATION

par Gilles Parent[5]

Mieux manger et adopter une bonne hygiène de vie, c'est faire un grand pas dans la bonne direction. Après plus de 15 années passées auprès des hypoglycémiques, nous avons toutefois noté que plusieurs personnes ont besoin de faire plus pour améliorer leur état.

En effet, le pancréas n'est pas le seul organe qui entre en jeu dans le métabolisme du glucose. L'intestin, le foie et les reins jouent un rôle important dans le maintien de la stabilité du taux de glucose et dans la production de l'énergie, entre autres choses, grâce à leur capacité de désintoxication.

Un minimum de toxines dans l'organisme

Avec les poumons et la peau, le foie, l'intestin et les reins ont comme mandat de débarrasser le corps de ses substances toxiques. Par un travail complexe, ces organes doivent donc continuellement nettoyer, filtrer, neutraliser et éliminer toutes les toxines venant de l'extérieur du corps, par exemple des produits chimiques variés, ainsi que les toxines provenant de notre propre métabolisme ou provenant de bactéries, de levures ou de parasites qui peuvent vivre dans notre corps et plus particulièrement dans le côlon.

Pour se désintoxiquer, il est bon de réduire le plus possible les sources de substances toxiques. Nous pouvons y parvenir en consommant des aliments naturels, de culture biologique, exempts de colorants et d'agents de conservation. Nous devons vivre le plus possible dans un environnement non pollué par des émanations toxiques et exempt de fumée de tabac. Nous devons aussi consommer des liquides sains et éviter autant que possible les boissons gazeuses, le café, le thé et l'alcool.

Le rôle de l'intestin, du foie et des reins dans la désintoxication

Le chapitre VI exposera la physiologie de l'intestin et du foie. Insistons tout de même ici sur l'importance pour les hypoglycémiques de maintenir la muqueuse intestinale intègre pour éviter l'absorption de substances toxiques par le sang. Ils doivent de plus surveiller la qualité de la flore intestinale (bonnes bactéries) qui fait équipe avec le système immunitaire pour protéger le corps contre des bactéries nocives ou d'autres parasites pathogènes. En résumé, la désintoxication de l'intestin et la réduction des effets néfastes de fermentation et de putréfaction intestinales ne peuvent être obtenues que si on a le souci d'une digestion adéquate, d'une régularité intestinale essentiellement liée à une alimentation saine, riche en fibres et dépourvue de produits raffinés.

Certaines personnes dont les fonctions digestives sont perturbées profiteront des bienfaits de l'utilisation de cultures de bactéries lactiques entre les repas; d'autres auront également besoin de quelques traitements d'irrigation du côlon afin de retrouver l'équilibre. Il est toutefois important d'éviter de recourir trop souvent à l'irrigation, car elle risque de détruire la flore intestinale. Il faut suppléer à celle-ci par des «implants» postirrigation.

Pour obtenir une désintoxication complète, l'étape de la désintoxication par le foie joue un rôle primordial. Le foie est le laboratoire du corps. C'est principalement lui qui a la tâche de détoxiquer les substances toxiques, c'est-à-dire de modifier et de neutraliser ces substances par un processus physico-chimique pour les rendre moins toxiques et les transformer en des composés qui pourront être excrétés par le foie, dans la bile, ou par les reins.

Ce processus de détoxication requiert plusieurs éléments nutritifs tels que la vitamine C, le manganèse, le molybdène, le cuivre, le zinc, le soufre et des acides aminés. Les processus de détoxication génèrent beaucoup de produits oxydants, d'où l'importance de fournir à son corps beaucoup d'antioxydants comme la vitamine E, le sélénium, le glutathion, etc.

Évidemment, si la vésicule biliaire est paresseuse ou si elle arrive à peine à faire écouler sa bile, une tisane cholagogue qui la stimulera pourrait être bénéfique. Certaines plantes comme le radis noir possèdent cette propriété. La choline, l'inositol, la taurine (un acide aminé) et la lécithine peuvent grandement aider à maintenir la bile fluide en permettant de garder les graisses en solution. Les substances toxiques que le foie élimine dans la bile se retrouvent dans l'intestin qui doit être en bon état, sans quoi elles seront réabsorbées et retourneront au foie.

Pour soutenir les reins dans leur fonction, on trouve sur le marché des tisanes diurétiques. Mais attention! Ces tisanes ne doivent être prises que sous supervision, car tous les diurétiques accroissent l'excrétion exagérée du potassium; un tel processus peut mener à l'hôpital. Les reins dissolvent les substances toxiques dans de l'eau. Il en faut suffisamment pour pouvoir les excréter. Durant tout processus de désintoxication, veillez à consommer plus de liquides.

La désintoxication par le jeûne

Le jeûne est un des moyens utilisés pour désintoxiquer le corps. Il empêche l'ingestion de substances toxiques par l'alimentation et donne un repos à l'organisme. En revanche, il prive l'organisme des éléments nutritifs nécessaires aux processus de détoxication hépatique. Les cures de jus et les diètes restrictives ont l'avantage d'apporter plus d'éléments nutritifs pour la détoxication hépatique. Plusieurs hypoglycémiques ne peuvent faire un jeûne ou une cure à base de jus à cause de leurs effets hypoglycémiants. Chaque cas doit être évalué et suivi de près par un professionnel compétent et responsable.

L'évaluation

La recherche nous a permis de développer des techniques efficaces pour évaluer en laboratoire les fonctions de l'intestin et du foie. Ces tests vérifient la capacité des organes d'assurer la désintoxication de l'organisme. Il existe aussi, chez certains naturopathes, des formules professionnelles spécialement conçues pour réparer la muqueuse intestinale et pour accroître la fonction de détoxication du foie. Leur utilisation exige toutefois un suivi professionnel.

LA DÉPENDANCE À LA CIGARETTE

Il est difficile d'arrêter de fumer, que l'on soit hypoglycémique ou non. Les conseils offerts dans cette section conviennent d'ailleurs à tout fumeur. Nous avons cependant constaté que, pour une personne hypoglycémique, il est préférable de procéder à un sevrage du sucre contenu dans les aliments avant d'arrêter de fumer. Cela dit, il est important d'arrêter de fumer si l'on veut bien contrôler son hypoglycémie. La nicotine a un impact néfaste sur le système glandulaire ; elle stimule artificiellement les glandes surrénales.

Voici donc quelques attitudes à adopter et quelques conseils à suivre absolument si vous souhaitez arrêter de fumer.

- S'aider à vouloir. Il est nécessaire de fortifier sa volonté en se rappelant les dangers de la cigarette pour la santé ainsi que ses effets ralentissants sur le contrôle de l'hypoglycémie.
- S'arrêter totalement. Les demi-mesures sont inefficaces.
- Choisir le moment de façon judicieuse. Il est préférable d'éviter d'arrêter de fumer au début du contrôle de l'hypoglycémie. On choisira de le faire de préférence en dehors d'une période de travail ou de grosses difficultés. Les vacances constituent un moment particulièrement favorable pour s'y mettre.
- S'entourer d'un milieu favorable. L'encouragement de ses proches et le support d'un groupe spécialisé sont toujours très précieux.
- Supprimer les tentations. Il faut apprendre à ne pas se mettre dans les situations où l'on a l'habitude de fumer et ne plus avoir de cigarettes sur soi ni chez soi.
- Influencer le conscient et le subconscient. En affirmant votre décision de cesser de fumer et en insistant positivement sur les bienfaits que vous en attendez, il sera plus facile de persister dans votre décision.
- Dormir suffisamment. Se coucher tôt et se lever tôt fait partie des règles à suivre pour connaître de bonnes nuits de sommeil qui seront complétées par un bon petit-déjeuner.

- Activer sa circulation et respirer profondément. Ces exercices permettent d'oxygéner votre organisme et de renforcer votre système nerveux. Les sports, la marche et l'exercice au grand air sont vivement recommandés.
- Surveiller son alimentation. Éviter les stimulants tels que le thé, le café et l'alcool. Respecter les principes énoncés dans ce livre. Boire souvent et plus que d'habitude.

Si l'on s'arrête de fumer en même temps que l'on fait un sevrage du sucre, on fait subir à son corps une double désintoxication, ce qui occasionne un stress très important. C'est pourquoi nous suggérons d'entreprendre ces processus l'un après l'autre.

Nous ne préconisons pas les timbres Nicorette ou autres pour aider au sevrage, car plusieurs personnes restent dépendantes de cette béquille. Certains fumeurs ont traversé plus facilement le stress du sevrage en utilisant les médecines douces, comme l'acupunture et la chiropractie.

LA GROSSESSE, L'ACCOUCHEMENT ET L'ALLAITEMENT

par Rita Chouinard, infirmière

Les futures mamans vont trouver dans cette section plusieurs conseils pour prévenir les chutes de glucose à chacune des étapes de la grossesse, de l'accouchement et de l'allaitement.

La grossesse

Un projet de grossesse, ça se prépare. Durant l'année qui précède la grossesse, il est bon que la future mère s'applique à bien contrôler son hypoglycémie, qu'elle profite de bonnes nuits de sommeil, qu'elle fasse de l'exercice et se mette en forme et enfin qu'elle arrête de fumer si elle en avait l'habitude.

Durant la grossesse, elle doit toujours bien s'alimenter, c'est-à-dire prendre trois repas et de trois à quatre collations par jour. Elle doit prendre les suppléments suggérés par le médecin, auxquels elle ajoutera de la vitamine C qui combat les infections, de l'acide folique et de la vitamine E qui préviennent les interruptions de grossesse.

Évitez les trop longues périodes de sommeil; elles sont fréquentes chez les parturientes! Huit heures consécutives sont suffisantes. Il est préférable de faire une sieste le jour et de proscrire les nuits de 10 à 14 heures. Il est important de respecter le rythme des repas (7 h 00, 12 h 00, 17 h 30) et celui des collations (10 h 00, 15 h 30, 21 h 30).

La femme enceinte doit éviter de perdre du poids ou, au contraire, d'en gagner trop en pensant qu'elle doit «manger pour deux»; une perte ou une prise de poids trop importante peut favoriser une grossesse à risques. Elle aura avantage à consulter une diététiste pendant et après la grossesse[6]. Elle suivra avec profit les cours prénatals et les cours de natation pour femmes enceintes.

Il est par ailleurs bon de retenir que plusieurs femmes développent de *l'hypoglycémie ou du diabète gestationnel* vers le sixième mois de leur grossesse. Elles doivent donc apprendre à équilibrer leur taux de sucre et continuer cette démarche après la grossesse.

Le diabète gestationnel, qui touche 5% des femmes enceintes, est asymptomatique. On sait maintenant qu'environ la moitié des femmes qui ont développé un diabète gestationnel souffriront un jour de diabète de type 2 si elles ne contrôlent pas leur taux de sucre et leur poids. Cette anomalie, si elle n'est pas décelée, peut avoir des conséquences graves pour la mère et le nouveau-né[7].

L'accouchement

La femme enceinte devrait bien choisir son médecin et lui faire connaître sa tendance à faire de l'hypoglycémie. Elle doit préparer le moment important qu'est l'accouchement en consultant un ostéopathe ou un chiropraticien, qu'elle reverra après l'accouchement. Elle apportera à l'hôpital des aliments plus sains que ceux que l'on y offre (pains de blé entier et muffins maison pour les collations).

Après l'accouchement

La nouvelle maman, pour prévenir la dépression postnatale, veillera à consulter un ostéopathe dès la deuxième semaine. Puis, si la tristesse s'installe, elle pourra demander de l'aide au CLSC et privilégier des sorties dans la nature. Elle peut harmoniser ses émotions (panique, tristesse, sentiment d'être dépassée) avec des remèdes homéopathiques comme Les fleurs du docteur Bach.

L'allaitement

Si la nouvelle mère choisit d'allaiter son enfant, il lui faudra prendre systématiquement des collations entre les boires du bébé et en ajouter une durant la nuit, si nécessaire. Tout en tenant compte des besoins de son bébé, si la mère est trop fatiguée, elle pourra choisir de donner le sein toutes les trois ou quatre heures au lieu de l'offrir toutes les deux heures. Elle ne doit pas présumer de ses forces. Sous prétexte de donner le meilleur au nouveau-né, certaines femmes n'absorbent pas suffisamment de calories, ne mangent pas à des heures régulières et allaitent pendant un ou même deux ans. Elles s'épuisent et leur hypoglycémie réapparaît sérieusement. Il est alors conseillé de mettre fin à l'allaitement si on sent s'installer une fatigue chronique.

La prise d'une multivitamine est suggérée de trois à six mois avant la grossesse, pendant la grossesse et après l'accouchement. Il faut choisir un dosage faible et prendre la multivitamine trois fois par jour pour assurer une meilleure absorption.

Nous espérons que ces quelques conseils vous aideront à préparer et à vivre une grossesse heureuse.

CHAPITRE V

L'hypoglycémie chez les enfants

par Louise Lambert-Lagacé et Annie-Claude Dumesnil

Malheureusement, de nombreux enfants et adolescents ont tendance à faire de l'hypoglycémie. Leur nombre augmente plus vite que ne le laisseraient supposer les seules prédispositions héréditaires. La mauvaise alimentation est encore ici au banc des accusés. Sous l'influence de la publicité télévisée, des modes alimentaires et des pairs, les jeunes se gavent de boissons gazeuses, de friandises, de jus, de gâteaux, de céréales sucrées et de *fast food.* Très souvent, repus de calories vides ingérées entre les repas, ils sautent le petit-déjeuner ou l'un des autres repas.

Une hypoglycémie qu'on néglige de contrôler chez l'enfant peut engendrer plus tard d'importants problèmes de rendement et de comportement à l'école et à la maison, des problèmes relationnels et des échecs scolaires, sans oublier, chez l'adolescent et le jeune adulte, l'apparition de troubles psychologiques susceptibles de s'aggraver avec les années. L'adolescent et le jeune adulte peuvent souffrir d'isolement, de perte de motivation, d'état dépressif, d'irritabilité, d'hyperactivité, de révolte et, dans certains cas, ils peuvent tenter de calmer ou de noyer leur malaise existentiel dans l'alcool ou la drogue.

Bien qu'il soit difficile d'inciter l'enfant à adopter de nouvelles habitudes alimentaires, il demeure quand même possible de le faire en adaptant les conseils à leur âge; on peut leur suggérer ou leur préparer des menus santé et des lunchs savoureux, accompagnés de desserts invitants qui pourraient faire l'envie de leurs amis. Bien sûr, l'exemple donné par les parents joue un rôle dans la réussite de l'affaire.

Nous verrons dans ce chapitre comment effectuer le dépistage de l'hypoglycémie fonctionnelle (de type réactionnel) selon l'âge de l'enfant. Nous donnerons ensuite les conseils alimentaires qu'il devrait suivre.

En s'occupant dès l'enfance d'une tendance à faire de l'hypoglycémie, on prévient une hypoglycémie plus grave et plus longue à stabiliser à l'âge adulte. Quant à l'enfant qui souffre effectivement d'hypoglycémie, l'aider à la contrôler, c'est lui donner la chance de vivre une enfance heureuse et l'aider à réussir sa vie d'adulte.

PROBLÉMATIQUE DE L'HYPOGLYCÉMIE RÉACTIONNELLE CHEZ LES ENFANTS, LES ADOLESCENTS ET LES JEUNES ADULTES

par Louise Lambert-Lagacé[1]

Cette section n'est consacrée qu'à l'hypoglycémie fonctionnelle (de type réactionnel), mais il en existe au moins deux grands types: l'hypoglycémie organique et l'hypoglycémie réactionnelle.

L'hypoglycémie organique reflète un problème organique: une tumeur au pancréas, un déficit de certaines enzymes nécessaires à la mise en circulation du sucre ou une maladie du foie. Ce sont des conditions très rares chez le jeune enfant.

L'hypoglycémie réactionnelle[2] est souvent reliée au stress associé à une mauvaise alimentation et en particulier à une consommation excessive de sucre et d'aliments raffinés, pauvres en fibres alimentaires. L'hypoglycémie réactionnelle, c'est un symptôme popularisé par les médias et mal compris par la science médicale parce qu'il est relié à plusieurs causes et difficile à cerner. C'est aussi une chute anormale et souvent chronique du niveau de sucre dans le sang; ce niveau critique, ou taux de glucose par 100 ml de sang, peut varier d'un enfant à l'autre. C'est enfin le signe d'un mauvais fonctionnement de l'organisme qui se manifeste par divers problèmes de comportement.

Dépistage

Le dépistage peut se faire avant l'âge de cinq ans par un prélèvement sanguin effectué dans le bureau du médecin au moment d'une crise ou, après l'âge de cinq ans, par un test d'hyperglycémie provoquée de cinq heures.

Incidence

Cette forme d'hypoglycémie est peu fréquente chez l'enfant d'âge préscolaire et plus fréquente chez l'enfant d'âge scolaire et chez l'adolescent. Elle se rencontre plus souvent chez l'enfant maigre qui mange mal et irrégulièrement.

Symptômes

On soupçonne une hypoglycémie réactionnelle chez un enfant de trois, quatre ou cinq ans lorsque celui-ci a une série de problèmes bénins, non localisés, qui s'apparentent en partie à ceux de l'hyperactivité, sauf pour quelques signes plus spécifiques à l'enfant hypoglycémique tels qu'un comportement extrêmement variable, tantôt calme, tantôt fébrile, une énergie intermittente, des épisodes de sommeil quasi instantanés et imprévisibles ou une fatigue anormale, compte tenu des heures de sommeil de l'enfant.

Les mêmes soupçons d'hypoglycémie réactionnelle pèsent sur les enfants qui ont de très mauvaises habitudes alimentaires, ceux qui ne prennent jamais de petit-déjeuner ou presque, ceux qui absorbent des boissons ou des jus toute la journée, ceux qui passent plusieurs heures sans manger un vrai repas, ceux qui ont des rages de sucre ou qui ne mangent que des aliments raffinés tels que du pain blanc ou des biscuits.

Intervention alimentaire

Lorsqu'on soupçonne une hypoglycémie réactionnelle chez un enfant, à cause de divers symptômes et après avoir vérifié son alimentation, il vaut la peine de tenter l'intervention alimentaire pendant un ou deux mois.

Cette intervention alimentaire est d'abord et avant tout une amélioration de la qualité et de la répartition des aliments mangés par l'enfant. Elle vise à stabiliser le niveau de sucre dans le sang en évitant tous les aliments susceptibles d'élever brusquement et temporairement la glycémie. Cette intervention alimentaire comporte plusieurs aspects. On doit nourrir l'enfant plus souvent et plus régulièrement avec trois petits repas et trois ou quatre petites collations. Il est primordial de réduire au minimum la consommation de tout sucre: sucre blanc, cassonade, miel, mélasse, confitures, sirop d'érable ainsi que les aliments contenant du sucre. On remplacera les produits raffinés par des produits à grains entiers tels que du pain de blé entier au lieu du pain blanc; des aliments cuisinés avec de la farine de blé entier au lieu de farine blanche; du riz brun au lieu du riz blanc; des nouilles de blé entier au lieu de nouilles blanches et du gruau non sucré au lieu d'une céréale raffinée et sucrée.

Les boissons à saveur de fruits, les boissons gazeuses et même les jus de fruits seront éliminés, puisque ces aliments sont très rapidement absorbés et qu'ils contribuent à élever très brusquement le niveau de sucre dans le sang. On offrira plus de légumes crus et cuits ainsi que des fruits frais (trois par jour). Entre les repas, l'enfant aura droit à des collations sans sucre, qui fournissent un peu de protéines et de fibres alimentaires: lait, yogourt, tartine de beurre d'arachide, cubes de fromage et morceaux de fruits frais.

Si les symptômes disparaissent ou diminuent de façon importante au cours de l'intervention alimentaire, il faudra maintenir le nouveau menu.

Alimentation problématique et alimentation santé

À l'aide du tableau comparatif suivant, nous verrons un exemple de menu santé à privilégier pour les enfants.

TABLEAU 21

Menu santé pour les enfants[3]

ALIMENTATION PROBLÉMATIQUE	ALIMENTATION SANTÉ
Exemple de menu riche en sucre et en aliments raffinés	Exemple de menu sans sucre et riche en fibres alimentaires
Petit-déjeuner boisson à saveur de fruits; pain blanc grillé; confitures	**Petit-déjeuner** quartiers d'orange; gruau et quelques amandes finement hachées; lait
Collation: cola	**Collation:** crudités et beurre d'arachide
Repas du midi soupe au poulet et aux nouilles; biscottes salées; biscuits aux brisures de chocolat; boisson à saveur de fruits	**Repas du midi** crudités; demi-sandwich au fromage ou au saumon sur pain de blé entier avec germes de luzerne; tranche d'ananas dans son jus (non sucré); lait
Collation: biscuits à la confiture, cola	**Collation[4]:** yogourt nature
Repas du soir hot dog; frites; lait au chocolat	**Repas du soir** riz brun avec poulet; brocoli ou choux de Bruxelles; brochette de fruits frais; lait
Collation: boisson à saveur de fruits	**Collation:** muffin de blé entier

Le stress chez l'enfant hypoglycémique

Les enfants ressentent divers types de stress négatifs tout comme les adultes. Changer les habitudes alimentaires de votre enfant est une chose fondamentale, mais diminuer les causes de stress et lui apprendre à se détendre est une chose tout aussi importante.

Causes de stress négatif

Les causes de stress sont nombreuses dans la vie d'un enfant:

- problèmes relationnels entre les parents: séparation, divorce, alcoolisme et drogues;
- abus sexuels ou violence physique;
- atmosphère familiale empreinte de rigidité, d'autoritarisme et de tristesse;
- concurrence entre frères et sœurs;
- problèmes d'apprentissage scolaire;
- pressions venant des parents au sujet des résultats scolaires;
- anxiété naissant du besoin de gagner dans les sports;
- changements de milieu fréquents entraînant la perte d'amis précieux;
- rejets subis à l'école;
- maladies chez l'enfant ou chez des personnes qui lui sont chères;
- décès;
- peurs reliées à certaines menaces mondiales comme la pollution, le terrorisme, la guerre et l'amincissement de la couche d'ozone.

Solutions

L'enfant qui a une tendance à l'hypoglycémie doit diminuer son stress en mangeant des aliments santé, à des heures régulières, comme il a été expliqué plus haut. Ses parents doivent aussi l'encourager à pratiquer la natation et une activité en plein air, prendre un bain quotidien plutôt qu'une douche ou recevoir un massage au besoin.

CONSEILS AUX PARENTS

par Annie-Claude Dumesnil[5]

Certains parents pourraient avoir tendance à soupçonner erronément que leurs enfants souffrent d'hypoglycémie, souvent de peur que ces derniers ne subissent ce qu'ils ont vécu eux-mêmes à leur âge. Nous les invitons toutefois à demeurer prudents et à laisser la porte ouverte à d'autres explications.

Cependant, plusieurs parents qui ont dépisté des symptômes analogues aux leurs chez leurs enfants ont commencé à leur inculquer les principes de base d'une alimentation adaptée ou à favoriser une approche thérapeutique. Ils obtiennent d'assez bons résultats.

Dans le cas où vous auriez de bonnes raisons de croire que votre enfant a tendance à faire de l'hypoglycémie, il serait important que vous commenciez par lui faire passer des tests pour confirmer vos soupçons. Si les résultats sont positifs, il serait à propos de commencer à l'éduquer, dès son jeune âge, aux principes d'une saine alimentation et de l'aider à identifier promptement ses allergies ou ses intolérances alimentaires (en vous faisant, de préférence, assister par un professionnel). Il faudrait également lui apprendre comment réagir efficacement aux situations ou aux facteurs de stress qui peuvent se présenter dans sa vie. Enseignez-lui de petits trucs simples qui sont à la portée d'un enfant de son âge. Il faut trouver le moyen de lui faire accepter de bon cœur les moyens à prendre pour se sentir mieux. Ce serait une erreur d'insister sur le fait qu'il est différent des autres ou qu'il est comme un malade en sursis. La meilleure attitude à prendre est de lui proposer d'essayer un moyen qui pourrait l'aider à se débarrasser d'un symptôme désagréable.

Il est fort possible que ce qui cause la tendance hypoglycémique de votre enfant soit différent de ce qui cause le problème chez vous, ce qui veut dire que ce qui réussit pour vous peut ne donner que de piètres résultats chez votre enfant. Ne lui faites donc pas croire que tout se réglera en appliquant votre méthode.

Les parents de tout jeunes enfants doivent décider s'il est approprié de leur parler de l'hypoglycémie comme telle, car cela risquerait de confirmer, dans leur esprit, un état de maladie susceptible de les effrayer ou de les insécuriser par rapport à leurs possibilités de mener une vie normale. N'oubliez pas qu'ils vous ont probablement vu dans des états très désagréables et qu'ils pourraient facilement s'imaginer souffrir des symptômes qu'ils ont observés chez vous.

Dans tous les cas, nous recommandons d'en discuter avec votre médecin de famille, un pédiatre ou un autre professionnel compétent. Les symptômes d'hypoglycémie que vous reconnaissez peuvent être attribuables à d'autres causes, comme un problème physiologique quelconque, un dysfonctionnement glandulaire, de l'anémie, une mononucléose ou un autre problème dont vous ne soupçonnez pas l'existence et qui doit être identifié et traité.

Surtout, évitez de devenir le médecin de vos enfants ; le fait d'obtenir un avis neutre et objectif nous apparaît souhaitable lorsqu'il s'agit de leur santé.

L'importance d'un dépistage précoce

Combien de fois avons-nous entendu, lors de conférences ou de rencontres d'entraide, des témoignages de ce genre : « À l'adolescence, je perdais connaissance durant la messe quand j'étais pensionnaire » ; « Vers l'âge de 14 ans, je devenais très faible durant le cours d'éducation physique et je terminais le cours sur le banc à regarder les autres » ; « Je ne pouvais suivre mes amis au tennis, en ski et en randonnée à bicyclette parce que j'avais trop peu d'énergie » ; « Durant les cours, j'avais des problèmes de concentration. J'obtenais alors des résultats moyens ou faibles. Je suis certain que ce sont ces difficultés qui m'ont empêché de poursuivre mes études ».

Il est crucial de dépister la tendance à faire de l'hypoglycémie dès le jeune âge. L'enfant, puis l'adolescent qui acceptera d'adopter une nouvelle alimentation santé quand il est à la maison connaîtra une amélioration de son état même si on lui permet quelques écarts quand il est entre amis ou quand la famille reçoit la parenté.

Cet enfant, qui deviendra adolescent par la suite, ressentira un double bien-être : d'abord, un **bien-être physique** qui se traduira par plus d'énergie, moins d'hyperactivité et d'infections à répétition ; en conséquence, il aura besoin de moins d'antibiotiques, il souffrira de moins d'allergies, d'intolérances alimentaires et de crises d'asthme. Puis d'un **bien-être psychologique** qui rendra l'enfant plus optimiste et plus confiant dans ses moyens ; ce qui le protégera éventuellement de la dépression juvénile qui conduit parfois au suicide.

TROISIÈME PARTIE

LES LIENS ENTRE L'HYPOGLYCÉMIE ET D'AUTRES PROBLÈMES DE SANTÉ

Trop d'hypoglycémiques arrivent difficilement à contrôler leur taux de sucre parce qu'ils souffrent en même temps d'une autre affection et qu'ils oublient d'en tenir compte. Lorsque c'est le cas, les symptômes de l'hypoglycémie peuvent être beaucoup plus sérieux et, dans certaines situations, difficiles à vaincre. Parmi les affections chroniques et les désordres métaboliques le plus souvent associés à l'hypoglycémie, mentionnons les troubles digestifs, l'alcoolisme, l'anxiété, la dépression, les intolérances alimentaires, les allergies et certaines infections.

Compte tenu de l'ampleur du sujet, nous n'aurons malheureusement pas la possibilité de préciser, dans cette partie, comment les allergies cérébrales et alimentaires ainsi que l'infection systémique au *candida albicans* peuvent entretenir le déséquilibre glycémique (*voir la bibliographie sur le sujet*). Toutefois, nous nous attarderons au développement d'autres désordres tout aussi importants qui coexistent avec l'hypoglycémie. D'abord, nous aborderons la forte propension des hypoglycémiques à souffrir de **troubles digestifs** (69%). Nous énumérerons les conseils alimentaires qui leur seraient bénéfiques. Nous évoquerons aussi une réalité souvent négligée, la prédisposition des **ex-toxicomanes** à faire de l'hypoglycémie et ses conséquences. Nous évaluerons ensuite la relation potentielle qui existe entre l'hypoglycémie et **divers états anxieux et dépressifs**; nous nous interrogerons sur les risques que comportent les prescriptions médicamenteuses mal adaptées pour combattre certains états anxio-dépressifs; nous proposerons un mode de sevrage inédit des médicaments qui tient compte à la fois du degré de dépendance et du déséquilibre glycémique. Puis, nous suggérerons aux hypoglycémiques quelques moyens pour vaincre certains épisodes d'anxiété, de dépression, d'**insomnie** et de **compulsion alimentaire** sans avoir recours à la médication. Enfin, nous présenterons quelques informations pertinentes sur l'aggravation des **douleurs fibromyalgiques** en phase d'hypoglycémie.

CHAPITRE VI

L'hypoglycémie et les troubles digestifs

par Odette Bouchard

Dès 1957, le Dr Stephen Gyland[1], médecin américain, a réussi à faire reconnaître l'hypoglycémie comme une maladie fonctionnelle importante auprès de l'Association médicale américaine. Après avoir réalisé une étude comparative des symptômes ressentis par 600 hypoglycémiques, il a constaté que **69% d'entre eux présentaient des symptômes de troubles digestifs** plus ou moins importants. Sur une quarantaine de malaises étudiés et retenus, l'affection digestive s'est retrouvée au neuvième rang après l'irritabilité, la fatigue, les états dépressifs, les étourdissements, la somnolence, les maux de tête et d'autres encore.

Ces statistiques ne sont guère surprenantes puisque le déséquilibre glycémique mobilise de manière exigeante le foie et l'ensemble du système glandulaire, exerçant ainsi un rôle déterminant dans le processus de digestion. Il faut se rappeler que les mauvais sucres sont des combustibles de première importance dans le processus de fermentation digestive. Nous aurons l'occasion dans ce chapitre de mieux saisir cette relation entre l'hypoglycémie et les troubles digestifs. Enfin, à la lumière de notre expérience auprès de milliers d'hypoglycémiques et de celle de plusieurs auteurs spécialisés[2], nous estimons qu'un bon nombre d'hypoglycémiques souffrent d'allergies et d'intolérances alimentaires associées ou non à une prolifération plus ou moins importante du champignon *candida albicans* (dans le tube digestif), ce qui entraînerait des perturbations importantes et multiples des fonctions digestives.

De façon générale, **les troubles digestifs ressentis peuvent varier de la douleur gastrique au côlon irritable, en passant par les reflux œsophagiens, les dyskinésies biliaires, la lenteur métabolique du foie, les nausées, les ballonnements, les crampes abdominales, les douleurs à l'hypocondre droit, sans oublier les symptômes reliés aux allergies alimentaires ainsi que les alternances de périodes de constipation et de diarrhée pouvant être accompagnées de démangeaisons ou de douleurs anales.**

Nous remarquons également que beaucoup d'hypoglycémiques ont subi l'ablation de la vésicule biliaire et que même parmi ceux qui l'ont toujours, plusieurs se plaignent de mal tolérer les aliments à haute teneur en gras tels que les beurres de noix, l'avocat, les œufs, les fromages et les huiles. Il arrive parfois qu'ils soient incapables de digérer et de métaboliser les vitamines liposolubles A, D, E et K ainsi que les acides gras essentiels contenus dans les huiles linoléiques et linoléniques. Certains auront de la difficulté à digérer les protéines animales en raison de déficiences enzymatiques ou d'irritation des muqueuses, tout particulièrement dans un contexte où la flore intestinale et l'équilibre acido-basique sont perturbés. Chez d'autres hypoglycémiques, on peut constater une déficience fonctionnelle des glandes digestives, par exemple, lorsque le foie perd ses capacités de détoxication et qu'il n'arrive plus à neutraliser les toxines et à fabriquer une bile de qualité. Plusieurs difficultés d'absorption et d'assimilation peuvent alors en résulter et occasionner dans certains cas des déficiences nutritionnelles qui nécessiteront une supplémentation appropriée. Dans le cas où le foie est devenu atonique, les personnes peuvent se plaindre de maux de tête, de nausées et d'étourdissements vers l'heure des repas.

* * *

Au-delà de ces considérations générales, quel lien primordial existe-t-il entre l'hypoglycémie et les troubles digestifs ?

L'incidence des affections digestives chez un fort pourcentage d'hypoglycémiques s'explique par des mécanismes étroits d'interaction physiologique entre les processus de digestion et de régulation de la glycémie, processus qui sont à leur tour influencés par plusieurs paramètres qui agissent aussi de manière interactive. **Parmi cet ensemble de paramètres, mentionnons les mauvaises habitudes alimentaires, les déficiences nutritionnelles et enzymatiques, les allergies, les infections parasitaires du tube digestif, certains désordres biochimiques ou endocriniens, sans oublier le stress.**

Nous retiendrons trois principaux paramètres : la mauvaise alimentation et les carences nutritionnelles qu'elle entraîne, l'activité parasitaire potentielle ainsi que l'impact du stress sur la physiologie digestive et sur la glycémie.

Très souvent, les hypoglycémiques qui s'ignorent mangent beaucoup trop, de façon inadéquate et désordonnée. Tant bien que mal, ils tentent de calmer, au moyen de l'alimentation, des malaises dont ils ne comprennent pas la cause. Ils consomment, lors des repas ou des collations, une concentration démesurée de sucres vides et vite absorbés. Ce sont des comportements alimentaires erronés[3] qui favorisent la perturbation de l'ensemble du tube digestif. À plus ou moins long terme, ils occasionnent, selon la fragilité individuelle, des fermentations et des putréfactions irritantes pour l'intestin, des problèmes d'absorption, des déficiences nutritionnelles ainsi que des surcharges du foie ; ils favorisent la prolifération de bactéries pathogènes ou d'autres parasites. Tous ces facteurs sont susceptibles d'altérer les mécanismes immunitaires et glandulaires, incluant le métabolisme des sucres.

Par ailleurs, il arrive souvent que des troubles digestifs majeurs soient responsables (à l'origine) de l'apparition de premiers symptômes d'hypoglycémie chronique. L'incapacité de manger à sa faim des aliments nutritifs, l'impossibilité de bien digérer et de fournir régulièrement de bons sucres et les nutriments essentiels au bon fonctionnement de l'organisme de même que l'installation graduelle de diverses pathologies digestives connexes sont des paramètres qui, tôt ou tard, influeront sur les mécanismes de contrôle de la glycémie.

La vulnérabilité toute particulière des hypoglycémiques au stress est également un facteur important qui explique la relation entre l'hypoglycémie et les troubles alimentaires. En effet, des surrénales épuisées, qui ne peuvent plus aider l'organisme à faire face au stress courant de la vie, placent la personne hypoglycémique dans un état de fragilité émotive constante. Chez les hypoglycémiques, le système nerveux autonome (sympathique et parasympathique), directement relié aux émotions, se trouve constamment sollicité. Puisque ce système innerve toutes les parois du tube digestif, la digestion peut être perturbée sous le coup d'émotions vives.

Pour guider et soutenir les hypoglycémiques qui souffrent de troubles digestifs, nous décrirons les principaux facteurs qui entrent en jeu dans le processus de digestion. Nous préciserons ce qui caractérise une saine digestion, son importance et les erreurs qu'il faut éviter. Nous explorerons les nouvelles avenues de compréhension et de dépistage de certains troubles digestifs associés au triple syndrome : hypoglycémie, allergies et *candida*. Nous survolerons brièvement les nouveaux outils de dépistage et les protocoles thérapeutiques rarement exploités par la gastroentérologie conventionnelle. Nous conclurons par quelques suggestions pratiques pour les hypoglycémiques qui doivent apprendre à contrôler leur taux de sucre tout en tenant compte de leurs particularités digestives.

L'IMPORTANCE D'UNE BONNE DIGESTION

Danièle Starenkyj, dans son ouvrage intitulé *Mon petit docteur*, Ann Wigmore, dans son livre *The Hippocrate Diet*, plusieurs auteurs de l'approche naturiste hygiéniste dont Joelle Jay, le Dr Herbert Shelton et quelques médecins d'avant-garde comme le Dr Catherine Kousmine et, plus récemment, le gastroentérologue français Georges Pourtalet[4] se sont penchés sur les divers paramètres qui influent sur la digestion. En premier lieu, il paraît essentiel d'exposer les principaux mécanismes à la base d'une saine digestion et d'une bonne absorption avant d'aborder les divers facteurs qui peuvent les perturber. Par la suite, nous proposerons des moyens d'améliorer la digestion chez les hypoglycémiques.

SCHÉMA II
L'appareil digestif

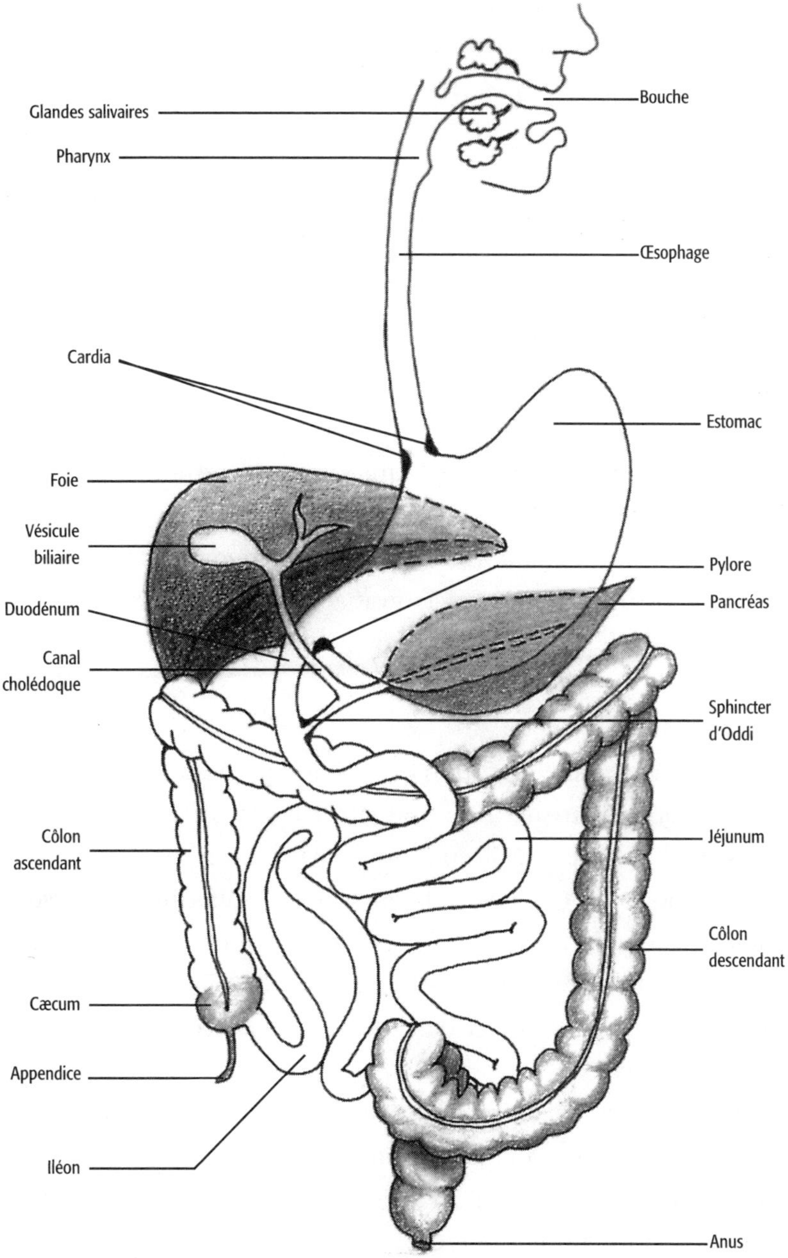

Intestin grêle = duodénum + jéjunum + iléon
Gros intestin = côlon ascendant + transverse + descendant

Étudions d'abord les principales étapes de la digestion, de la bouche à l'anus, en vous attardant au rôle important des glandes digestives, particulièrement celui du foie, à travers le cycle entéro-hépatique[5]. Le schéma II, à la page précédente, illustre le tube digestif et permet de mieux suivre chacune de ces étapes.

Digestion buccale et déglutition

Une bonne digestion commence-t-elle vraiment dans la bouche? Eh bien non! Elle débute bien avant. La première étape est celle de l'appétit qui nous renvoie à une véritable faim. En effet, un bon appétit stimule les sécrétions salivaires et gastriques (le suc d'appétit), point de départ d'une bonne digestion.

Dans la bouche, une bonne mastication et une bonne insalivation vont permettre à l'enzyme amylase d'amorcer la digestion des amidons et de préparer l'étape ultérieure de la déglutition et de la digestion gastrique. À son tour, la déglutition assure le cheminement mécanique du bol alimentaire bien insalivé vers l'estomac, sans peine et sans reflux acide, en traversant le sphincter du cardia.

Digestion dans l'estomac

Dans l'estomac, une bonne digestion est assurée par l'action biochimique du suc de l'appétit et du suc gastrique sur le bol alimentaire grâce aux mécanismes de barattage et à l'action musculaire du réservoir stomacal.

Un suc gastrique de qualité, émis en quantité suffisante, est essentiel pour compléter la digestion amorcée dans la bouche. Un bon suc gastrique possède une triple composition; il est riche en HCL (acide chlorhydrique), en pepsine (enzyme digestive) et en mucine (substance protectrice de la muqueuse de l'estomac).

L'acide chlorhydrique remplit de multiples fonctions, dont celles d'amorcer ou de compléter la digestion de certains glucides et d'offrir un pH très acide, indispensable à l'action de la pepsine pour dégrader les grosses molécules protéiques en acides aminés. C'est un excellent antiseptique qui détruit les mauvaises bactéries ingérées avec les aliments.

Il favorise enfin l'absorption de la vitamine B_{12} ainsi que celle du calcium et du fer.

Puisant sa source dans une consommation adéquate de sel de table ($NaCl$), l'acide chlorhydrique exerce un rôle important dans le processus de digestion intestinale ; il stimule la sécrétion dans le duodénum de **l'hormone sécrétine**[6].

Graduellement, sous l'action des sucs gastriques, une bouillie semi-liquide appelée « **chyme** », sera formée. Le chyme sera poussé vers le duodénum à travers le sphincter du pylore pour entamer une des étapes les plus importantes de la digestion.

Il est bon de retenir que la véritable faim, le besoin de l'organisme en nutriments, ainsi que le calme et la détente sont un ensemble de facteurs qui favorisent la digestion gastrique et la progression du chyme vers le duodénum.

Digestion dans l'intestin grêle

C'est dans le duodénum, la première partie de l'intestin grêle, que débute la digestion dite intestinale. Le duodénum sera le siège d'une transformation importante du chyme gastrique, qui y subira l'action combinée et complémentaire du **suc pancréatique, de la bile et du suc intestinal**. Ces trois sécrétions liquides compléteront la digestion gastrique, favoriseront l'absorption de molécules unitaires comme les acides gras au niveau de la muqueuse intestinale et prépareront le processus d'élimination. En plus de ces trois actions, il ne faut pas négliger le **rôle capital du foie** dans le processus global de la digestion intestinale.

L'action du suc pancréatique

Le suc pancréatique sécrété par la partie exocrine[7] du pancréas est le suc digestif le plus important dans le processus de digestion. Constitué d'une dizaine d'enzymes, il permettra la décomposition unitaire des glucides en hydrates de carbone simples, celle des protéines en acides aminés et celle des graisses émulsionnées en acides gras. Il favorisera aussi l'absorption de la vitamine B_{12} et contrôlera l'absorption excessive et dangereuse du fer.

L'action de la bile

La bile est sécrétée par le foie et entreposée dans la vésicule biliaire. Deux sphincters importants, à l'entrée (Oddi) et à la sortie (cholédoque) de la vésicule, en contrôlent le remplissage et la vidange dans le duodénum. La qualité de la bile et son débit sont deux conditions qui favorisent la bonne digestion d'un repas riche en graisses et en protéines.

La bile est principalement constituée d'acides biliaires comme l'acide cholique, de pigments biliaires tels que la bilirubine, du cholestérol, des phospholipides ainsi que de centaines de substances étrangères souvent toxiques, issues de résidus de médicaments ou de produits chimiques provenant de l'environnement que le foie tente d'éliminer.

Les constituants sains de la bile exercent des fonctions multiples dans la digestion intestinale ainsi que dans le cycle entéro-hépatique dont nous parlerons plus loin. Les principales fonctions de la bile, dont la sécrétion dans le duodénum est stimulée par l'hormone cholécystokinine[8], sont :

- d'émulsionner en fines gouttelettes les graisses ingérées pour en faciliter la digestion par les lipases (enzymes) ;
- de neutraliser le bol alimentaire (le chyme) venant de l'estomac en créant un milieu basique favorable à l'action de la lipase pancréatique sur le corps gras ;
- de favoriser la solubilité des acides gras unitaires obtenus et d'en faciliter l'absorption par la muqueuse intestinale ;
- de dégrader et de transformer les albumines alimentaires pour une utilisation d'urgence ;
- de permettre l'absorption du cholestérol ainsi que des vitamines liposolubles A, D, E et K ;
- de protéger la muqueuse intestinale contre les agressions en améliorant la fluidité du mucus protecteur ;
- de s'opposer à la prolifération des bactéries nuisibles et des parasites (vers) et d'inhiber les putréfactions intestinales toxiques ;
- de favoriser le péristaltisme de l'intestin grêle et de stimuler le réflexe de défécation.

L'action du suc intestinal

Sécrété par la muqueuse de l'intestin grêle, le suc intestinal est riche en leucocytes et en enzymes digestives[9]. Il complétera la digestion en cascade des glucides commencée dans la bouche et favorisera l'absorption des molécules unitaires complètement digérées sous l'ensemble de l'action enzymatique. Parmi les principales enzymes qui exerceront ce rôle, il y a la saccharase (invertase), pour former le saccharose; l'amylase et la maltase, pour former le glucose; la lactase, pour former le lactose; des enzymes protéolytiques, pour former les acides aminés; et l'entérokinase qui active l'enzyme trypsine, pour former les acides aminés.

Grâce à ses globules blancs (leucocytes), le suc intestinal joue un rôle de défense contre tout microbe ou débris cellulaire contenu dans l'intestin grêle. Afin d'assurer une digestion complète et une bonne absorption de tous les aliments, la bouillie intestinale, appelée chyle, progressera lentement à travers l'ensemble des anses intestinales pendant quatre heures, avant d'être déversée dans la première partie du gros intestin, appelée cæcum.

Le rôle du foie et de la circulation entéro-hépatique

Le foie est une glande exocrine[10] annexée au tube digestif. C'est la plus volumineuse glande de l'organisme. C'est un organe richement irrigué par toute la circulation sanguine générale de l'organisme, au moyen de l'artère hépatique, et par la circulation provenant de la rate, du pancréas, de l'estomac et de l'intestin, au moyen de la veine porte. Comme une éponge, le foie absorbe à même le sang tous les produits unitaires issus de la digestion. Par la veine cave, il retournera à l'organisme tous les produits qu'il aura synthétisés, neutralisés ou transformés.

Grâce à ses multiples propriétés de régulation, de synthèse, de transformation, de neutralisation et de réserve, le foie joue un rôle capital dans le maintien ou le rétablissement de l'équilibre général de l'organisme. Mais plus particulièrement, il exerce une double fonction pivot dans le processus de digestion. Grâce à l'excrétion biliaire, régie par un mécanisme neurohormonal délicat, le foie peut libérer en moyenne 1 litre de bile toutes les 24 heures. Mais c'est grâce à la richesse cyclique de la circulation entéro-hépatique, dont la qualité de la bile dépend en partie, que le foie exercera un rôle important dans la digestion.

Ainsi, la circulation entéro-hépatique peut être définie comme une boucle circulaire et circulante entre l'intestin et le foie qui permet au foie de récupérer (de 6 à 10 fois par jour) une grande partie des substances organiques contenues dans la bile, dont les acides biliaires, de les enrichir et de les déverser à nouveau dans le duodénum par le biais d'une nouvelle bile, et cela pour le bienfait de la digestion dans toutes les parties du système digestif. Nous verrons plus loin comment cette fonction circulaire peut engendrer, lorsqu'il y a des déficiences nutritionnelles ou une toxicité de la bile, un cercle vicieux nuisible à la digestion et à la santé.

Autres fonctions du foie

En étroite relation avec la circulation entéro-hépatique, le foie exerce d'autres fonctions capitales. La qualité des aliments ou des produits ingérés y jouera un rôle déterminant.

Le foie exerce des **fonctions de régulation** de certaines hormones œstrogéniques, de régulation du métabolisme des lipides, des glucides et des protéines. Le foie **régularise** aussi la teneur en fer des globules sanguins. Il fournit les protéines nécessaires à la fabrication des globules blancs. Il contribue à la régulation de la température interne du corps, il régularise la distribution de différentes substances utiles à l'organisme (acides aminés, cholestérol, etc.) et il joue un rôle important dans la régulation de l'équilibre acido-basique du sang.

Le foie exerce aussi des **fonctions de réserve**. En plus de stocker le glucose sous forme de glycogène et de fixer les vitamines liposolubles, le foie garde en réserve les acides gras, les phospholipides, le cholestérol, les protéines sériques, les vitamines hydrosolubles, dont les vitamines B et plusieurs facteurs entrant dans la fabrication des globules rouges (fer, cuivre, vitamine B_{12} et acide folique).

Le foie est l'organe chargé de la **détoxication**. En d'autres termes, il peut, dans ses fonctions discriminantes, neutraliser, excréter et éliminer plusieurs substances étrangères à l'organisme ou déchets toxiques (alcool, nicotine, médicaments, métaux toxiques, etc.) par l'intermédiaire de la bile, du sang ou des urines.

Le foie assume également des fonctions métaboliques de **transformation et de synthèse des glucides, des lipides et des protides.** L'une de ses principales fonctions est de **fournir à la circulation sanguine le glucose nécessaire pour maintenir la glycémie constante.** Il exerce ce rôle à l'aide d'hormones agissant sur les mécanismes de réserve du sucre transformant le glycogène en glucose[11]. Le foie fabrique aussi le cholestérol et les acides biliaires qui formeront la bile. Il procède aussi à la synthèse de nombreuses protéines utiles à la coagulation sanguine ainsi qu'à la transformation de plusieurs substances protéiniques en acide urique, en purine et en urée, lesquelles seront à leur tour éliminées par les reins.

Le gros intestin, ses fonctions dans la digestion

Le gros intestin, qui est constitué de l'appendice, du cæcum et du rectum, exerce de multiples fonctions nobles. Bien qu'il ne joue aucun rôle enzymatique, le côlon est beaucoup plus qu'un simple boyau qui, sur une période de 15 à 20 heures, fait transiter les matières fécales vers l'anus. Ces matières sont constituées, selon l'état de la digestion, de particules alimentaires plus ou moins bien mastiquées et non digérées, de sels minéraux insolubles, de déchets, de microbes morts et enfin de gaz toxiques tels les phénols, les hydrogènes sulfurés, les scatols, etc.

Le côlon étant l'organe digestif le plus vulnérable aux agressions, l'intelligence corporelle l'a doté de capacités défensives et régulatrices ultimes.

La fonction défensive et régulatrice de l'appendice et du côlon

Avant de décrire le rôle des fibres et des bactéries alliées au sein du gros intestin, nous tenterons de comprendre les rôles défensifs très importants du côlon et de l'appendice pour l'ensemble du processus de digestion et d'équilibre organique.

Tous s'entendent maintenant pour accorder à la muqueuse intestinale «intègre» un rôle essentiel dans le maintien d'une santé optimale. Une muqueuse irritée, ulcérée et poreuse serait une voie royale pour le développement de la plupart des maladies. Cette conviction n'est plus l'apanage de naturopathes ou de médecins marginaux comme le Dr Kousmine; elle vient d'être confirmée par un gastroentérologue français, le Dr Georges Pourtalet, à l'issue de 30 années de recherches cliniques[12].

Voyons la fonction primordiale qu'il accorde à la fois à l'appendice et au côlon. Puisque c'est dans la dernière portion de l'intestin (le côlon) que le bol alimentaire transformé en chyle demeurera le plus longtemps, soit entre 25 et 75 heures[13], et que ce contenu peut même en partie stagner plusieurs semaines (dans le cas de constipation chronique), la nature, dans sa sagesse, a doté l'appendice[14] et le côlon d'une fonction corporelle défensive. Les deux auraient comme principal rôle de protéger la muqueuse intestinale de tout agent agresseur interne (virus, bactéries, etc.). Principalement vers l'heure des repas, ils posséderaient comme rôle complémentaire de protéger la muqueuse intestinale de toute surcharge de sucs digestifs destructeurs.

En effet, très rapidement, environ 25 minutes après avoir mangé, l'appendice, en collaboration avec le côlon, comme une petite antenne ou un «tube témoin», détecterait l'agression des sucs biliaires et pancréatiques libres, puis il mettrait immédiatement en œuvre un ensemble de moyens défensifs à chaque étape de la digestion afin de protéger la muqueuse du côlon.

Ainsi, selon la situation, l'appendice et le côlon peuvent commander la fermeture des portes digestives de l'œsophage (cardia) et de l'estomac (pylore). Ils peuvent ainsi ralentir dans ses fonctions l'ensemble du système digestif, dont l'intestin grêle, afin de minimiser l'arrivée de nouveaux sucs corrosifs. C'est la fonction spécifique du côlon droit (ascendant). Ils peuvent également accélérer le transit de substances nocives vers l'extérieur par l'anus, après avoir tenté de les neutraliser ou de les diluer: c'est la fonction plus spécifique du côlon gauche (descendant).

En résumé, selon le gastroentérologue Pourtalet, le gros intestin exerce un rôle primordial dans la régulation digestive et métabolique[15]. Il module les différentes phases de la digestion (gastrique, duodénale et intestinale), non pas en fonction de l'apport énergétique des aliments, mais en fonction de la qualité et de la quantité des aliments, auxquels se joignent des sécrétions digestives en proportion et de qualité correspondantes.

Puisque c'est le côlon qui est le plus en danger face aux sécrétions toxiques, sa muqueuse devient vulnérable, sensible ou abîmée; ainsi, et elle tentera de se défendre pour protéger la santé de l'organisme. C'est ainsi que le côlon peut commander le besoin de manger ou de vidanger l'estomac et qu'il peut ordonner la production des sucs biliaires ou pancréatiques ainsi que l'élimination. **Il gère enfin l'ensemble des activités digestives de la bouche à l'anus**: l'appétit, le rythme de la digestion, les contractions des sphincters et des muscles intestinaux, la constipation et la diarrhée.

Lorsque vous ressentez reflux œsophagiens, éructations, brûlures gastriques, ballonnements ou crampes abdominales, il faut tout simplement remercier votre côlon en danger qui tente de se défendre. C'est un appel à réviser vos habitudes alimentaires, à soigner votre muqueuse et à vous prêter, s'il y a lieu, à une investigation en gastroentérologie. Ces malaises peuvent aussi être l'expression de **conflits émotionnels inconscients et une invitation à les résoudre**.

L'importance des fibres (*voir chapitre III, tableaux 18A et 18B*)

Grâce à l'action et à la quantité des fibres, le gros intestin contribue aux mécanismes vitaux et terminaux de sains processus de fermentation (glucides) et de putréfaction (protides) sous l'action d'une flore bactérienne de qualité, composée de bactéries alliées.

Le rôle des fibres est fondamental pour la santé du gros intestin. Elles exercent un rôle clé dans le processus de détoxication quotidienne de l'organisme. Selon le Dr Catherine Kousmine et l'auteur Danièle Starenkyj, une alimentation riche en fruits, en légumes, en céréales complètes ainsi qu'en légumineuses fournit une source importante de cellulose; la cellulose permet de retenir l'eau et de diluer la concentration de substances toxiques dans les selles. De plus, les fibres fournissent, par un procédé partiel de fermentation, du glucose absorbable et utilisable par l'organisme. Dans cette phase «fermentée», elles favorisent la synthèse des vitamines B et K, en collaboration avec des bactéries amies. Également, les fibres préviennent le cancer du côlon en acidifiant les selles et en permettant aux bactéries saines de se reproduire et d'assurer, au sein de leur propre métabolisme, la neutralisation de la majorité des protéines non digérées. Ces bonnes bactéries neutralisent aussi les toxines précancérigènes[16], issues de bactéries pathogènes ou de déchets organiques. Elles empêchent la réabsorption du surplus de cholestérol et des sels biliaires, réduisant ainsi les risques de maladies cardio vasculaires, de calculs à la vésicule biliaire et de cancer du côlon. Les fibres stimulent le péristaltisme intestinal et favorisent l'élimination par l'anus. Enfin, elles emprisonnent les gaz toxiques et favorisent leur élimination dans les selles.

Le rôle des bactéries alliées[17]

Les bactéries amies qui constituent une saine flore intestinale sont tout aussi bénéfiques que les fibres pour l'hygiène du côlon. Elles sont essentielles à l'intégrité de la muqueuse intestinale ainsi qu'à la lutte contre les infections. Voici un aperçu du travail qu'elles font en collaboration avec les fibres :

- elles favorisent, par un processus de fermentation des hydrates de carbone, la libération de glucose utilisable par l'organisme ;
- elles réduisent le pH (acidité) des selles, et ce, grâce à la sous-production d'acides lactiques ;
- elles favorisent l'assimilation du calcium en milieu acide ;
- elles stimulent le péristaltisme et assurent une meilleure élimination ;
- elles produisent des enzymes digestives et aident à diminuer le taux de cholestérol sanguin ;
- elles collaborent au renouvellement des cellules de la muqueuse intestinale ;
- finalement, elles exercent un rôle de défense précieux pour l'organisme : elles préviennent de sérieux malaises digestifs et de nombreuses maladies, tout en participant activement à la détoxication du foie.

Parmi les plus importantes bactéries constituant une saine flore intestinale, mentionnons les lactobacilles *acidophilus, bifidus* et *caséi,* ainsi que le streptocoque *fæcium*. Ces bactéries se distinguent par les trois éléments suivants :

- leur propriété bactéricide ; elles produisent des antibiotiques naturels pour lutter contre les bactéries pathogènes ;
- leur capacité à favoriser la synthèse de certaines vitamines du groupe B (B_{12} et acide folique) et de la vitamine K ;
- leur utilité pour traiter efficacement les diarrhées et certaines dysenteries.

Dans le cas où il y aurait une surcharge en fragments alimentaires non digérés, principalement en graisses[18] ou en viandes (ou autres protéines animales), ces fragments seront attaqués partiellement par des bactéries anaérobiques de putréfaction qui, dans leur tentative de dégradation et de nettoyage, produiront des gaz et des amines toxiques pour l'organisme. **Lorsque ces substances seront absorbées par la muqueuse intestinale, elles auront toutes les chances de causer des allergies, diverses intolérances ou divers troubles de santé.** Dans ce cas, les bactéries alliées ne peuvent pas toujours suffire à la tâche et assurer la santé optimale du côlon.

L'absorption digestive

L'absorption est la fonction ultime qui succède, tout le long du tube digestif, au processus de digestion des aliments en molécules unitaires (glucose, acides gras et acides aminés). Elle s'effectue à travers les villosités d'une muqueuse digestive saine et sélective, lesquelles sont en relation étroite avec le sang et la lymphe. Grâce aux systèmes veineux et lymphatiques, l'eau, les sels minéraux, les vitamines et les **molécules alimentaires unitaires complètement digérées et solubles pourront rejoindre le foie où ils seront soit emmagasinés sous forme de réserves comme le glycogène**, soit remaniés en des matériaux utilisables par les cellules de l'organisme, comme les protéines enzymatiques.

Bien que certaines substances, dont l'alcool et certains médicaments, puissent être absorbées directement dans le sang, sous la langue et dans l'estomac, **c'est dans l'intestin grêle que le processus d'absorption des**

nutriments (dont le glucose) est le plus actif[19]. Grâce à ses 200 m^2 de surface de villosités perméables, l'intestin grêle est très efficace. Le processus d'absorption dépend non seulement de l'intégrité et du support hormonal de la muqueuse, mais aussi de la qualité de la digestion. Une muqueuse intestinale poreuse, irritée par les toxines, par certains médicaments et par des fermentations nuisibles reliées à un reflux de bactéries pathogènes dans l'intestin grêle, peut laisser passer des molécules étrangères, des toxines (histamine, ammoniac[20]) et d'autres produits indésirables (saccharose, gluten, levures, etc.), et ainsi favoriser le développement d'intolérances alimentaires ou d'allergies dites « cérébrales », lesquelles peuvent occasionner des troubles nerveux, respiratoires, circulatoires, articulaires ou autres.

Pour conclure, il est bon d'ajouter que la qualité de l'assimilation est directement proportionnelle à la qualité de l'absorption digestive de matériaux sains.

LES PRINCIPAUX FACTEURS SUSCEPTIBLES DE NUIRE À UNE SAINE DIGESTION

Grâce à une meilleure connaissance des paramètres régissant une saine digestion et une bonne assimilation, nous voici maintenant au cœur de la compréhension des principaux facteurs qui sont susceptibles d'altérer le processus de digestion. Nous énumérerons d'abord ces facteurs, puis les expliquerons de manière à mieux saisir ce qui cause les divers malaises digestifs occasionnels ou chroniques. Voilà un ensemble de connaissances qui devraient vous motiver à opter pour de nouvelles habitudes alimentaires. Tout particulièrement dans le cas où l'hypoglycémie est doublée de malaises digestifs, l'adoption de nouvelles règles d'hygiène alimentaire et digestive est essentielle au contrôle de la glycémie et à l'atteinte d'une santé optimale.

Voici donc la liste des principaux facteurs susceptibles de modifier, de ralentir ou de perturber l'une ou l'autre des étapes du processus de digestion. Ils concernent tout ce qui peut affecter l'équilibre mécanique ou physiologique :

- de l'appétit ;
- de la mastication ;

- des glandes de soutien : foie, pancréas, surrénales et thyroïde ;
- des sécrétions exocrines de sucs enzymatiques et d'hormones digestives ;
- du transit intestinal, de la vidange de l'estomac, du duodénum, de l'iléon ainsi que de l'élimination des matières fécales à l'extérieur de l'organisme ;
- de la contraction des muscles lisses des sphincters cardia, pylore, d'Oddi, cholédoque et autres muscles de la paroi digestive sous la stimulation des sucs bilio-pancréatiques et l'influence du système nerveux autonome ;
- du processus de fermentation et de putréfaction.

Ils concernent aussi tout ce qui peut affecter l'intégrité :
- du pH au sein de chaque cavité digestive ;
- de la muqueuse intestinale (irritation, inflammation, ulcération) ;
- des mécanismes de défense contre l'envahissement de substances toxiques, allergiques, etc. ;
- de la flore bactérienne du côlon.

Enfin, ils concernent la qualité des aliments ingérés, les modes de cuisson ainsi que le rythme d'espacement des repas.

Parmi l'ensemble des éléments énumérés ci-dessus, plusieurs peuvent se recouper en raison de leur interaction physiologique. C'est pourquoi nous ne traiterons ici que **des principaux facteurs de déséquilibre correspondant aux erreurs les plus courantes**. Lorsqu'une personne fait des écarts de manière sporadique, l'organisme peut facilement retrouver son équilibre et restabiliser ses fonctions digestives. En revanche, lorsque les écarts se répètent trop souvent, une chaîne de symptômes d'abord bénins peuvent s'ancrer plus profondément et créer des troubles digestifs plus sérieux et incommodants. Après quelque temps, ils peuvent malheureusement donner lieu au développement de nouveaux désordres métaboliques ou de maladies. Il va sans dire **que ces écarts entretiennent ou aggravent l'état d'hypoglycémie**.

Abordons maintenant les manquements aux règles d'une bonne digestion, d'une bonne absorption et d'une bonne assimilation.

Manque d'appétit et intervalle restreint entre les repas

S'installer à table sans une véritable faim, c'est malsain pour la digestion. Un bon appétit stimule les premières contractions de l'estomac et les premières sécrétions enzymatiques (le suc de l'appétit). Il favorise la salivation à la simple vue et à l'odeur des aliments. Pour avoir faim à chaque repas, **il est important de ne pas trop manger au repas précédent et de bien calibrer l'espace entre les repas.** Un intervalle de quatre à six heures avec abstinence totale de nourriture favorise la digestion gastrique et duodénale. En accordant la priorité à une bonne digestion, plusieurs hypoglycémiques ayant un foie très lent (atonique) et des déficiences enzymatiques peuvent atténuer leur hypoglycémie malgré l'absence de collations entre les repas.

Par ailleurs, on oublie trop souvent qu'il est préférable de quitter la table en demeurant légèrement sur sa faim. Pour ressentir cette sensation, il faut manger lentement. Par contre, lorsqu'on mange sans appétit, l'estomac prend beaucoup plus de temps à digérer son contenu et à le libérer dans le duodénum. Un réel besoin de l'organisme en nutriments favorise l'accélération de cette mécanique.

Selon Danièle Starenkyj[21], «dès qu'il y a hypoglycémie, il y a sensation réelle de faim». Toutefois, attention! **«Il est très facile d'avoir constamment faim en mangeant des aliments qui maintiennent l'organisme en état d'hypoglycémie chronique (sucres, pâtisseries, pain blanc, etc.).** L'auteur ajoute: «Pour pouvoir manger au temps convenable, il faut apprendre à manger une nourriture convenable, celle qui fournit au sang un glucose stable, sur une base régulière. **Le pain complet, les céréales bien cuites, les noix et les légumineuses sont des aliments qui, pris en quantité appropriée, rassasient et donnent un sentiment de plénitude qui élimine les fringales et la sensation pénible d'avoir toujours faim.»**

Mauvaise mastication et mauvaise insalivation

La mastication est un autre mécanisme trop souvent négligé et pourtant capital pour assurer l'efficacité des étapes ultérieures de la digestion. C'est souvent parce qu'on mange trop rapidement, en parlant, en lisant ou en écoutant la télévision qu'on oublie de bien mastiquer, de bien insaliver. Notre organisme ne peut malheureusement compter que sur notre bonne volonté.

Qui plus est, il y a un véritable plaisir à bien mastiquer et insaliver les aliments ; ceux-ci, imprégnés de l'enzyme digestive nommée ptyaline, deviennent plus sucrés et plus savoureux en dégradant les glucides en particules unitaires. Prendre le temps de manger, de bien mastiquer, faire des repas un moment agréable et privilégié permet d'éviter les lourdeurs digestives, l'hyperacidité, le cumul de fragments alimentaires non digérés et putrides qui favorisent le foisonnement de bactéries pathogènes. Pour bien profiter de cette étape cruciale, voici quelques conseils tout simples :

- accorder suffisamment d'importance aux repas pour manger lentement en prenant le temps de bien s'installer ;
- éteindre la télévision ; choisir plutôt une musique douce et gaie ;
- éviter de parler lorsque l'on vient de mettre des aliments dans la bouche ;
- après chaque bouchée, prendre l'habitude de déposer sa fourchette et de bien mastiquer tout en savourant les aliments.

Pauvreté des aliments, mauvaises combinaisons alimentaires, surcharges et carences

« Dis-moi quels sont les aliments que tu fréquentes et je te dirai qui tu es, quelle est ta vitalité, quelle est ta santé. » Voilà une maxime qui s'applique parfaitement au besoin d'un mieux-être digestif. Des comportements alimentaires inconsidérés, caractérisés par des repas mal équilibrés et trop lourds et par des menus trop riches en sucres vides, en céréales raffinées, en graisses et en protéines animales ; une alimentation carencée en fibres, en acides gras essentiels et en protéines végétales (noix et légumineuses) ainsi qu'en eau, en sel, en vitamines et autres oligo-éléments (importants catalyseurs) sont autant d'erreurs diététiques qui s'additionnent dans l'assiette quotidienne et qui détériorent graduellement la santé digestive et glandulaire. Au fil des mois, ces erreurs sont responsables de l'apparition de troubles digestifs plus ou moins graves et de déséquilibres hormonaux. À elles seules, elles peuvent être la cause du développement d'une hypoglycémie fonctionnelle.

Voyons brièvement comment chacune de ces erreurs perturbe l'harmonie de la digestion et de l'absorption. Pour avoir une qualité de suc gastrique qui travaille en pH acide, il est important de fournir à notre organisme suffisamment de sel (NaCl), source privilégiée de chlore, essentiel à la synthèse de l'acide chlorhydrique. Alors que la plupart des gens mangent trop de sel (ce qui est néfaste pour les reins), certaines personnes, dans le cadre de diètes prolongées sans sel, peuvent manquer de ce nutriment. Or, il est non seulement primordial à une bonne digestion gastrique et à une bonne absorption intestinale, mais vital pour la santé. Voilà pourquoi il est bon d'ajouter aux aliments, sauf indication contraire, **un soupçon de sel marin**.

Pauvreté en fibres

Au chapitre III, nous avons souligné l'importance des fibres solubles et insolubles pour une saine digestion. Une alimentation équilibrée contenant des céréales complètes, des fruits, des légumes et des légumineuses ne devrait pas exiger une supplémentation en fibres. Toutefois, en période de convalescence (de réparation de muqueuses irritées), il arrive que certaines personnes aient besoin d'une source de fibres douces bien graduées. Cet élément sera traité ultérieurement lorsque nous aborderons les conseils diététiques.

Il faut rappeler qu'une insuffisance de fibres dans notre ration alimentaire engendre des lenteurs digestives, des stagnations de selles (parce qu'elle inhibe le péristaltisme) et un élargissement inévitable du côlon. Qui plus est, la pauvreté en fibres prive les bactéries alliées de leur nourriture de base, ce qui favorise des fermentations et des putréfactions irritantes susceptibles d'engendrer des constipations ou des diarrhées spastiques. Enfin, un tel état cause la libération de toxines qui sont des poisons pour l'organisme.

En revanche, un bon apport en fibres peut prévenir plusieurs maladies telles que le cancer, la colite, la diverticulite, l'ictère du foie, etc. Il favorise la détoxication de l'organisme, protège et soutient le foie dans ses multiples fonctions et, par le fait même, favorise la régulation du taux de sucre dans le sang.

Déséquilibre en eau

Votre consommation en eau est-elle suffisante? En plus des besoins du système circulatoire et rénal, la digestion enzymatique réclame beaucoup d'eau. En effet, c'est dans l'eau que sont dilués les sucs digestifs (6 litres de sucs par jour) et c'est à cause de leur caractère hydrosoluble que la plupart des nutriments, des molécules alimentaires et des vitamines (B et C) sont absorbées. Les fibres alimentaires ont aussi besoin de beaucoup d'eau pour exercer leur rôle de façon efficace et éviter toute irritation.

Toutefois, même si l'organisme est constitué de 60% d'eau et que ses besoins quotidiens de renouvellement en eau sont immenses, certaines personnes boivent trop d'eau et trop souvent, à des moments inappropriés pour la digestion, alors que d'autres personnes manquent d'eau. **Plusieurs auteurs se contredisent sur les besoins de liquide à l'heure des repas.** Malgré cela, il est bon de retenir que plus le système digestif est perturbé, plus la muqueuse intestinale est irritée, plus la gestion quotidienne de l'apport en eau est délicate. À cet égard, **le gastroentérologue Georges Pourtalet met en garde les personnes dont la muqueuse du côlon est abîmée d'ingérer trop d'eau ou d'aliments liquéfiés riches en sucres ou en gras.** Car, en accélérant la vidange de l'estomac et en stimulant la sécrétion de sucs digestifs, le côlon, pour se protéger, déclencherait une série de réactions défensives qui viendraient perturber (à moyen terme) l'ensemble des fonctions digestives, même si au départ cette habitude semble apporter un certain confort corporel.

Selon Pourtalet[22], **il faut surtout éviter le lait entier, les crèmes de légumes, les jus de fruits ou de tomates, les boissons gazeuses et les eaux minérales avant les repas.** L'eau devrait être amenée à l'organisme par l'aliment solide.

Par ailleurs, le fruit juteux devrait occuper une place de choix au dessert. À la fin d'un repas, mais vraiment à la fin, il serait acceptable de boire en petite quantité une boisson non sucrée, sans édulcorant, comme une infusion, une tisane ou un thé de cali. Une autre habitude à éliminer serait de boire de l'eau à jeun, dès le réveil. Il est préférable de prendre le petit-déjeuner sans tarder et de manger solide, sans jus d'orange avant le repas, afin que les aliments puissent jouer leur «rôle d'éponge et qu'ils puissent absorber les sécrétions digestives remontées et cumulées dans l'estomac au cours de la nuit[23]». On évitera ainsi une vidange trop rapide de l'estomac qui agresserait à son tour le côlon et mobiliserait les défenses de ce dernier dans les minutes qui suivent.

Même entre les repas, il est bon de boire plus souvent et peu à la fois. D'ailleurs, plus la santé du côlon s'améliorera, moins vous ressentirez le besoin de boire et de grignoter entre les repas. Par ailleurs, il est toujours sage d'être à l'écoute des suggestions de votre conseiller médical.

Consommation excessive de café et d'alcool

Habituellement, les personnes dépendantes du café sont aussi avides de nicotine, de sucreries ou d'alcool. Nous remarquons également que les alcooliques qui cessent de boire ont tendance à conserver leur assuétude aux sucres, à la cigarette et principalement au café. Voilà un trio incontournable d'«anutriments» qui tente de supporter artificiellement un système glandulaire affaibli. Une triade d'habitudes qui entretient des troubles digestifs, accentue l'hypoglycémie et nourrit un stress chronique.

Prise en grande quantité, la caféine (un alcaloïde) peut, à la longue, paralyser le sphincter cardia, provoquer des brûlures d'estomac et accentuer l'ulcération de la muqueuse de l'estomac ou du duodénum. Elle épuise les surrénales (hypoadrénalinémie) et surstimule les sécrétions pancréatiques en insuline (hyperinsulinisme). Comme l'alcool, la caféine épuise le foie en lui soutirant la vitamine B ainsi qu'en le surchargeant de toxines qu'il ne réussira pas à éliminer. Un tel foie congestionné, occupé à éliminer ses déchets toxiques, n'arrive plus à libérer le glucose dans le sang à partir de son glycogène de réserve.

En somme, **l'habitude nocive du café, comme celle de la cigarette, nourrit le cercle vicieux du stress et de l'hypoglycémie**. Elle sollicite à tour de rôle l'ensemble du système glandulaire – surrénales, foie, pancréas et thyroïde – qui tente incessamment et de manière cyclique de calibrer le taux de sucre dans le sang, et ce, sans succès.

Manger trop, mal et sans régularité

Il n'est pas toujours facile de régulariser le rythme de ses repas. Il y a des gens qui grignotent tout le temps et, au surplus, n'importe quoi. D'autres, en raison de contraintes au travail ou tout simplement parce qu'ils ont toujours trop à faire, sautent des repas et, 10 heures plus tard, s'empiffrent soit d'une grosse assiettée de pâtes blanches, arrosées d'une sauce sucrée aux tomates et à la viande, avec du pain blanc, deux gros cocas et quatre biscuits au chocolat, soit d'une double portion de poutine québécoise avec un gros Pepsi et un Jos Louis.

De manières différentes, ces personnes stressent leur organisme. Leurs mauvaises habitudes alimentaires entraînent le développement de bactéries pathogènes et surchargent leur système digestif sans nécessairement lui fournir les nutriments dont il a besoin[24].

Manger trop, mal et sans régularité est la pire erreur que l'on puisse faire en alimentation. C'est une triple faute qui contient presque toutes les autres dérogations dont nous avons parlé précédemment. On a cru à tort, on le sait aujourd'hui, qu'en créant de toutes pièces de nouveaux aliments synthétiques, en raffinant le sucre et les céréales, en les débarrassant de leurs fibres et de leurs éléments nutritifs, en hydrogénant les graisses et en pressant les huiles à chaud, en éliminant les légumineuses de nos assiettes, en favorisant le *fast food* et les produits en conserve au détriment des fruits, des légumes et des protéines végétales, on allégerait le travail de préparation de repas savoureux tout en protégeant leur valeur nutritive et métabolique.

De plus, on oublie trop facilement qu'une alimentation riche en gras saturés (sauces, frites, croustilles, croissants), en plus d'alourdir le foie, provoque de véritables chasses biliaires irritantes pour le côlon, dont la répétition menace l'intégrité primordiale du gros intestin.

Tout compte fait, les nouveaux choix de vie moderne n'ont pas réussi à supplanter la valeur nutritive et la saveur d'aliments frais, complets, issus d'une terre saine. En faisant des choix santé et en comprenant mieux les besoins de votre organisme, il vous sera rapidement possible de retrouver le plaisir de goûter une nourriture simple, fraîche et colorée.

En résumé, manger à des heures régulières des repas bien équilibrés composés d'aliments complets, bien combinés entre eux et issus de chaque groupe alimentaire, parmi lesquels on prendra soin de privilégier les légumes verts, les grains entiers, les protéines végétales, les sources de bons gras et le poisson. C'est une formule gagnante qui :

- prévient les baisses anormales de sucre dans le sang;
- protège le foie des lourdeurs, favorise son rôle de détoxication, l'aide à fabriquer une bile de qualité qui facilitera la digestion des graisses essentielles au métabolisme des hormones et des vitamines;
- favorise une bonne digestion et l'assimilation des nutriments à chaque étape du processus;
- comble toutes les carences en fibres, en acides gras et aminés essentiels en vitamines et en minéraux;
- minimise l'émission déréglée de sucs agressifs et les réactions de défense perturbantes du gros intestin;
- atténue les excès de fermentation et de putréfaction;
- ménage l'intestin de l'invasion de bactéries pathogènes ou d'autres parasites;
- assure un pH équilibré des selles et favorise leur régularité et le confort abdominal;
- ménage le système immunitaire; prévient le cancer et un ensemble de perturbations digestives et de maladies auto-immunes, glandulaires, cardiovasculaires, arthritiques et autres.

Contexte émotionnel peu favorable

Le manque de paix et de calme avant, pendant et après les repas va à l'encontre d'une bonne digestion.

Il est très difficile pour l'organisme de réagir correctement lorsqu'une personne mange sous le choc de la colère ou de la crainte, ou lorsqu'elle est très anxieuse ou trop fatiguée. Il est aussi très mauvais de manger en cinq minutes parce qu'on n'a pas le temps. Dans ces contextes peu favorables, non seulement la digestion peut être ralentie dans l'estomac, mais l'évacuation du contenu de l'estomac dans le duodénum peut être bloquée pendant plus de 10 heures, selon la richesse du repas en protéines et en lipides.

La sérénité, le calme et la joie sont des conditions nécessaires pour bien digérer. Sous le coup d'émotions pénibles, il est préférable de manger plus sobrement, en écoutant une musique douce, et de faire précéder le repas d'une courte détente.

Vous êtes coincé dans le temps? Vérifiez si cela est devenu une habitude ou si c'est une situation exceptionnelle. S'il vous arrive souvent de manger sur le pouce, ou sur une seule fesse, ou au volant de votre voiture, peut-être avez-vous besoin d'aménager dans votre vie un espace-temps pour des repas réguliers, paisibles et agréables. Si vous n'avez pas le choix, il est souhaitable de manger des aliments complets et soutenants, mais qui ne sont pas trop lourds. Par exemple :

- 4 biscottes de seigle, 60 g ou 2 oz de tartinade de tofu et des bâtonnets de carottes et de céleri ;
- 1 pomme de 90 g (3 oz) de fromage ou de tofu ;
- ½ bol de céréales entières avec 250 ml (8 oz) de lait de soja sans sucre ajouté ;
- une tranche de pain avec un bol de soupe aux légumes protéinée (poulet ou tofu).

Il n'est pas bon, immédiatement après un repas, de s'installer pour dormir ou faire une relaxation profonde. Par ailleurs, il n'est guère plus approprié de se précipiter vers la réalisation d'activités physiquement exigeantes ou d'amorcer immédiatement un travail intellectuel. **Faire une courte marche est préférable** : cela favorise les mouvements de brassage et la vidange du chyme dans le duodénum.

Il faut retenir qu'en tout temps, **la digestion peut être affectée par des surcharges émotives.** En effet, dans l'ensemble de ses fonctions, le système digestif est en étroite relation avec le système nerveux autonome (sympathique et parasympathique), qui est particulièrement sensible aux variations émotionnelles et à l'action de certaines drogues et médicaments comme les sédatifs à base de bromure. Ainsi, toute émotion intense ou chronique peut, selon le cas, inhiber (parasympathique) ou stimuler (sympathique) l'une ou l'autre des activités digestives (musculaire, glandulaire, enzymatique, etc.) et de cette manière provoquer certains phénomènes chaotiques au sein de la digestion. **Nous savons que les muscles lisses de l'intestin (fortement innervés) sont très sensibles aux perturbations émotionnelles. Ils peuvent être le siège de spasmes, de ralentissements ou de paralysie du péristaltisme normal** et **causer** des problèmes de constipations spastiques pouvant entraîner une invasion de micro-organismes indésirables et néfastes pour le système de défense de l'intestin[25]. Ils peuvent aussi être responsables de **troubles d'assimilation** de certaines vitamines (B_{12}), de certaines graisses, voire de certaines protéines[26] par l'intestin.

Enfin, sous le joug d'émotions fortes ou insidieuses, les muscles cardia et pylore peuvent à leur tour faillir à la tâche et ne plus être capables d'empêcher les désagréables reflux œsophagiens, les brûlures d'estomac et la vidange incomplète du chyme dans le duodénum. Dans des circonstances semblables, les muscles lisses des sphincters contrôlant la sécrétion de la bile dans la première partie de l'intestin grêle peuvent aussi faire l'objet de spasmes et créer des rétentions ou des décharges biliaires inopportunes responsables de certaines formes alternées de constipations et de diarrhées propres au côlon irritable.

De la même manière, on pourrait souligner l'impact des charges émotionnelles sur les sécrétions digestives et glandulaires. En médecine énergétique et psychosomatique, on a remarqué que chaque glande était sensible à une émotion spécifique. Des perturbations émotionnelles récentes ou passées affecteraient les organes et les glandes Ainsi, un manque de douceur envers soi, un ressenti de peur associé à un dégoût, à l'obligation de faire quelque chose à contrecœur (répugnance) affectent le **pancréas** ; un conflit de nature territoriale (confrontation, usurpation) associé à de la colère affecte l'**estomac** et le **réseau biliaire**; le sentiment de ne pas être capable d'avaler, de digérer quelque chose de pénible ou de le faire avancer (constipation) ainsi qu'une colère indigeste perturbent les **fonctions du tube digestif**; alors qu'une colère de rancœur, un conflit existentiel relié à la foi et les excès agiraient sur le foie.

Voilà autant de facteurs qui perturbent les fonctions digestives et hypothèquent la santé.

NOUVEAUX OUTILS D'ANALYSE ET PROTOCOLES DE TRAITEMENT

Toutes les personnes hypoglycémiques souffrant de troubles digestifs chroniques devraient (avant de suivre les conseils leur permettant d'améliorer leur digestion) demander à leur médecin traitant ou à un gastroentérologue de procéder à une investigation médicale. Ce n'est qu'après avoir éliminé toutes les maladies sérieuses telles que la maladie de Crohn, la colite ulcéreuse, l'ulcère duodénal, l'hépatite virale, l'ictère du foie et les maladies cœliaques qu'elles pourront envisager une évaluation de la qualité de leur processus digestif et profiter de nouveaux protocoles de traitement.

De nouveaux outils d'analyse (tests de sang et de selles[27]) permettent depuis peu d'identifier les facteurs responsables de plusieurs déséquilibres fonctionnels, qui engendreraient à moyen terme une gamme d'affections digestives qui, jusqu'à ce jour, demeuraient incomprises, d'autant plus que plusieurs d'entre elles se trouvaient associées à d'autres déséquilibres tels que l'hypoglycémie, le *candida* et les allergies.

Voyons quels sont ces nouveaux outils de dépistage, ce qu'ils évaluent ainsi que les protocoles de traitement suggérés.

Depuis quelques années à peine, nous pouvons profiter de tests spécialisés offerts par des laboratoires privés américains. Les tests offerts (tests sanguins, analyses de selles sous purgatif, analyses de la muqueuse rectale par grattage) ont d'abord été mis au point dans un but de prévention d'affections digestives chroniques et de compréhension qualitative des processus de digestion. Plus précisément, ces tests permettent:

- d'évaluer la qualité de l'environnement intestinal et de détecter la présence d'une activité parasitaire morbide;

- d'isoler divers paramètres métaboliques responsables de problèmes de mauvaise digestion, de mauvaise absorption, d'insuffisance nutritionnelle et de sensibilité allergène ou autre.

Abordons brièvement chacune de ces méthodes d'étude ainsi que leurs protocoles de traitement respectifs.

L'étude de l'environnement intestinal

L'étude de l'environnement intestinal évalue l'équilibre de l'écologie microbienne. En d'autres mots, c'est l'étude de la flore bactérienne et des divers facteurs qui influencent :

- la qualité bactérienne ;
- la qualité de la muqueuse ;
- la qualité de l'immunité.

Un déséquilibre de la flore bactérienne, appelé dysbiose, exigera une reconstitution de l'équilibre intestinal relié au processus de fermentation et de putréfaction. Il faudra combler les déficiences et protéger la muqueuse de diverses sensibilités particulières, irritantes ou allergènes. Cette thérapeutique correspond à celle qui est suggérée pour traiter les autres déséquilibres métaboliques identifiés grâce à l'analyse des selles sous purgatif ainsi que par grattage de la muqueuse rectale.

L'analyse qualitative et métabolique des selles

Grâce à l'étude de certains paramètres, l'analyse qualitative et métabolique des selles permet, d'une part, de mesurer la santé de l'intestin et les déficiences nutritionnelles et, d'autre part, d'identifier les causes potentielles de mauvaise digestion et de mauvaise absorption. Les divers paramètres isolés par cette analyse sont :

- la qualité de l'activité enzymatique du pancréas (sécrétion de la chymotrypsine) ;
- l'équilibre du pH de l'estomac et de l'intestin ;
- le taux de triglycérides, de cholestérol et de gras total ;
- le degré de fermentation et la qualité de la flore bactérienne ;

- la qualité des sels biliaires et de l'utilisation de l'acide butyrique ;
- le taux de protéines animales et de fibres végétales ;
- la vitesse de vidange et de transit ;
- le niveau d'intégrité de la muqueuse et de l'appendice[28].

Cette analyse spécialisée des selles permet donc de cerner les causes potentielles de plusieurs maladies et affections digestives, du simple inconfort intestinal (ballonnements, spasmes) au côlon irritable, en passant par la maladie de Crohn et la colite ulcéreuse, sans oublier les intolérances au lactose et au gluten, le prurit anal, le psoriasis et l'acné.

Le protocole de traitement suggéré et son application à chaque niveau de désordre

Les paramètres ayant permis d'identifier une mauvaise digestion et une malabsorption chez une personne seront améliorés, d'une part, grâce à de meilleures habitudes et de meilleures combinaisons alimentaires ainsi que par une bonne mastication et, d'autre part, au moyen d'une supplémentation d'enzymes pancréatiques, par l'amélioration de l'acide gastrique et des sels biliaires, et ce, en vue de prévenir les fonctions défensives d'un côlon agressé et de prévenir la croissance de bactéries pathogènes dans l'intestin.

Un pH trop alcalin de l'estomac et de l'intestin sera équilibré au moyen d'un apport adéquat en fibres et en acide butyrique. Un pH trop acide des selles exigera une diminution de la consommation de fibres ainsi qu'un traitement de la « surcroissance bactérienne » et de la surcharge de sucs digestifs libres et corrosifs.

Le contrôle de la fermentation et de la putréfaction nécessitera la diminution de l'ingestion de graisses et de viandes ainsi que de l'apport en hydrates de carbone, l'augmentation de bacilles lactiques (alliés) ainsi que la guérison de l'intolérance aux fibres.

L'étude de l'activité parasitaire

À l'aide de tests sanguins spécialisés, d'analyses de selles effectuées sous purgatif et d'analyses de cellules obtenues par grattage de la muqueuse rectale, l'étude de l'activité parasitaire détecte et évalue la présence de parasites susceptibles de se loger dans l'une ou l'autre des parties du tube digestif. Elle mesure la capacité de l'organisme à faire face à cette invasion: sa compétence immunitaire, sa capacité de neutraliser les toxines, la qualité de sa flore bactérienne, le degré de perméabilité des muqueuses, la vitesse de transit du chyme et du chyle ainsi que la mobilité intestinale. Voilà autant d'éléments qui orienteront le traitement après qu'on aura identifié de manière précise les souches parasitaires.

En dehors de la bactérie *helicobacter pylori*[29] responsable d'un fort pourcentage d'ulcères gastriques, les principaux parasites du tube digestif recherchés sont:

- le *blastocyste hominis,* le *dientamœba fragilis.*
- le *giardia lamblia,* le champignon *candida* ainsi que plusieurs sortes d'amibes et de vers.

Selon le laboratoire américain spécialisé dans le dépistage de ces parasites, ces derniers seraient, dans la population en général, la troisième cause de la diarrhée. Ils seraient responsables de plusieurs cas d'inconfort abdominal, de détresse gastro-intestinale (crampes, vomissements, anorexie, étourdissements, lassitude). On découvre de plus en plus une corrélation entre l'infestation de l'organisme par un ou plusieurs de ces parasites et la présence de maladies comme le côlon irritable, le syndrome de fatigue chronique et certaines formes d'arthrite.

Protocole de traitement

Bien que la présence de certains parasites puisse nécessiter un traitement par une médication pharmaceutique spécifique, plusieurs invasions parasitaires pourront être soignées en améliorant l'environnement intestinal. Ainsi, pour neutraliser l'infection intestinale, on suggérera d'améliorer la teneur en fibres et la qualité de la flore bactérienne et du mucus, puis de maintenir un pH équilibré dans chaque portion du tractus gastro-intestinal.

On proposera enfin un traitement aux antibiotiques naturels (aillicin, herbes pures, extraits homéopathiques, extraits de graines de pamplemousse, etc.) dans le but d'augmenter la réponse immunitaire et de minimiser l'inflammation intestinale ainsi que le développement d'affections digestives chroniques.

TROUBLES DIGESTIFS D'ORIGINE PSYCHOFONCTIONNELLE

On ne peut pas soigner les souffrances digestives de nature fonctionnelle sans remonter dans notre histoire, sans raviver nos souffrances personnelles ou transgénérationnelles, sans résoudre nos conflits intrapsychiques et sans guérir notre rapport à la vie. Sinon, notre corps va continuer à crier sa douleur, celle enfouie au plus profond de l'être.

À cet égard, le Dr Ghislain Devroede, éminent chirurgien, a écrit un livre des plus révélateurs: *Les maux de ventre et ce qu'ils disent de notre passé*. Il porte un regard tout à fait inédit sur les traumatismes du passé et leurs souffrances émotionnelles sous-jacentes. Il démontre la manière dont ces souffrances arrivent à expliquer l'origine de beaucoup de côlopathies fonctionnelles comme le côlon irritable, les constipations spastiques ou chroniques ou les phases de diarrhées récurrentes.

À travers le décodage des «maux pour le dire», des «mots tus», des «mots non dits» et des ressentis conflictuels qui tuent à la source les désirs profonds de l'âme et du corps, il propose une démarche courageuse d'intégration et d'harmonisation de la personne. À partir d'histoires touchantes de plusieurs patientes, il suggère une voie de guérison qui permet de mettre à l'écart 50% des chirurgies abdominales (confirmées comme étant inutiles).

Le choix de mieux s'alimenter et de récupérer l'intégrité de son corps vibrant et aimant, par-delà les blessures exorcisées, fait partie d'une approche globale de santé à laquelle sont conviées toutes les personnes qui ont mal au ventre. Cela, pour leur propre bonheur et celui des personnes qui les entourent.

CONSEILS PRATIQUES CONCERNANT LES TROUBLES DIGESTIFS

Les hypoglycémiques ayant des problèmes de digestion ou d'assimilation et vivant à divers degrés des problèmes de reflux œsophagiens, de brûlures d'estomac, de lenteur du foie, de spasmes des sphincters et de l'intestin, ou souffrant de ballonnements, de constipation ou de diarrhée, ont beaucoup de difficultés à soigner leur hypoglycémie. Ils ne peuvent profiter comme les autres des bienfaits d'une alimentation quotidienne riche en fibres incluant plusieurs collations et accordant la priorité à la combinaison alimentaire protéines-féculents.

Chez plusieurs d'entre eux, de tels conseils peuvent augmenter l'irritation des muqueuses, alourdir la digestion et, conséquemment, entretenir ou aggraver l'hypoglycémie. Ces personnes devront donc tenir compte de l'état plus ou moins irrité de leur muqueuse intestinale et suivre de plus près les règles qui régissent une saine digestion. À ces règles, il y a toutefois des exceptions. Nous avons constaté que certaines personnes, aux prises avec des troubles digestifs diffus et incommodants associés à l'hypoglycémie (spasmes, ballonnements, brûlures gastro-intestinales, constipation et diarrhée), **voyaient leurs symptômes disparaître comme par enchantement, lorsqu'elles choisissaient de bannir de leur assiette les sucres raffinés et qu'elles privilégiaient une alimentation saine et équilibrée, avec des repas pris à des heures régulières.**

Une telle amélioration s'explique très bien. On a pu le constater précédemment, les sucres vides, surtout lorsqu'ils ne sont pas liés à des aliments absorbants comme le riz, stimulent impunément la sécrétion de sucs digestifs agressants pour le côlon, qui réagira de manière colitique (spasmes). Ces sucs digestifs favorisent la fermentation, l'acidification du bol alimentaire ainsi que la prolifération du *candida*.

À qui s'adressent ces conseils ?

Les conseils qui suivent s'adressent aux hypoglycémiques qui veulent régulariser leur taux de sucre dans le sang tout en tenant compte de leurs troubles digestifs. **Ils ne s'adressent aucunement aux personnes qui souffrent ou qui pourraient souffrir de l'une ou l'autre des maladies digestives graves.** En aucun cas, les nouveaux conseils que nous présentons ici n'éliminent le bien-fondé des conseils destinés à l'ensemble des hypoglycémiques. Cependant, les personnes qui souffrent de troubles digestifs seront invitées à mettre de côté pendant quelque temps certains conseils nutritionnels prônés au chapitre III. Parmi un ensemble d'objectifs, **une digestion optimale** devrait toujours être placée au premier rang.

Ces nouvelles suggestions ne pourront être pleinement profitables que si on en saisit bien les principes qui les sous-tendent et si elles sont appliquées en tenant compte des particularités digestives et assimilatrices de chaque personne. En effet, chaque personne métabolise les aliments de façon unique; le stress influence les mécanismes de digestion de manière spécifique d'un individu à l'autre; les conflits psychoémotionnels qui déclenchent les affections digestives sont aussi très personnels. La gravité des carences enzymatiques nutritionnelles ainsi que le degré de dégradation des muqueuses sont d'autres facteurs individuels qu'il ne faut pas négliger.

Pour en retirer le maximum de bienfaits, il sera essentiel que toute intolérance (lait), allergie alimentaire (gluten) et toute infection bactérienne (*helicobacter pylori*) parasitaire ou fongique (*candida*) des voies digestives ait été identifiée et soignée.

Une fois ces précautions prises, la personne qui veut contrôler son hypoglycémie tout en soignant ses malaises digestifs pourra se fier aux conseils présentés ici, pour peu qu'elle les applique soigneusement au quotidien. En l'absence de collations, la disparition des symptômes de l'hypoglycémie pourra parfois se faire attendre, surtout dans le cas où la personne ne peut manger des aliments de qualité en quantité suffisante. Toutefois, grâce à l'amélioration de la digestion, avec de la ténacité et de la patience, les bienfaits se feront sentir progressivement à tous les niveaux. Ce sera la lumière au bout du tunnel; une étape inoubliable dans le cheminement pour retrouver sa santé.

Une consultante ou une psychothérapeute qui connaît bien l'hypoglycémie et qui a elle-même surmonté cette phase difficile et exigeante pourrait être à ce moment-là d'un soutien précieux.

Principes de base

Les principes de base sur lesquels s'appuient les conseils suivants tiennent compte de deux déséquilibres fonctionnels en étroite relation métabolique:

l'hypoglycémie et l'affection digestive. Ils visent la régulation combinée des deux désordres :

- en accordant la priorité à la bonne digestion à chacune de ses étapes par rapport à tout autre conseil diététique susceptible d'aggraver la digestion ;
- en supportant le travail du foie ;
- en protégeant une muqueuse déjà irritée ;
- en mettant l'accent sur les conditions de détente et de calme au moment des repas pour maximiser la bonne digestion et ménager les surrénales ;
- en ménageant le pancréas et les surrénales de l'agression hypoglycémiante de sucres absorbés rapidement et autres aliments hypoglycémiants ;
- en fournissant à l'organisme un apport régulier en hydrates de carbone, sans nuire à la digestion ;
- en choisissant au repas des combinaisons équilibrées d'aliments nutritifs supportant la glycémie.

De meilleures suggestions

Prendre le petit-déjeuner et les deux autres repas à des heures régulières, en laissant **au plus** quatre heures et un quart entre les repas. (Dans cet exemple, les collations sont éliminées.)

petit-déjeuner :	7 h 30 à 8 h 00
repas du midi :	12 h 15 à 13 h 00
repas du soir :	17 h 15 à 18 h 00

Dans le cas de troubles digestifs importants (muqueuse irritée, reflux œsophagiens, ballonnements, phases de constipation et de diarrhée en alternance), il est préférable d'apprendre à régulariser votre taux de sucre **en éliminant les collations du jour, mais en conservant celle du soir.**

- Il est bon de prendre la collation du soir environ quatre heures après le souper et trente minutes avant d'aller au lit.

- Il est toutefois approprié, au début du traitement, d'apporter des collations au travail ou lors des sorties. Elles sécurisent et peuvent calmer des malaises insupportables en cas d'urgence.
- Dans le cas de désordres digestifs moins graves, on peut choisir, selon les exigences des activités, d'ajouter une collation légère dans l'avant-midi ou dans l'après-midi.

Quelques exemples de collations légères

- 250 ml (8 oz) de lait de soja + un ⅓ bol de céréales complètes cuites (orge, millet, quinoa, etc.);
- 3 biscottes de seigle tartinées avec une pâte de graines de tournesol + 125 ml (4 oz) de lait de soja;
- 1 tranche de pain, tartinée à l'hoummos + luzerne germée et 125 ml (4 oz) de tisane;
- bâtonnets de carottes crues ou semi-cuites + céleri + 2 olives noires + 4 amandes;
- l bol de soupe aux légumes (carottes, pommes de terre, fèves vertes) et poulet;
- 3 galettes de riz + ⅓ d'avocat + luzerne germée + 125 ml de lait de soja.

Une bonne manière d'aider votre système glandulaire à réduire les baisses importantes de sucre entre les repas sans le concours de collations est de l'inciter à se rééquilibrer en faisant de courts exercices non violents, comme faire de la bicyclette 15 minutes, nager 12 minutes, marcher environ 10 minutes en maintenant une respiration profonde et consciente. Entrecouper régulièrement les activités de quelques minutes de technique Nadeau. Faire un peu de bricolage, de ménage ou de jardinage. Ces activités activent en douceur la circulation sanguine sans exiger trop de dépense énergétique. Elles favorisent une bonne oxygénation; elles détendent et neutralisent le stress. Lorsque surviennent les baisses inévitables d'énergie, il est parfois préférable de bouger un peu au lieu de répondre au réflexe d'aller dormir. **L'inactivité prolonge souvent la durée des chutes.**

En comprenant mieux les symptômes de l'hypoglycémie et en utilisant les solutions d'appoint disponibles, vous pourrez faire en sorte de diminuer les malaises désagréables que vous ressentez entre les repas et apprendre à mieux les supporter au profit d'une meilleure digestion. Ce nouveau gain favorisera à moyen terme une alimentation plus complète, une assimilation optimale et, par le fait même, un meilleur contrôle de la glycémie.

Quelques suggestions pour favoriser la digestion ou la guérison des muqueuses digestives irritées:

- Il est bon de boire au réveil, à jeun (10 minutes avant le petit-déjeuner), 125 ml (4 oz) d'eau d'argile légèrement réchauffée qu'on a pris soin de préparer la veille. Après deux semaines, on peut en alternance compléter les soins à l'argile par un traitement à l'aloès en ampoules. L'aloès et l'argile blanche sont deux excellents cataplasmes pour les muqueuses irritées.
- On suggère d'améliorer la flore intestinale en prenant, au moins 30 minutes avant les repas, des capsules de bacilles intestinales amis. Ces bacilles doivent être hypo-allergènes, sans base de produits laitiers, de gluten, de levure, de sucre, etc. Une posologie de 3 à 4 milliards de bactéries de souches multiples avant chaque repas est suggérée dans la première phase du traitement.
- Il est nécessaire de rééquilibrer ses besoins en eau et en liquide en évitant de drainer le tube digestif et de trop stimuler la sécrétion inopportune de sucs bilio-pancréatiques susceptibles d'entraîner des mécanismes de défense colitiques et spastiques (ballonnements, constipations chroniques ou diarrhées intermittentes).

  Pour ce faire, il faut éviter de boire de l'eau juste avant les repas, sauf pour les besoins de la supplémentation et autres soins particuliers comme l'eau d'argile. Il n'est pas approprié de commencer un repas par un potage lacté ou un jus de tomates. Toutefois, choisir comme plat principal une soupe repas peut être une option judicieuse si la soupe est riche en légumes et pauvre en liquide. Il est toujours préférable de trouver la quantité d'eau requise dans les aliments consommés au cours du repas[30].

En revanche, à la fin d'un repas ou après, vous pouvez prendre tranquillement 125 ml (4 oz) de tisane ou de lait de soja. Il faut retenir que trop de liquide peut alourdir l'estomac, diluer les sucs gastriques et ralentir la digestion.
Enfin, entre les repas (deux heures après), ne buvez qu'un peu à la fois, de l'eau pure à la température de la pièce, des tisanes fruitées ou des infusions calmantes, digestives ou carminatives (contre les gaz) comme la menthe, la camomille, le boldo, l'artichaut, l'épine vinette et la verveine.

- Pour maximiser l'action des enzymes et éviter le cumul d'aliments non digérés et toxiques pour le gros intestin, il est impératif de bien mastiquer et insaliver les aliments. Prévoyez suffisamment de temps pour manger lentement et calmement. Après le repas, offrez-vous 15 minutes de détente avant d'entreprendre vos activités. Il est toutefois contre-indiqué d'aller dormir ou de faire une relaxation profonde immédiatement après avoir mangé.
- Toujours pour protéger votre muqueuse, tant que votre digestion est fragile, il est recommandé d'éviter les fruits acides comme les agrumes, les ananas, les kiwis, les fraises, certaines pommes, les prunes et la rhubarbe ainsi que tout aliment acidifiant[31] et formateur de mucus tels que les tomates, les viandes rouges, les produits vinaigrés et les produits laitiers incluant le yogourt. Il est sage de consommer avec modération les légumineuses et les céréales acides telles que le blé, l'avoine et le seigle, et de leur substituer des céréales plus alcalines comme le millet, le sarrasin, le riz basmati, l'orge et le tapioca. Il faut cependant noter que toutes les céréales sont acidifiantes. Si, au cours de la première phase de traitement de l'hypoglycémie, les fruits sont tolérés, il est préférable d'opter pour les fruits semi-acides tels que la poire, la pêche, la mangue, les bleuets et la papaye, riche en enzymes.

Il faudra éviter les fritures et tout aliment trop riche en gras saturés (*voir tableau 13E*), qui sont irritants pour l'intestin. Ils peuvent entraîner des lenteurs digestives ou de véritables chasses biliaires corrosives pour la muqueuse. Parmi eux: fromages gras, frites, potage à la crème, etc. Pour satisfaire vos besoins en gras insaturés, **il est avantageux d'ajouter graduellement à chaque repas une petite quantité d'huile végétale** (de première pression à froid) que vous mettrez sur vos légumes ou dans vos céréales: huiles d'olive, de noix, de carthame, de tournesol, de canola, de soja.

Enfin, consommer à chaque repas un apport suffisant en fibres essentielles à une bonne digestion et à la régulation du taux de sucre. Pour ne pas qu'elles irritent les muqueuses sensibles, les fibres doivent être douces et intégrées de manière graduée, selon la tolérance de chacun. Ainsi, au début, il **est préférable d'éliminer les légumineuses, denses en fibres, qui favorisent la fermentation.** Elles peuvent être intégrées graduellement sous formes de purées délicieuses comme l'hoummos (purée de pois chiches) ou de potages de lentilles. **Il faut aussi éliminer certains légumes crus comme le navet, le chou-fleur, le brocoli, le poivron et les laitues.** Ces derniers sont mieux tolérés lorsqu'ils sont cuits de manière à rester croquants et qu'ils sont mangés en petites quantités à la fois. Les crudités peuvent toujours être avantageusement remplacées par des **germinations**, aliments d'une qualité nutritive et enzymatique exceptionnelle et faciles à digérer (luzerne germée, millet germé, fèves mung chinoises). **On peut leur ajouter des carottes râpées ou des épinards.**

Il serait bon de satisfaire vos besoins en fibres douces tous les jours à l'aide de mucilages de psyllium. La poudre de psyllium complète, tout comme les graines de lin moulues et trempées, offre une protection gélatineuse qui permet au bol alimentaire de glisser le long des parois des muqueuses sans les irriter. Diluée dans un peu de lait (vache, chèvre ou soja), la poudre de psyllium rééquilibre la consistance des selles. Ce faisant, en même temps, elle régularise l'élimination et prévient les constipations spastiques (chroniques) ainsi que les selles trop acides et liquides. Il faut choisir les marques sans sucre distribuées dans les magasins d'aliments naturels. Par exemple, Plantago.

Pour favoriser une élimination quotidienne des selles, prévoir un rituel énergétique de 15 minutes qui se fera soit avant, soit après le petit-déjeuner, dans le calme et en évitant de forcer l'anus. Les personnes souffrant de constipation spastique peuvent dénouer les spasmes en pratiquant chaque matin, avant de sortir du lit, des massages abdominaux en suivant le circuit du côlon et en stimulant les points, autour de l'ombilic, qui correspondent aux coudes intestinaux ainsi qu'aux principaux organes digestifs (estomac, pancréas, foie[32]).

Les hypoglycémiques qui souffrent de troubles digestifs doivent composer leurs trois repas principaux à partir des principes[33] suivis par tous les autres hypoglycémiques, tout en veillant à optimiser la digestion et à protéger les muqueuses.

- Ils doivent consommer à chaque repas des fibres douces contenues dans les **germinations** (luzerne) et des **légumes verts** semi-cuits (épinards, fèves vertes, courgettes, asperges et autres) en prenant soin d'y ajouter une cuillerée à thé d'huile végétale (olive) de première pression, à froid. (*voir tableau 13A, p. 113*).

- Ils doivent prendre deux à trois portions de **glucides** selon leur poids, le type d'activités et la présence ou non de collation, en choisissant parmi les trois groupes alimentaires suivants:
  – les fruits semi-acides (au petit-déjeuner de préférence) comme la papaye, la pomme jaune et la poire.
  – les légumes plus sucrés comme le poireau, la carotte, la courge jaune, l'oignon, la pomme de terre.
  – les céréales à grains entiers appartenant au groupe des féculents comme le riz complet, le millet, l'orge, le sarrasin, le kamut et leurs dérivés comme le pain, les pâtes complètes, les craquelins de seigle, etc.

- Ils doivent inclure dans chaque repas des **protéines** de source végétale ou animale:
  – soit un poisson facile à digérer comme la sole, le turbot, la morue ou de la volaille: poulet, dinde, oie, canard.

– soit l'association de deux ou trois protéines végétales complémentaires plus soutenantes comme :
du millet + du tofu
du riz + du tofu + des noix trempées

Lorsque leur digestion sera améliorée, ils pourront intégrer au menu hebdomadaire au moins un plat de légumineuses combinées à une autre protéine végétale. Voici deux exemples :
– 60 ml ou ¼ tasse de lentilles + 4 moitiés de noix de Grenoble trempées ;
– 60 ml ou ¼ tasse de purée de pois chiches + 5 ml ou 1 c. à thé de beurre de sésame + une tranche de pain d'épeautre.

Pendant plusieurs semaines, ils pourront privilégier des combinaisons alimentaires qui ne causent pas de lourdeurs digestives. Sans suivre à la lettre les combinaisons alimentaires de l'approche hygiéniste, il est bon de s'en inspirer pour profiter d'associations digestes[34]. En voici quelques exemples :

Digestion plus facile	Digestion plus difficile (lourde, fermentescible)
tofu + millet	bœuf + riz
pâte d'amandes trempées + biscottes	fromage + pain
filet de sole + carottes	saumon + lentilles
tofu + noix trempées + poire	céréales + $^1/_4$ banane + $^1/_2$ orange

- Enfin, si vous décidez de terminer votre repas par un dessert (ce qui n'est pas essentiel), il est préférable de choisir une petite portion de céréales sous forme de crème (blé, riz, sarrasin, millet), de lait de soja (non sucré) ou une tisane, car chez plusieurs personnes, prendre un fruit au dessert favoriserait la fermentation venant se combiner aux féculents du repas. Les fruits pourront être réintégrés à l'alimentation un à la fois, pendant une période de quelques semaines.

Il faut savoir que certains aliments sont plus fermentescibles que d'autres et que **certaines combinaisons favorisent la putréfaction**. Les fruits de la famille du melon ainsi que les légumes de la famille des choux: chou-fleur, navet, brocoli, choux de Bruxelles ainsi que le maïs en grains, de même que la plupart des légumineuses: fèves rouges et gourganes, sont indigestes pour plusieurs personnes. Les mélanges de pâtes alimentaires, de sauce tomate et de viande sont des associations très lourdes, putrides et indigestes pour les systèmes digestifs fragiles.

Si vous êtes enclin à souffrir de constipation chronique ou à émettre des selles trop liquides et brûlantes, **soyez à l'affût de toute allergie ou intolérance alimentaire au lait, à la levure, au blé, aux arachides, au maïs ou autres.** Pendant un certain temps, il est approprié d'éliminer toute viande (surtout le bœuf, le porc et les charcuteries) et tout produit laitier et de les remplacer, selon les conseils d'une diététiste, par des combinaisons de protéines végétales répondant à vos besoins (tofu, lait d'amande, riz complet, noix trempées, etc.).

Les viandes et les produits laitiers pourront être réintégrés graduellement à l'alimentation, un à la fois, aux menus hebdomadaires, et ce, pendant une période de plusieurs mois, selon la capacité de l'organisme à les tolérer.

Pour compléter l'aide digestive, supporter le système glandulaire et favoriser une bonne assimilation, **la supplémentation est un soutien essentiel**. Sur les conseils d'une consultante en hypoglycémie ou d'un naturopathe sensibilisé à vos besoins spécifiques, vous pourrez profiter des bienfaits d'herbes dépuratives, nettoyantes et aseptiques, d'enzymes digestives, de comprimés lipotropiques qui améliorent la qualité de la bile et de suppléments en vitamines, minéraux et antioxydants. Les vitamines A et D micellaires ainsi que les minéraux chélatés (calcium et magnésium) sont des formules plus faciles à assimiler.

Pour améliorer l'énergie de l'estomac, du foie, de la rate, du pancréas et des reins (organes qui régularisent la glycémie et la digestion), l'intervention d'un acupuncteur ou d'un autre professionnel de la santé pourra vous être utile.

Enfin, n'entreprenez aucune cure de désintoxication du foie sans une évaluation et la surveillance étroite d'un médecin ou d'un autre professionnel dûment qualifié. Sachez que les cures de jus de raisin, de jus de sureau et de jus de carotte sont hypoglycémiantes et que le jus de carotte, riche en bêta-carotène (précurseur de la vitamine A), peut être toxique pour le foie lorsqu'il est pris en grande quantité.

LE VÉGÉTARISME ET LES TROUBLES DIGESTIFS

Il arrive parfois aux hypoglycémiques qui souffrent de troubles digestifs ou d'intolérances alimentaires de devenir bien malgré eux des « pseudovégétariens circonstanciels ». Sans prendre garde, ils éliminent de leur assiette tous les aliments potentiellement perturbateurs : produits laitiers, protéines animales, plusieurs variétés de légumes et de fruits, les noix, etc. Ils se préoccupent d'abord et avant tout de calmer des souffrances physiques ou émotionnelles. Peu d'attention est portée aux risques élevés de carences nutritionnelles, surtout celles en calcium, en fer, en vitamines D et B12, en protéines et en huiles insaturées.

À toutes les personnes qui ne réussissent pas, à court ou moyen terme et pour toutes sortes de raisons, à conserver dans leur alimentation : la volaille, le poisson, les grains entiers, les légumineuses, les germinations, plusieurs variétés de noix, de légumes et de fruits, nous suggérons de se faire accompagner par des professionnels qualifiés et de prendre le temps de se documenter. **Certaines personnes ignorent qu'un manque de protéines ainsi qu'une carence en fer peuvent expliquer des états de fatigue, des difficultés de concentration tout aussi importants que l'hypoglycémie.** En plus du présent ouvrage, il faut être à l'affût d'autres livres qui présentent sous forme de tableaux la liste des aliments riches en bons gras, en bons sucres, en protéines végétales, en vitamines : A, D, E, K, B, C, en minéraux : zinc, fer, calcium, magnésium. Ces tableaux vous permettront de mieux identifier vos déficiences nutritionnelles, d'ajouter à vos menus de nouveaux aliments qui combleront vos manques (*voir bibliographie p. 358*).

À titre d'exemple, pourquoi ne pas vous initier à la **richesse du soja ?** Peut-être aimeriez-vous connaître les qualités de la fève de soja? C'est une légumineuse pas comme les autres, qui possède une facilité digestive et une polyvalence culinaire insoupçonnées. Dans les périodes où la digestion est plus difficile, les produits alimentaires issus de la fève de soja comme le yogourt, le tofu, le lait, le fromage de soja peuvent être d'un grand secours et combler vos besoins en protéines et en minéraux. En effet, de récentes études scientifiques accordent une grande valeur à la protéine de soja ; elle serait égale à celle du lait animal ou de l'œuf, tout particulièrement au niveau de son efficacité et du rôle qu'elle joue dans la croissance humaine. Les produits dérivés du soja contiennent aussi une quantité importante de calcium, de magnésium, de potassium, de fer, de zinc, ainsi que de bonnes huiles mono et polyinsaturées dont l'oméga-3. Il n'est pas surprenant que le soja et le riz réussissent à combler les besoins alimentaires de millions de personnes dans le monde.

Tofu et yogourt de soja peuvent être introduits sur une base régulière au petit-déjeuner. Il s'agit tout simplement d'écraser 60 g ou 2 oz de tofu dans vos céréales préférées et de compléter le tout avec 30 ml ou 2 c. à soupe de noix trempées. Au dîner ou au souper, le tofu préparé en croquettes est délicieux. Vous pouvez aussi inclure des petits carrés de tofu ferme dans les soupes, les salades jardinières, les riz aux légumes, puis assaisonner ces plats avec de la sauce soja et des fines herbes, à votre goût. Les similifromages de soja ainsi que les tartinades de tofu aromatisées au cari ou au gingembre sont aussi savoureux.

Pour les personnes qui sont intolérantes au lactose, les laits de soja, sans sucre ajouté, remplacent avantageusement le lait de vache lorsqu'ils sont enrichis de calcium ainsi que des vitamines B2, B12 et D2. En plus de répondre à vos besoins nutritionnels, le lait de soja fournit, comme tous les autres produits de soja, une **source importante de phytoestrogènes** appelées « isoflavones ». Elles sont importantes pour les femmes qui commencent leur ménopause. Il est reconnu que les isoflavones améliorent la santé des artères ainsi que la densité osseuse aussi bien chez les hommes que chez les femmes. Voici un tableau qui présente les principales utilités et caractéristiques des produits dérivés de la fève de soja.

TABLEAU 22

Produits dérivés du soja : leurs qualités

Variétés	Modes d'utilisation	Valeurs nutritionnelles comparatives
Tofu régulier (en bloc de 450 g) • en vrac • emballage plastifié	en tranches, en cubes, écrasé, se marine bien (ail, gingembre, cari) apprêté dans soupe, omelette, salades, riz aux légumes plats en casserole ou sautés sauces italiennes avec pâtes pizza, grillades	Enrichi de sulfate de calcium, 100 g (¼ de bloc) de tofu fournit autant de Ca que 2 verres de lait (vache) ; 1 oz (30 g) donne 5 g de protéines nutritionnelles. par 100 g, il contient 5 ml de fer, soit 2,5 fois plus que 3,5 oz (100 g) de bœuf haché ; ses bons gras font baisser le mauvais cholestérol
Tofu soyeux, *silken* (mou) texture : yogourt ferme emballage cartonné	en sauce, crème, trempette tartinade, mayonnaise, dessert, lait fouetté	type de tofu qui se camoufle le mieux dans les préparations le tofu soyeux extra ferme a une valeur nutritionnelle. comparable au tofu régulier
Lait de soja enrichi sans sucre ajouté	peut être pris seul, ou avec fruits, dans céréales, soupe, sauce	peut contenir 6 à 9 g de protéines par litre et 3 g de bons gras par litre ; enrichi de Ca, de vitamines B12 et D, le lait de soja ressemble au lait de vache

TABLEAU 22 (suite)

Variétés	Modes d'utilisation	Valeurs nutritionnelles comparatives
Yogourt de soja nature	avec fruits, avec céréales	les yogourts de soja sont moins nutritifs, mais sont riches en ferments lactiques
Fèves de soja rôties à sec	excellentes en collation, dans les salades, etc.	30 ml ou 2 c. à soupe renferment 5 g de protéines, soit autant qu'un petit yogourt (vache) et 30% moins de gras
Similiviandes, burger, saucisse, saveur de poulet, bœuf	pour hot dog pour hamburger	leurs protéines sont moins grasses que le bœuf haché maigre ; elle dépannent à l'occasion ; mais les croquettes maison (tofu, millet, noix) ont bien meilleur goût
Isolat de protéines de soja concentré de soja	en flocons ou en poudre comme supplément	extrêmement riche en isoflavones
Farine de soja (sans gluten)	très protéinée, elle complète les farines de blé, de seigle riches en gluten	constituée à 90% de protéines, elle contient 2 à 3 fois plus de protéines que la farine de blé et beaucoup de Fe, de Ca, de Mg, de K, de Zc

Source : Éléments synthèses puisés dans *Le végétarisme à temps partiel,* de Louise Lambert-Lagacé.

Louise Desaulniers et Louise Lambert-Lagacé, diététistes québécoises de grande renommée, ont publié un livre **essentiel**, intitulé *Le végétarisme à temps partiel.* Il s'agit d'un végétarisme nouveau, très attrayant. Ce livre propose de nouvelles idées de menus délicieux, sans viande et sans mauvais gras, qui aident à améliorer sa santé. Les fruits, les noix, les grains entiers, les bonnes huiles, le poisson, les légumes verts ainsi que le soja et les légumineuses y sont privilégiés dans des proportions bien équilibrées. En complément, on trouve dans ce livre des tableaux fort intéressants qui détaillent les aliments riches en fer, en vitamine C ; on y découvre aussi des tableaux précisant la valeur protéinée de plusieurs aliments dont celle du soja, si importante pour les personnes qui souffrent de fragilités digestives. Vous saurez tout sur la fève de soja et sa germination ainsi que ses dérivés à présentation multiple.

Enfin, ce livre est un guide précieux pour toutes les personnes qui veulent conserver leur poids santé et leur vitalité ; il s'adresse aussi à toutes celles qui veulent diminuer les risques de cancer, écarter les maladies cardiovasculaires, la haute pression, prévenir l'hypoglycémie ou le diabète, mieux traverser la ménopause et être moins vulnérables au stress.

Même si ce livre n'a pas été écrit spécifiquement pour les personnes qui souffrent d'hypoglycémie et de troubles digestifs, vous pourrez y puiser des informations pertinentes pour préserver votre capital santé.

* * *

Ces suggestions ne prétendent nullement répondre aux besoins de tous les hypoglycémiques aux prises avec une mauvaise digestion. Elles offrent cependant d'excellentes pistes pour améliorer leur état[35]. Puisque la digestion est sous le contrôle du **système nerveux autonome (SNA)** qui est directement affecté par les émotions, les hypoglycémiques devront plus que toute autre personne identifier, puis éliminer les conflits psychologiques ainsi que les sources majeures de stress dans leur vie.

Quant aux personnes qui auraient des besoins particuliers et dont le rythme de récupération serait insatisfaisant, elles devront être suivies sur une longue période par une consultante spécialisée en hypoglycémie. Elles pourront continuer d'améliorer leur situation grâce à des soins offerts par d'autres professionnels de la santé : médecin, acupuncteur, phytothérapeute, ostéopathe.

Dans le cas où des motifs psychologiques et traumatiques seraient responsables de la chronicité des symptômes, un psychothérapeute connaissant bien l'hypoglycémie et la psychodynamique des troubles reliés à l'alimentation pourrait être d'une aide précieuse.

Le livre de Christian Flèche intitulé *Mon corps pour me guérir: décodage biologique des maladies* vous permettra de vous familiariser avec les conflits psychiques et les émotions à l'origine de chacune des affections mentionnées précédemment (*voir bibliographie, p. 353*).

CHAPITRE VII

L'hypoglycémie chez les ex-alcooliques et les ex-toxicomanes

par Odette Bouchard

Depuis déjà quelques années, plusieurs auteurs américains[1] spécialisés en médecine orthomoléculaire et nutritionnelle ont démontré qu'il existe un lien étroit entre l'hypoglycémie et la toxicomanie. L'AHQ et le Centre HYPOTALQ constatent également qu'un pourcentage important de leur clientèle est composé d'ex-alcooliques et d'ex-toxicomanes. Ce fait nous permet d'affirmer qu'il existe véritablement un lien entre ces deux problèmes. Cette relation étroite est néanmoins trop souvent ignorée ou banalisée par la plupart des personnes dépendantes des drogues, de même que par la majorité des personnes œuvrant auprès des toxicomanes, que ce soit dans le cadre de la prévention, de la cure de désintoxication ou du suivi postsevrage. **Nous déplorons qu'une telle méconnaissance puisse être responsable d'un fort pourcentage de rechutes chez cette clientèle.**

Nous sommes par ailleurs tout à fait conscients que les facteurs qui prédisposent certaines personnes à sombrer dans l'alcoolisme et dans la drogue sont multiples et complexes. Ils sont liés à des causes personnelles, familiales et biopsychosociales. Le but de notre propos n'est pas de pointer de façon simpliste l'hypoglycémie comme étant la cause première de la toxicomanie, mais plutôt de dégager le lien entre ces deux réalités.

Nous tenterons, dans un premier temps, d'expliquer le lien étroit qui existe entre l'hypoglycémie et la toxicomanie (incluant l'alcoolisme), puis nous soulignerons les conséquences de ce lien chez les toxicomanes potentiellement hypoglycémiques et, enfin, nous leur ferons quelques recommandations afin qu'ils évitent les rechutes, toujours désespérantes après une pénible cure de désintoxication.

LE LIEN ENTRE L'HYPOGLYCÉMIE ET LA TOXICOMANIE

Depuis un certain nombre d'années, nous avons remarqué qu'un fort pourcentage (20%) de la clientèle qui a recours à nos services a déjà souffert de phases importantes d'alcoolisme ou de toxicomanie. Nous avons également observé qu'une autre composante de notre clientèle (40%), celle n'ayant aucun comportement alcoolique, serait issue de familles dont un ou plusieurs membres souffraient de dépression, de diabète ou d'alcoolisme.

Notre expérience vient donc confirmer les principales conclusions des auteurs américains qui se sont penchés sur l'étroite relation entre l'hypoglycémie (la dépendance au sucre) et la dépendance à l'alcool ou à d'autres drogues (café, cigarette, narcotiques, stupéfiants). Chez ces personnes, il existerait effectivement une prédisposition héréditaire ou familiale[2] au dysinsulinisme, c'est-à-dire une tendance à un certain désordre métabolique spécifique qui régit le taux de sucre dans le sang. De façon plus précise, ces personnes auraient une propension à faire une hypoglycémie réactionnelle (postprandiale). Il s'agirait, sur le plan physiologique, d'une sécrétion trop élevée d'insuline (hyperinsulinisme) par un pancréas trop sensible aux sucres, entraînant par ricochet des chutes anormales de sucre dans le sang entre une heure et demie et trois heures après le repas[3].

La tendance à faire de l'hypoglycémie (donc à ressentir une demande urgente de sucre) inciterait ces personnes à développer, souvent très tôt dans leur vie, une dépendance à l'alcool comme substitut d'une dose de sucre dont l'effet attendu est ultrarapide[4]. En somme, plusieurs dépendances nocives auraient leur origine dans une prédisposition à l'hypoglycémie. Les baisses subites d'énergie, l'irritabilité, les tremblements, l'anxiété chronique, la fragilité émotionnelle, etc., sont autant de symptômes qui entraîneraient la prise de sucre, d'alcool et de divers stimulants ou drogues tels que la caféine, les benzodiazépines et les narcotiques. Les hypoglycémiques y auraient recours afin de calmer des symptômes physiques, nerveux et psychologiques très désagréables pouvant les empêcher de vivre et de travailler normalement.

Le Dr Stephen Gyland[5], après s'être rétabli, en 1957, d'une grave hypoglycémie l'ayant débilité pendant plusieurs années, fit un relevé des habitudes alimentaires (boire et manger) de plus de 600 patients chez lesquels il avait diagnostiqué l'hypoglycémie. Il est très révélateur de constater que:

- 40% d'entre eux avaient une faim insatiable et excessive;
- 17% mangeaient irrégulièrement (15% ne déjeunaient pas);
- 86% ressentaient un désir incontrôlable de sucreries et de féculents;
- 84% prenaient de 2 à 20 tasses de café chaque jour;
- 71% prenaient de 2 à 8 tasses de thé quotidiennement;
- 66% buvaient de 1 à 10 bouteilles de cola par jour;
- 36% consommaient des boissons gazeuses;
- 31% prenaient de la bière quotidiennement;
- 17% buvaient du vin quotidiennement;
- 28% prenaient du whisky chaque jour;
- et la majorité, on s'en doute, fumait énormément.

De plus, le lien existant entre l'hypoglycémie et les toxicomanies est encore plus probant lorsqu'on constate que l'induction en sens inverse est aussi possible et vérifiable. Ainsi, l'état de dépendance au sucre, à l'alcool et à d'autres drogues, vécu à plus ou moins long terme, favoriserait chez la plupart des individus l'apparition d'une hypoglycémie plus ou moins sévère ou l'aggravation d'une hypoglycémie latente[6]. De telles habitudes chroniques nocives sollicitent de façon soutenue le métabolisme du pancréas, du foie et des surrénales, mécanismes interdépendants qui entrent en jeu dans la régulation du taux de sucre dans le sang. Danièle Starenkyj, dans *Le mal du sucre*[7], décrit bien ce processus de dysrégulation progressive:

«Une surcharge de sucre attaque le pancréas et l'amène à une hypersensibilité qui l'entraîne à détruire le glucose du sang; alors que le café, le thé, les colas et le tabac (et autres drogues) épuisent les surrénales qui ne réussissent plus à élever le glucose du sang, alors que la farine blanche et l'alcool affaiblissent le foie qui n'arrive plus à stocker correctement puis à relâcher le glucose dans le sang [...]»

CONSÉQUENCES DU LIEN ENTRE LA DÉPENDANCE AU SUCRE ET LES DROGUES

Plusieurs adolescents et jeunes adultes souffrant d'une hypoglycémie latente ou effective pourraient, en connaissant mieux leur état et en apprenant à contrôler leur taux de sucre dans le sang, éviter de devenir rapidement dépendants de l'alcool ou d'autres drogues et, conséquemment, minimiser leurs risques de sombrer dans la toxicomanie.

Voilà pourquoi tout programme de prévention en toxicomanie devrait tenir compte, en plus des facteurs familiaux, psychosociaux et émotionnels qui lui sont inhérents, de la réalité prédisposant à la dépendance au sucre. **L'intervention préventive devrait favoriser, auprès de la clientèle adolescente et jeune adulte (et des parents), la diffusion de l'information concernant la souffrance hypoglycémique à travers ses symptômes et son cercle vicieux.** Elle devrait faciliter le dépistage de l'hypoglycémie en rendant accessibles des questionnaires spécialisés et des tests sanguins, et elle devrait promouvoir une alimentation saine et équilibrée incluant une sensibilisation aux sources de bons sucres dans les aliments.

Il est regrettable qu'un important taux d'ex-alcooliques ou ex-toxicomanes, une fois leur cure de désintoxication terminée, rechutent après avoir fait tant d'efforts sincères pour s'en sortir, à cause de ce lien ignoré ou banalisé entre la dépendance au sucre et la dépendance aux autres drogues. Ils succombent à leurs anciennes habitudes destructrices parce qu'ils ne peuvent plus supporter la souffrance reliée à la réapparition des symptômes physiologiques et psychologiques qui les incitaient à consommer avant leur cure. Ces symptômes reviennent en force, car la majorité des ex-toxicomanes en postcure sont des hypoglycémiques qui s'ignorent. Ils ont tendance à augmenter leur consommation de cigarettes, de café, puis à se gaver de boissons gazeuses et de sucreries sous toutes leurs formes: chocolats, pâtisseries, crèmes glacées, sirop d'érable et autres. C'est ainsi que, malgré eux, ils en arrivent à nourrir le cercle vicieux débilitant et désespérant de l'hypoglycémie et que, très rapidement, ils rechutent dans la toxicomanie.

Ces personnes ignorent qu'après la cure elles sont tout aussi intoxiquées par le sucre que par les autres drogues et que cette nouvelle dépendance leur colle encore à la peau et les affecte au plus profond de leur être. Elles ne savent pas, comme le relève Danièle Starenkyj[8], citant le Dr Abram Hoffer, **que la dépendance au sucre est tout aussi néfaste qu'une dépendance à l'alcool ou une dépendance à une autre drogue, et qu'elle implique une accoutumance tant psychologique que physiologique**. Elles ignorent également que cette dépendance aux sucres nécessite, comme toutes les autres dépendances à une drogue, un processus de sevrage graduel et supervisé ainsi qu'un programme d'hygiène alimentaire et d'hygiène de vie, sans café, sans alcool et sans sucreries, permettant de régulariser la sécrétion d'insuline responsable du contrôle du taux de sucre dans le sang.

Ces dernières années, nous accueillons une clientèle de plus en plus nombreuse d'ex-alcooliques et d'ex-toxicomanes. On ne sait pas par quel tour de force ces gens ont réussi durant la phase de postdésintoxication (pendant parfois trois ans ou plus) à ne pas rechuter dans la drogue ou l'alcool, malgré les symptômes déroutants de l'hypoglycémie. La majorité de ces personnes ont enduré des tourments insoupçonnés. Plusieurs ne peuvent réintégrer le marché du travail en raison d'une fatigue extrême et de fréquentes difficultés de concentration et pertes de mémoire. Devenant de moins en moins capables de travailler, elles perdent confiance en leurs possibilités. S'orienter vers une nouvelle carrière paraît alors impossible.

Certaines personnes ont de la difficulté à entretenir des relations harmonieuses avec leur entourage. Parmi celles-ci, plusieurs tentent de survivre à un divorce pénible dans un contexte de grande dépendance affective. D'autres, aux prises avec des comportements résiduels de violence verbale ou psychologique, n'arrivent pas à les contrer complètement, malgré des stages de thérapie spécialisée. En phase des baisses insidieuses de sucre, elles manifestent trop souvent une agressivité et une irritabilité qui leur échappent, comme si la déprime hypoglycémique venait mettre de l'huile sur le feu, attiser un sentiment de vulnérabilité ou aviver des blessures profondes non encore résolues.

Enfin, d'autres personnes souffrant de phases changeantes d'humeur (cyclothymiques) et dont le comportement laisse croire à un début de psychose maniaco-dépressive vont en dernière instance consulter un psychiatre. La plupart d'entre elles, malgré un traitement au lithium ou aux antidépresseurs, ne profiteront d'aucune amélioration significative parce que la source de leur malaise réside dans l'hypoglycémie.

SUGGESTIONS ET CONSEILS PRATIQUES

Pour favoriser un rétablissement optimal des alcooliques et des toxicomanes, il est primordial de reconnaître au cours des phases de cure et de postcure la présence d'une hypoglycémie plus ou moins grave ou, tout au moins, d'une dépendance au sucre. Il est important de considérer cette dépendance au sucre, affirmait sans hésitation le Dr Abram Hoffer, dans son ouvrage *Orthomolecular Nutrition,* comme une toxicomanie puissante qui implique des «symptômes de sevrage typiques aussi graves que ceux qui accompagnent le sevrage de n'importe quelle autre drogue[9]». Il ajoute: «La seule différence entre la dépendance à l'héroïne et la dépendance au sucre est que le sucre n'a pas besoin d'être injecté; il peut être consommé immédiatement parce qu'il est disponible et qu'il n'est pas considéré comme une plaie sociale.»

Le Dr Hoffer note, par ailleurs, qu'en raison de la forte dépendance créée par le sucre, la majorité «des gens réagissent avec violence et agressivité» dès qu'on leur parle d'écarter de leur assiette les mauvais sucres. Dans le même sens, le Dr John Tintera conclut[10], après plusieurs années de recherche sur le déséquilibre glandulaire et le facteur hypoglycémique, que:

> «[…] de loin, la partie la plus importante du rétablissement de l'alcoolique est la restriction (complète) d'hydrates de carbone à

absorption rapide. Si cette règle n'est pas suivie, l'alcoolique sera prédisposé à des problèmes qui sembleront provenir de sources émotionnelles et psychiatriques[...] alors qu'en réalité[...] elles sont de source physiologique. »

Il ajoute que l'alcoolique qui est abstinent depuis de nombreuses années et qui ignore son hypoglycémie « continuera à souffrir des effets de l'hypoglycémie ».

Voilà pourquoi toute cure de désintoxication devrait s'attaquer à l'alimentation. Elle devrait favoriser des habitudes alimentaires précises et saines permettant de minimiser les rages de sucreries et de café et de réduire ainsi de façon optimale les chutes de glucose dans le sang. Pour cela, les centres de rétablissement et de désintoxication devraient[11] :

- Fournir à leurs bénéficiaires des menus équilibrés s'inspirant du *Guide alimentaire canadien,* en prenant soin toutefois d'éviter de surcharger le repas en féculents et en veillant par ailleurs à augmenter la consommation de légumes verts et de protéines végétales (légumineuses). Les repas doivent être pris à des heures régulières.
- Servir des collations riches en protéines et en féculents comme du fromage avec des biscottes de seigle, pour faciliter la stabilisation du taux de sucre dans le sang entre les repas.
- Offrir comme boissons des substituts de jus, de café ou de boissons gazeuses, offrir de préférence du café de céréales, des boissons à base de produits laitiers, des infusions, des tisanes fruitées ou de l'eau aromatisée avec des morceaux de citron, orange, etc.
- Proposer des desserts santé inspirés des recettes offertes par l'AHQ et par le Centre HYPOTALQ ou issues de plusieurs autres livres sur le marché ; des desserts à base de fruits, de céréales complètes, de noix et de produits laitiers.
- Suggérer une supplémentation en vitamines et en minéraux adaptée aux besoins individuels afin de supporter les systèmes glandulaires et nerveux affaiblis par le stress, les drogues et les déficiences.

> Les Drs Joan M. Larson et Joseph D. Beasly, médecins américains spécialisés dans le soutien médical et nutritionnel des personnes dépendantes du sucre, de l'alcool et de différentes autres drogues, incluent dans leurs programmes de désintoxication[12] une supplémentation en micronutriments riche en vitamines du complexe B (surtout les vitamines B_1, B_3 et B_6), en vitamines C et E, en sélénium, en chrome, en zinc, en manganèse, en magnésium, en potassium et en calcium ; ils proposent une aide nutritionnelle riche en glutamine[13] et autres acides aminés ainsi qu'en acides gras essentiels.

Grâce à cette aide complémentaire (intégrée aux soins ordinaires) offerte par les divers centres, les personnes hypoglycémiques auront la possibilité d'obtenir une désintoxication optimale, d'abord en désensibilisant leur pancréas aux sucres qui s'absorbent rapidement, en comblant les nombreuses déficiences nutritionnelles, puis en tonifiant le foie et en renforçant les surrénales. Voilà autant d'opportunités pour elles de régulariser leur système glandulaire, d'atténuer leur vulnérabilité au stress, de retrouver leur santé et enfin de ne plus être victimes de symptômes les incitant à consommer de nouveau.

En attendant que les centres de désintoxication répondent à ces besoins, les services du Centre HYPOTALQ constituent une ressource précieuse pour les ex-toxicomanes nouvellement sortis de leur cure. Cet organisme pourra les aider dans leur sevrage des mauvais sucres, du café et de la cigarette. Au fil des mois, grâce aux consultations spécialisées en nutrition et en psychologie et grâce aux cours sur l'hypoglycémie, ces personnes pourront retrouver progressivement un mieux-être physique et émotionnel.

Reprenant vitalité et confiance en elles-mêmes, elles pourront compléter leur réhabilitation au sein des groupes de thérapie cognitive et behaviorale qui leur sont destinés en postcure. Mieux outillées et moins perturbées par des phases insidieuses d'irritabilité et d'agressivité induites en grande partie par des chutes imprévisibles de glucose, elles pourront, à l'aide de la motivation, de la vigilance et de meilleurs outils de communication, entretenir des relations interpersonnelles plus harmonieuses et plus nourrissantes.

C'est ainsi qu'elles sauront davantage, au fil des ans, puiser leur bonheur à l'intérieur d'elles-mêmes. Imprégnées d'une nouvelle force spirituelle et d'une paix intérieure, elles auront de moins en moins besoin de béquilles nocives sur lesquelles s'appuyer pour goûter la vie et se sentir «vivantes».

CHAPITRE VIII

L'hypoglycémie, les états anxio-dépressifs et la dépendance aux médicaments

par Odette Bouchard

Trop fréquemment, des personnes n'ayant soupçonné que tardivement leur hypoglycémie consomment pendant plusieurs années, et le plus souvent inutilement, des somnifères, des anxiolytiques (tranquillisants) ou des antidépresseurs. Lorsqu'elles arrivent à l'AHQ et au Centre HYPOTALQ, elles portent l'empreinte de souffrances morales, physiques et psychologiques insoupçonnées. Elles ont enduré les effets secondaires de médicaments qui n'étaient pas adaptés à leur condition. Malheureusement, plusieurs d'entre elles en sont devenues physiquement ou psychologiquement dépendantes et les nombreuses tentatives ratées de sevrage les ont plongées dans une détresse encore plus profonde.

LE LIEN ENTRE L'HYPOGLYCÉMIE ET CERTAINS ÉTATS ANXIO-DÉPRESSIFS

Pendant plusieurs années, parfois même plus de 20 ans, ces hommes et ces femmes[1] ont été étiquetés de façon méprisante comme hystériques, névrosés ou comme fous ou folles impossibles à soigner! Que de souffrances inutiles et inacceptables! Car dans la majorité des cas, **la principale cause de ces états anxio-dépressifs était une hypoglycémie non diagnostiquée ou une intolérance au sucre, associée ou non à des allergies cérébrales ou à des affections digestives particulières**[2].

Bien sûr, il n'est pas toujours facile pour le corps médical de diagnostiquer la nature des divers états anxio-dépressifs, en dehors des situations de crise où la personne est suicidaire, aux prises avec des hallucinations ou dangereusement angoissée et agressive. Est-ce que les symptômes ressentis par la personne appartiennent à une névrose «actuelle» d'angoisse ou à une névrose réactionnelle reliée à un traumatisme[3]? Est-ce une névrose essentiellement phobique ou obsessionnelle? Est-ce une véritable dépression incluant des états anxieux et des problèmes d'insomnie? Ou bien est-ce une phase dépressive appartenant à une psycho-maniaco-dépression? L'état d'anxiété chronique ne serait-il pas plutôt le signe d'une maladie organique (tumeur glandulaire, hyperthyroïdie, maladie des surrénales, etc.) ou la conséquence de l'abus de certains médicaments (anxiolytiques, hormones, stimulants, etc.)? Enfin, l'anxiété chronique ne serait-elle pas la résultante de conflits émotifs non résolus?

En somme, très souvent, le portrait symptomatique n'est pas clair. Les facteurs étiologiques pouvant expliquer la présence chronique de symptômes d'angoisse, de fatigabilité, d'insomnie, d'irritabilité, de lassitude, de perte de concentration, de sentiments de vulnérabilité et d'inutilité ainsi que la présence de troubles digestifs variés et d'autres affections ne sont pas faciles à cerner.

Notre intention ici n'est pas de faire le procès du soutien médical et psychiatrique apporté aux personnes aux prises avec de telles problématiques. Nous savons pertinemment que grâce à la vigilance d'omnipraticiens vigilants et compétents, plusieurs personnes ont eu la chance de guérir d'une maladie dépressive au moyen d'une médication adaptée à leurs besoins. D'autres ont pu profiter, sous supervision psychiatrique, d'un rééquilibrage de phases alternées et cycliques de dépression et d'excitation outrée (appartenant aux maladies bipolaires[4]) à l'aide de sels de lithium et de diverses autres médications. Enfin, d'autres personnes souffrant de symptômes alarmants de panique[5] et d'anxiété ont pu reprendre leur vie normale et retrouver un sommeil réparateur grâce à des médicaments bien choisis et bien dosés, des somnifères ou des tranquillisants mineurs et autres, prescrits pour de courtes périodes. Et lorsque le temps est venu de cesser de prendre ces médicaments, ces personnes ont reçu de l'aide pour supporter en douceur les effets secondaires rattachés au sevrage.

Malheureusement, notre expérience clinique nous amène à constater que parfois les professionnels de la santé négligent d'offrir un support psychologique d'approche psychosomatique à des personnes souffrant d'anxiété chronique. Par ailleurs, nous déplorons le fait que par ignorance, par inconscience ou, pire encore, au nom d'une certaine conviction médicale et psychiatrique, on refuse encore aujourd'hui de manière presque systématique de considérer le rôle potentiel de l'hypoglycémie et de l'intolérance au sucre dans le développement d'humeurs dépressives, de certains états de panique, d'angoisse et d'agressivité. Trop de personnes nous arrivent profondément hypothéquées et triplement dépendantes du sucre, des médicaments et d'autres stimulants tels que le café ou l'alcool. Le Centre HYPOTALQ est leur dernier espoir pour se sortir de l'enfer d'une triple intoxication. Il les aidera à comprendre l'impact négatif de baisses anormales et draconiennes de sucre sur leur humeur, leurs attitudes et leur vitalité. Il les sensibilisera à l'importance de bien contrôler leur glycémie et d'éliminer toute allergie insidieuse pour régulariser leurs émotions et retrouver un mieux-être physique et mental. Il les aidera à privilégier le sevrage des sucres, de l'alcool et du café avant d'entreprendre toute nouvelle phase de sevrage des tranquillisants.

Ce chapitre a donc pour but de sensibiliser les professionnels de la santé à cette réalité encore trop souvent ignorée qu'est l'hypoglycémie dans le profil étiologique de l'anxiété et de la dépression. Il a aussi comme objectif d'aider toutes ces personnes qui, pendant plusieurs années, allant de médecin en médecin et de traitement en traitement, ont subi l'incompréhension et la surmédication. Certaines ont vu plus de la moitié de leur vie ainsi gâchée.

En premier lieu, nous tenterons de saisir comment les gens en arrivent à souffrir d'une telle dépendance aux médicaments. Existe-t-il véritablement un lien entre certaines tendances névrotiques et l'hypoglycémie?

Par la suite, nous proposerons des solutions pour aider les personnes à se débarrasser de leur double dépendance au sucre et aux tranquillisants[6], selon un modèle inédit de soutien multidisciplinaire.

DE L'HYPOGLYCÉMIE AUX ANXIOLYTIQUES ET AUX ANTIDÉPRESSEURS

Les hypoglycémiques qui s'ignorent et qui subissent depuis des années les effets d'une courbe plate ou d'une courbe réactionnelle (*voir le graphique II, p. 68*) se sentent constamment dépressifs ou cyclothymiques. Ainsi, les personnes dites maniaco-dépressives peuvent facilement passer d'un état d'agitation anxieuse à un état de déprime totale avec parfois des pensées suicidaires[7]. Elles ressentent une extrême vulnérabilité au stress et traversent d'inhabituelles poussées agressives.

En période de stress intense ou répété, ces personnes, qui n'ont pas eu la chance d'obtenir un diagnostic complet expliquant leur fragilité mentale et émotionnelle, perdent pied. Par instinct de survie et en raison de leur dépendance au sucre, elles se gavent encore plus de sucres vides (boissons gazeuses, confitures, chocolat, pâtisseries) et de stimulants (thé, café, etc.). Un tel comportement a pour conséquence de nourrir l'anxiété et de générer un ensemble de symptômes psychologiques de plus en plus angoissants et déprimants. Voilà comment s'installe le cercle vicieux de la pseudo-dépression, de la pseudo-névrose anxieuse ou de l'hypoglycémie dite névrotique!

Avec ce double profil de symptômes psychologiques, il n'y a qu'un pas à franchir pour que le médecin ou le psychiatre collent à ces personnes une étiquette de neurasthéniques, de dépressives notoires, d'anxieuses chroniques ou même de psychotiques ou de maniaco-dépressives. Un tel diagnostic est malheureusement posé de manière hâtive et malencontreuse, parce qu'on néglige de prendre en considération la facette importante que représente l'hypoglycémie, associée ou non à des allergies alimentaires.

En effet, parmi l'ensemble des symptômes nerveux et psychologiques qui caractérisent l'hypoglycémie, les Drs Carl C. Pfeiffer, Seale Harris, E.W. Abrahamson, Abram Hoffer et Emmanual Cheraskin, tous cliniciens spécialistes de l'hypoglycémie et pionniers de la psychiatrie orthomoléculaire[8], mentionnent l'insomnie, la sudation, les étourdissements, les vertiges, les difficultés de concentration et les pertes de mémoire, l'instabilité émotionnelle, les accès d'agressivité, les tremblements et les convulsions, les envies de pleurer, les palpitations, les crampes, les états intermittents d'anxiété et surtout la grande vulnérabilité au moindre stress. Il arrive parfois que des symptômes plus perturbants de neurasthénie, d'angoisse et d'anxiété chronique ainsi que des états phobiques, de panique ou même d'hallucinations accompagnent une hypoglycémie plus grave.

Les résultats des recherches cliniques des médecins et psychiatres T.C. Randolph, Carl C. Pfeiffer, Michael Lesser et Tom Blaine, vétérans de la psychiatrie nutritionnelle, tendent à démontrer avec de plus en plus de certitude, en accord avec la recherche bio-psycho-immunitaire, que certains types d'hypoglycémies plus graves seraient associés à des allergies cérébrales[9] : allergies causées en partie par l'exposition à des substances allergènes variées (pollen, caséine et autres unités alimentaires) ou à des polluants environnementaux toxiques (additifs alimentaires, plomb, mercure, etc.) auxquels se joindraient des déficiences nutritionnelles spécifiques. Ces allergies cérébrales impliqueraient un déséquilibre métabolique en oligo-éléments (zinc, chrome, manganèse, etc.), en vitamines (B_6, B_3) ou en certains nutriments ou composés chimiques unitaires (enzymes, histamines, etc.). Il s'agirait, dans cette forme d'hypoglycémie, d'un déséquilibre biochimique subtil qui s'ajouterait au stress chronique indéniable d'un cerveau privé de glucose et d'oxygène et d'un affaiblissement du système immunitaire relié à des surrénales épuisées[10].

D'autres chercheurs cliniciens en hypoglycémie – les Drs Harvey Ross, Harry Salzer, Seale Harris, Stephen Gyland – ainsi qu'en nutrition orthomoléculaire – les Drs Abram Hoffer et Linus Pauling – confirment ce lien entre l'hypoglycémie et les allergies cérébrales avec encore plus d'acuité. Ils affirment que certaines anomalies métaboliques associées à l'incapacité physiologique évidente d'une grande partie de la population à supporter le stress de la dépendance au sucre seraient en cause dans l'alcoolisme et une grande majorité d'affections nerveuses[11].

C'est pourquoi, au début de ce troisième millénaire, ne pas tenir compte de telles conclusions et refuser d'offrir un traitement orienté en fonction des correctifs d'ordre nutritionnel et oligo-thérapeutique joints à une meilleure gestion globale du stress dans la vie, c'est retourner trop facilement et sans scrupule les personnes qui souffrent d'une «pseudo-névrose hypoglycémique» dans le cercle vicieux et infernal d'une médication le plus souvent injustifiée et qui ne règle rien[12]. En effet, un traitement aux antidépresseurs ou aux anxiolytiques mal ciblé et non accompagné d'autres supports complémentaires (psychologiques, nutritionnels et d'hygiène de vie) entraîne la plupart du temps des effets secondaires plus déstabilisants que les problèmes pour lesquels il avait été prescrit au départ. Il prive les personnes de leur vitalité résiduelle et de toute leur autonomie. Un premier mal est remplacé par un autre qui est pire encore et dont plusieurs personnes ne se sortiront jamais, à moins qu'elles aient la chance de rencontrer un professionnel de la santé ouvert à la question de l'hypoglycémie ou de l'intolérance au sucre.

Pour tous ceux qui refusent de croire que l'hypoglycémie non soignée peut mener jusqu'à la névrose ou à certains états limites (psychoses), nous citerons le psychiatre américain Michael Lesser[13] qui, à la suite de plusieurs années de recherches cliniques, déclara en 1987 à propos de la névrose et de l'hypoglycémie que «l'une accompagne l'autre. Chacune est une expression de l'autre à un niveau différent». Selon ce chercheur, il y aurait une étroite corrélation entre l'hypoglycémie et la névrose, en raison même des perturbations métaboliques cérébrales et des réactions adrénergiques[14] reliées à des baisses anormales du taux de sucre dans le sang.

UNE DOUBLE DÉPENDANCE QUI EXIGE UN DOUBLE SEVRAGE

À l'exception des cas nécessitant un soutien de pointe pour soulager une anxiété insoutenable ou un état agressif ou dépressif alarmant, trop de personnes hypoglycémiques, non informées de leur désordre métabolique, prennent inutilement des tranquillisants ou des antidépresseurs. Ces dernières années, de nouveaux antidépresseurs antiobsessionnels et antipaniques tels que Prosac, Paxil, Zoloft, Effexor, Celexa, etc., ont été prescrits par les médecins de façon inconsidérée.

Les personnes souffrantes prennent ces médicaments en situation d'urgence, sans avoir été mises au courant des effets secondaires et des risques qui leur sont inhérents. Elles les prennent surtout pendant de trop longues périodes. **Dans la première phase du traitement, on néglige trop souvent de leur suggérer un soutien psychologique adéquat qui leur permettrait de découvrir les circonstances ayant pu déclencher la crise**[15]. Elles négligent de soigner leur hygiène de vie (alimentation, détente et exercice), de remonter aux causes physiologiques ou psychologiques premières. Elles deviennent dépendantes des médicaments : doublement dépendantes, physiologiquement ou psychologiquement, parce qu'elles sont hypoglycémiques et que, par surcroît, certains antidépresseurs ont des effets plus ou moins hypoglycémiants dans les premiers mois du traitement (source : *Compendium des produits pharmaceutiques*).

Selon l'auteur Danièle Starenkyj et le Dr Carl Pfeiffer[16], certains tranquillisants et la plupart des antidépresseurs causeraient – comme certains autres produits et drogues tels que les diurétiques, l'aspirine, les anovulants, la nicotine, la caféine, la cocaïne, les amphétamines et les barbituriques – une hypoglycémie iatrogène, c'est-à-dire qui prendrait sa source dans l'effet secondaire hypoglycémiant du médicament lui-même. Voilà pourquoi la dépendance peut s'installer rapidement et que le sevrage peut être si difficile. Contrairement aux tranquillisants, il n'a pas été démontré que les antidépresseurs créaient une dépendance physique. Ils peuvent cependant entraîner une dépendance psychologique et, potentiellement, une accoutumance physiologique en raison de leur effet modulatoire de la glycémie.

Avant de décrire les principales phases de sevrage et de présenter les conseils pertinents pour réussir à se libérer des tranquillisants et d'autres drogues, il faut rappeler les cinq points suivants aux personnes hypoglycémiques dépendantes des anxiolytiques ou des somnifères :

- il existe des solutions de remplacement à la dépendance aux tranquillisants, au sucre et aux autres drogues ;
- une aide multidisciplinaire complémentaire (médicale, psychologique, diététique et psychosociale) est essentielle au cours du sevrage ;

- des symptômes physiques et psychologiques souvent déroutants sont associés au sevrage de toutes les drogues;
- il est possible de se défaire progressivement et à son rythme de sa dépendances et de ressortir de cette expérience doublement gagnant;
- on peut s'inspirer du modèle de soutien qui suit pour entamer tout processus de sevrage et éviter ainsi d'inutiles tâtonnements et rechutes.

MODÈLE INÉDIT DE SOUTIEN POUR LE SEVRAGE DES MAUVAIS SUCRES ET DES MÉDICAMENTS

Afin d'éviter tout échec au cours d'une première tentative de sevrage des médicaments, il est primordial que la personne hypoglycémique fasse appel à un soutien professionnel reconnu et qualifié. Un tel service, sécuritaire et respectueux des rythmes individuels de sevrage, devrait comprendre trois phases essentielles:

1° une phase préparatoire (présevrage) ou de contrôle de la glycémie (tableau 23);

2° une phase de sevrage proprement dit ou d'arrêt complet de la médication (tableaux 23 et 24);

3° une phase complémentaire de consolidation (postsevrage) ou d'acquisition d'une autonomie optimale (tableaux 23 et 25).

Ces trois phases, qui sont en étroite relation, ont pour but de permettre à la personne de se départir dans un premier temps de sa dépendance au sucre puis, ultérieurement, de sa dépendance aux médicaments, grâce aux services complémentaires et interdépendants d'une consultante en hypoglycémie, d'un médecin, d'un psychothérapeute et de divers groupes de soutien. Ce support à la fois global et multidisciplinaire est essentiel pour que la personne puisse surmonter progressivement et en toute confiance les symptômes physiques et psychologiques inévitables qui sont associés au processus de sevrage. De plus, il lui apportera une plus grande autonomie et de nouvelles habiletés pour une meilleure prise en charge de sa santé physique, mentale et émotionnelle.

TABLEAU 23

Modèle de soutien pour les hypoglycémiques dépendants des médicaments et d'autres drogues

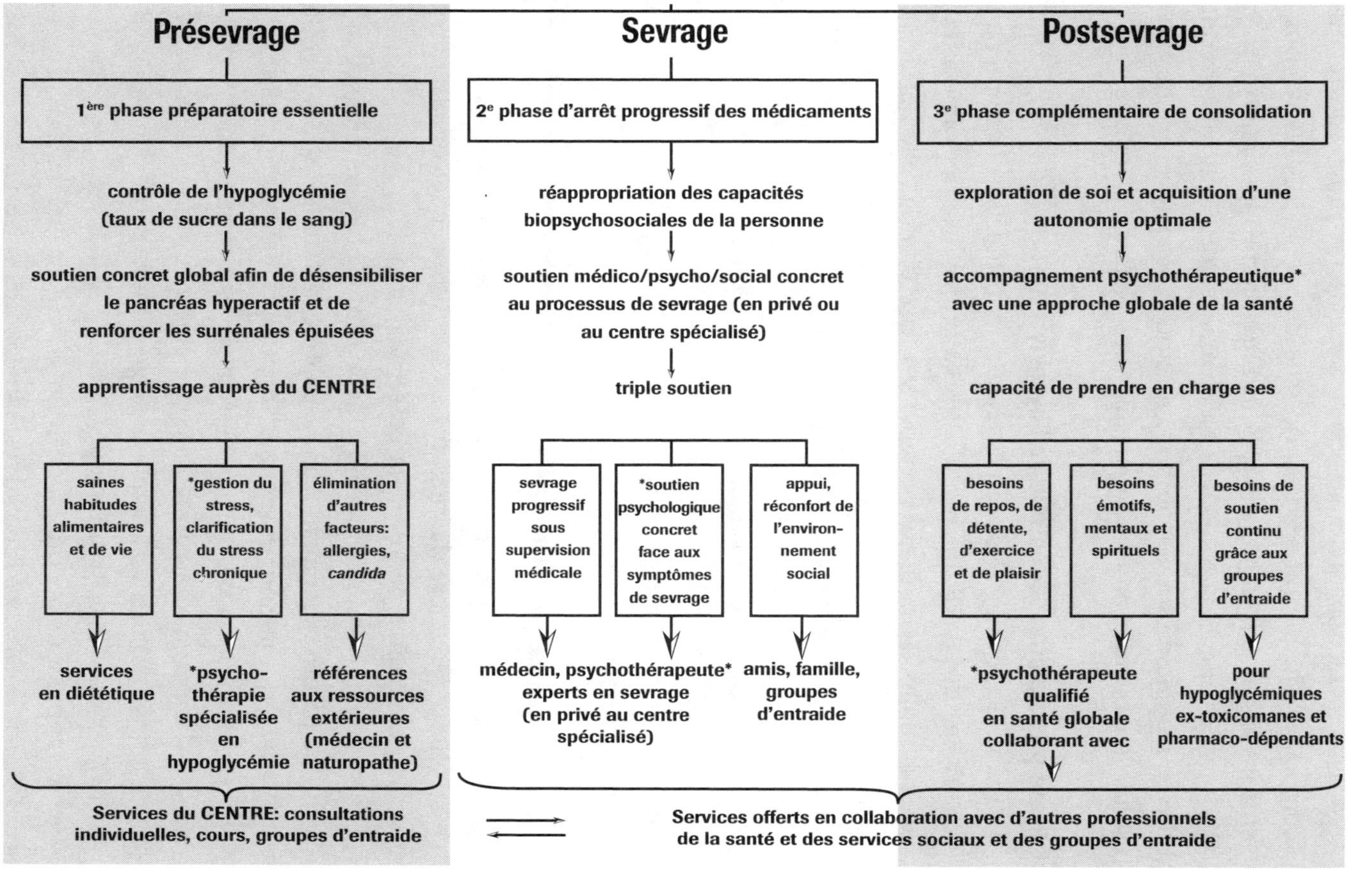

Dans la section qui suit, nous décrirons les principales étapes qui composent chaque phase du processus de sevrage. Nous verrons quels en sont les principaux objectifs, nous présenterons les outils de travail ou les services spécifiques rattachés à chaque étape. Pour mieux comprendre ce modèle de soutien au sevrage, nous vous suggérons de bien consulter le tableau synthèse de chacune des phases du sevrage.

Phase préparatoire : le contrôle de l'hypoglycémie

La phase de sevrage des mauvais sucres constitue la phase préparatoire au sevrage des médicaments; elle vise à préparer la personne à traverser avec le moins d'embûches possible la phase ultime, celle de l'arrêt complet des médicaments. Cette première phase a aussi pour but d'aider la personne à reconnaître le rôle capital que joue l'hypoglycémie dans son déséquilibre physique, mental et émotionnel, à comprendre l'effet néfaste des baisses de sucre dans le maintien de sa dépendance aux médicaments et aux autres drogues. Enfin, durant cette phase préparatoire, la personne aura tout le soutien requis du Centre HYPOTALQ pour amorcer le contrôle de sa glycémie.

Dans un premier temps, sur une période de 8 à 12 semaines, la personne obtiendra de l'aide concrète pour :

- confirmer ou infirmer, à l'aide d'outils de dépistage (questionnaire et tests sanguins), la présence d'une forme quelconque d'hypoglycémie qui a pu jusque-là passer inaperçue ;
- ne pas conclure prématurément à l'absence d'intolérance au sucre à partir uniquement d'un résultat négatif au test sur papier buvard, test qui mesure davantage l'hypoglycémie réactionnelle[17] ;
- compléter, s'il y a lieu, ce premier test (non significatif) par le test d'hyperglycémie provoquée de cinq heures afin de mesurer d'autres formes de déséquilibres glycémiques ou d'intolérances aux sucres d'ingestion rapide ;
- apprendre à contrôler progressivement ses baisses de sucre à l'aide de saines habitudes alimentaires et de vie[18].

Durant cette période, la personne encore dépendante des médicaments aura besoin d'acquérir des connaissances sur les aspects diététiques et psychophysiologiques de l'hypoglycémie. Elle aura besoin de recevoir des conseils spécialisés d'une consultante en hypoglycémie du Centre HYPOTALQ pour adapter à sa situation les nouvelles informations, pour mettre au point ses collations, pour faire au moment opportun le sevrage du café, de la cigarette[19] et des autres stimulants.

Pour la majorité des personnes, cette première étape de désensibilisation du pancréas hyperactif, orientée vers l'acquisition de nouvelles habitudes alimentaires et une répartition équilibrée des repas et des collations, ne sera pas suffisante. Ces personnes encore très instables sur les plans physique et émotionnel (dont les surrénales sont fortement hypothéquées depuis plusieurs années) auront besoin, pour stabiliser leurs émotions et consolider leur système glandulaire, de tenir compte de deux facteurs très importants liés au mécanisme de la régulation des sucres, à savoir:

- le rôle déterminant des «surrénales épuisées» dans la persistance des chutes anormales de glucose dans le sang;
- la récurrence éventuelle (dans certains cas) de certains symptômes d'anxiété, d'étourdissements, de palpitations, malgré des changements alimentaires importants et une meilleure hygiène de vie.

Grâce à des consultations individuelles avec la psychothérapeute spécialisée en hypoglycémie, le Centre HYPOTALQ pourra aider la personne:

- à saisir le lien étroit qui existe entre le pancréas, les surrénales et l'ensemble des autres glandes[20] dans l'harmonisation du taux de sucre dans le sang et dans la régulation des émotions;
- à prendre conscience de l'épuisement de ses glandes surrénales et à reconnaître que cette situation la rend hypersensible au stress courant de la vie, plus vulnérable aux grandes épreuves et aux conflits émotionnels et plus fragile aux infections;
- à comprendre enfin comment s'installe le cercle vicieux qui maintient et aggrave l'hypoglycémie.

De plus, la personne sera sensibilisée:

- aux effets hypoglycémiants de plusieurs médicaments dont, en particulier, les antidépresseurs qui ont comme conséquence, dans plusieurs cas, d'entretenir beaucoup de symptômes anxio-dépressifs[21];
- à la présence possible d'intolérances alimentaires et d'allergies cérébrales jusque-là insoupçonnées qui, à leur tour, créent des symptômes semblables à ceux de l'hypoglycémie ou viennent les alimenter.

Forte de ces nouvelles connaissances, la personne sera invitée:

- à prendre soin de ses glandes surrénales, puis à les renforcer; à profiter au fil des semaines des bienfaits d'une meilleure hygiène de sommeil, de détente et d'exercice;
- à développer de nouvelles attitudes face à la vie et au plaisir;
- et enfin, à observer, puis à apprécier l'instauration graduelle d'un mieux-être.

Grâce à un soutien psychologique de pointe, elle sera encouragée à identifier, puis à résoudre à son rythme tout conflit émotionnel et tout stress de fond chronique[22] qui épuiserait ses surrénales et entretiendrait ses symptômes d'instabilité physique, mentale et émotionnelle.

Si, après quatre ou six mois d'une meilleure gestion du stress au quotidien, dans un contexte où on ne soupçonne aucun stress de fond majeur, la personne ressent toujours des symptômes importants d'anxiété et de dépression, elle pourra alors être dirigée vers des ressources extérieures compétentes: un médecin qui utilise une approche holistique ou tout autre praticien spécialisé dans le dépistage et le traitement d'allergies, d'intolérances alimentaires, d'infections virales, bactériennes ou à champignons susceptibles d'affecter sérieusement les systèmes vasculaire, nerveux, digestif, respiratoire ou musculaire[23].

La personne hypoglycémique qui consomme des tranquillisants, des somnifères ou des antidépresseurs peut avoir besoin de plusieurs semaines (de 12 à 32 semaines) parfois, de plusieurs mois (de 9 à 24 mois) avant de réussir à mieux régulariser son taux de sucre, à renforcer son système immunitaire et, dans certains cas, à neutraliser ses allergies.

Mais dès que la personne commencera à se sentir plus solide physiquement et psychologiquement, elle pourra envisager, après une période de stabilisation, de mettre de côté les médicaments. Elle sera alors prête à passer à la deuxième phase de sevrage : celle de l'abandon de tous ses médicaments.

Phase d'abandon progressif des médicaments : la réappropriation des capacités biopsychosociales

Voici la phase où la personne délaisse progressivement les médicaments dont elle est dépendante. Elle fait suite à la phase initiale de sevrage des mauvais sucres, laquelle visait un meilleur contrôle de la glycémie. Cette nouvelle phase requiert absolument le soutien de groupes d'entraide, d'un médecin et d'un psychothérapeute spécialisé dans le sevrage des hypnotiques, des tranquillisants, des anxiolytiques ou autres drogues.

Concrètement, à travers ce soutien multidisciplinaire, la personne se réappropriera ses capacités physiques, psychologiques et sociales ; à son rythme, elle réussira à se départir de sa dépendance aux médicaments. Le modèle d'accompagnement privilégié ici s'inspire du modèle de sevrage présenté par la pharmacienne Marie-Claude Roy dans son ouvrage intitulé *Se libérer des tranquillisants*[24]. C'est un protocole de sevrage éclairé, efficace et sécuritaire pour la personne qui ne veut plus se buter à de nouvelles tentatives ratées et désespérantes de sevrage et qui veille durant cette période à élargir son réseau de soutien[25].

Nous aborderons en premier lieu les enjeux reliés à cette phase et nous décrirons les modalités ainsi que les qualités propres aux deux principaux soutiens essentiels à sa réussite : **le soutien médical** et **le soutien psychologique et social.**

La personne qui souhaite véritablement en finir avec toute médication aura plus de chances de réussir son sevrage, et ce, avec le moins d'appréhension et d'effets secondaires possible, à la condition qu'elle ait été bien préparée physiquement et psychologiquement et qu'elle ait terminé avec succès la phase de présevrage.

Comme pour tout autre sevrage de drogue (dont le sucre), les bienfaits que la personne retirera du sevrage de médicaments seront ressentis lentement et progressivement; certaines personnes requerront une période pouvant aller jusqu'à deux ans[26].

La réussite du sevrage non seulement fera appel aux ressources intérieures de la personne, à sa patience, à sa bienveillance et à sa détermination, mais elle exigera aussi l'appui compétent de professionnels qui superviseront étroitement le sevrage. Cette réussite impliquera le soutien précieux et vital de groupes d'entraide et de la famille aussi longtemps que la personne en aura besoin. En dernier lieu, elle nécessitera un immense travail personnel; un cheminement psychologique complémentaire qui rendra la personne plus autonome. C'est la phase d'acquisition d'une nouvelle solidité où la personne est de plus en plus maîtresse de sa vie et où elle n'a plus besoin de béquilles pour conserver un équilibre précaire. Elle correspond à la phase de postsevrage, phase que nous aborderons plus loin.

Le soutien médical

Une personne qui souffre d'hypoglycémie ne **devrait jamais cesser d'elle-même et abruptement de prendre ses médicaments**, même si elle a amélioré sa santé globale et son équilibre nerveux en contrôlant mieux sa glycémie. La première aide dont elle aura besoin est celle d'un médecin compétent. La supervision du médecin lui sera essentielle pour assurer un sevrage adapté et progressif des tranquillisants ou des antidépresseurs. Ce processus permettra à son système physiologique et nerveux de retrouver graduellement son équilibre avec le minimum d'effets secondaires.

Dans *Se libérer des tranquillisants*[27], Marie-Claude Roy présente un protocole médical dont voici les grandes lignes:

- le médecin, après entente avec la personne, pourra suggérer un retrait progressif des médicaments pouvant s'étaler sur une période d'une semaine à plusieurs mois (trois mois et plus);
- il devra tenir compte de la force du médicament, de la durée et de la nature de ses effets ainsi que des réactions de sevrage propres à chaque personne;

- il devra également considérer l'état de santé de la personne, sa personnalité, la dose quotidienne de médicaments utilisée ainsi que la durée de cette utilisation.

Mme Roy propose par ailleurs, dans le cas des personnes qui ont pris pendant plusieurs années et à des doses importantes une médication de la famille des benzodiazépines[28] comme le valium, dont l'action est courte ou intermédiaire, un sevrage en deux étapes, et ce, en raison des effets de sevrage importants que l'arrêt peut occasionner.

- Elle suggère d'abord le transfert de médication, c'est-à-dire le remplacement du médicament initial par une dose équivalente de benzodiazépine à action prolongée.
- Elle propose par la suite d'effectuer le sevrage par paliers progressifs jusqu'à la dose zéro, ou un sevrage au cours duquel les doses quotidiennes de médicaments peuvent être fractionnées en deux ou quatre prises. Enfin, la quantité de médicaments est réduite par paliers de 10%, à des intervalles pouvant aller de une journée à une semaine, selon le cas.

Selon Marie-Claude Roy, même si le sevrage se fait progressivement et en douceur, le médecin et le psychothérapeute doivent absolument offrir un soutien de qualité, surtout au cours des premières semaines de retrait. Ils devraient être compréhensifs, rassurants et sécurisants, tout en laissant à la personne une certaine autonomie. Ils devraient aussi l'informer des exigences du processus de sevrage en cours ainsi que de la possibilité de réapparition des principaux symptômes physiologiques ou psychologiques reliés à l'anxiété et à la dépression. Les symptômes redondants les plus fréquents sont: les inquiétudes, les palpitations, l'agitation, l'appréhension diffuse, le sentiment de panique, les troubles de perception tactile, sonore, visuelle (hallucination), l'oppression thoracique, les maux de tête, la transpiration, les tremblements, la faiblesse musculaire, l'insomnie ainsi que l'apathie, les idées noires, la tristesse, le découragement et le sentiment d'impuissance[29].

Il arrive en effet que ces symptômes réapparaissent avec plus d'intensité dès le début du sevrage. Voilà pourquoi les personnes en situation de sevrage doivent avoir accès à un soutien qui soit disponible nuit et jour pour éviter la panique, puis la rechute éventuelle. Une telle rechute vers l'ancienne médication, accompagnée d'un besoin irrésistible de succomber aux desserts sucrés et au jus de fruits, est toujours malheureuse et surtout très douloureuse. La personne est alors envahie d'un sentiment d'échec et de honte intolérable.

Durant cette période déterminante du retrait des médicaments, une aide psychologique spécifiquement planifiée et complémentaire au support médical demeure primordiale.

Le soutien psychologique et psychosocial

Le soutien psychologique et psychosocial comporte une aide à double volet qui viendra compléter la supervision médicale. Les consultants utiliseront et suggéreront des moyens pratiques pour aider la personne à surmonter les symptômes de sevrage.

Il est intéressant de noter que tout au long du processus de sevrage, le soutien psychologique est présent de façon très particulière à chacune des phases; il représente ainsi une ressource significative pour la personne en situation de sevrage.

- À la phase préparatoire de contrôle de la glycémie, l'aide psychologique aura comme objectifs de soutenir la motivation de la personne, de clarifier avec elle les principaux facteurs de stress qui épuisent les surrénales et enfin, de détecter tout élément conflictuel ou tout stress chronique à la base du déséquilibre glandulaire.
- À la phase de sevrage des médicaments proprement dite, le soutien psychologique s'exercera parallèlement à la supervision médicale. Ce sera un appui particulièrement concret qui aura pour but d'aider la personne à traverser avec succès les difficultés reliées aux symptômes de sevrage.
- À la phase de postsevrage, il s'agira davantage d'une aide psychologique complémentaire, mais non moins capitale. Une aide

qui visera l'autonomie optimale de la personne; sa capacité de faire ses propres choix de vie et de les assumer pour son plus grand bien (un meilleur équilibre physique, mental et émotionnel). C'est une phase importante de la réadaptation.

Les tableaux 24 et 25 ont été élaborés pour montrer l'importance et la spécificité de l'accompagnement psychothérapeutique relié aux phases II et III du sevrage. Ils présentent divers moyens d'atteindre les objectifs thérapeutiques; ils proposent des balises qui peuvent aider dans le choix de psychothérapeutes qualifiés pour chaque phase de sevrage.

Voyons maintenant quelles sont les principales caractéristiques de ce soutien psychologique et psychosocial. Selon notre expertise et en accord avec Marie-Claude Roy[32], nous croyons que l'aide dont la personne en situation de sevrage aura absolument besoin (parallèlement au support médical), lorsqu'elle démarrera le retrait progressif de ses médicaments, est celle d'un psychothérapeute reconnu : psychologue, travailleur social clinicien, responsable de la désintoxication ou tout autre psychothérapeute de formation universitaire.

Il importe que le psychothérapeute qui soutiendra la personne connaisse bien non seulement la dynamique du sevrage, mais aussi l'hypoglycémie. Il doit favoriser, surtout au début de l'arrêt de la médication, une collaboration étroite avec le médecin superviseur et la consultante spécialisée en hypoglycémie.

Le psychothérapeute veillera à soutenir la personne de façon concrète tout au long de cette phase parfois déroutante, en raison de la réactivation temporaire des symptômes physiques et psychologiques associés au sevrage[33], phase qui peut s'étendre sur trois à six mois selon les besoins. Avec une attitude bienveillante et sécurisante, il lui suggérera divers moyens concrets[34] pour surmonter la résurgence d'états d'anxiété et de dépression ainsi que divers troubles perceptuels (amplification des sons, hallucinations) et psychomoteurs (tremblements, faiblesses musculaires). Il l'encouragera à traverser les incontournables tentations de compulsions alimentaires (sucreries, café, frites, croustilles et autres) au cours de cette phase cruciale d'abandon des médicaments.

TABLEAU 24

Soutien aux hypoglycémiques ayant choisi d'abandonner somnifères, tranquillisants et autres drogues

AIDE SOCIALE ET PSYCHOLOGIQUE LORSQUE LA PERSONNE AMORCE L'ABANDON PROGRESSIF DES MÉDICAMENTS (PHASE II)

C'est un soutien psychologique utilisant des moyens concrets pour aider la personne à surmonter les symptômes de sevrage.

1. **Modèle de cheminement qui s'adresse :**
   - aux personnes qui ont entamé la première phase de contrôle de la glycémie et qui effectuent le sevrage des médicaments sous supervision médicale.
2. **Services offerts, selon les besoins spécifiques :**
   - en privé ou dans un centre de santé ou de désintoxication[30] (paragouvernemental) ;
   - par un psychothérapeute qualifié ayant une expertise dans le soutien au sevrage ;
   - la personne-ressource doit collaborer avec le médecin, la praticienne en hypoglycémie et les autres ressources extérieures ou les groupes d'entraide.
3. **Objectifs globaux :**
   - afin d'éviter toute panique ou une rechute, soutenir physiquement, psychologiquement et socialement la personne encore dépendante du médicament «béquille»;
   - préparer la personne à la deuxième phase essentielle du soutien psychologique postsevrage.
4. **Intentions psychothérapeutiques :**
   - offrir un encadrement personnalisé, un soutien psychologique concret adapté au rythme et aux besoins de chaque personne dans le but :

A. De l'aider à surmonter avec confiance et patience la réémergence des symptômes physiques et psychologiques reliés au sevrage ;	B. De l'aider à trouver appui et sécurité au quotidien auprès de ses proches ou d'autres ressources extérieures, de manière à la préparer à assumer une autonomie graduelle.
A. Moyens : avec une attitude bienveillante et sécurisante, suggérer divers moyens concrets pour : 1° vaincre l'insomnie, l'anxiété, la dépression et d'autres troubles ; 2° éviter de se gaver de sucreries, de café, etc. (voir chapitre IX)	**B. Moyens :** lui apprendre à aller puiser encouragement, réconfort, affection et compréhension auprès : 1° de la famille et des amis ; 2° d'une personne-ressource (parrain, marraine), ayant vécu une expérience de sevrage similaire ; 3° de groupes de soutien[31] en hypoglycémie ou en toxicomanie.

En complémentarité, le psychothérapeute favorisera la présence d'un entourage stimulant pouvant apporter quotidiennement à la personne encore fragile encouragement, réconfort et affection. La famille immédiate, les amis, les groupes d'entraide, un parrain ou une marraine issus de ces groupes seront autant de ressources pertinentes qui pourront répondre aux besoins de sécurité et d'appui, à chaque instant du jour ou de la nuit.

Forte du soutien multidisciplinaire (phase I) et de la double supervision médicale et psychosociale (phase II), la personne aura mis toutes les chances de son côté pour arrêter définitivement de consommer exagérément sucre, café, alcool et médicaments. Débarrassée de ses vieilles béquilles et profitant ainsi d'un mieux-être et d'un nouveau sentiment de liberté, elle aura toutes les raisons du monde d'être fière d'elle-même et du chemin parcouru.

Elle aura par ailleurs pris conscience du fait qu'une fois cet idéal atteint, elle commence une nouvelle vie. C'est le point de départ vers une plus grande connaissance d'elle-même. C'est dans l'expérience du sevrage réussi qu'elle puisera toute la force intérieure et la volonté pour apprendre à mieux se connaître, à découvrir son cœur[35] et à identifier ses besoins, en un mot, apprendre à devenir responsable de sa vie.

Cette nouvelle autonomie s'acquerra au cours de la dernière phase de consolidation (phase III), celle du postsevrage. Elle s'appuiera de nouveau sur un soutien psychologique ayant comme objectif d'empêcher la personne de rechuter dans la même dépendance lorsque certaines situations stressantes, certains événements ou certaines épreuves de la vie viendront la replonger dans ses insécurités, ses peurs ou autres fragilités émotionnelles.

Phase complémentaire de consolidation : le postsevrage

À ce dernier stade du processus de sevrage, la supervision médicale et l'encadrement psychologique feront place à un nouvel accompagnement psychologique s'appuyant sur **une approche globale de la santé**[36].

Selon Marie-Claude Roy, l'essentiel de l'aide psychologique complémentaire en phase de postsevrage se résume ainsi[37] :

- aider la personne à trouver une solution concrète de remplacement;

- l'aider à se libérer de la dépendance psychologique aux médicaments ;
- favoriser le transfert graduel d'une première dépendance nocive au sucre et à la médication vers des appuis mieux adaptés qui lui permettront de mieux surmonter son anxiété et les autres types de stress de la vie.

Le but de cette nouvelle étape, qui pourrait durer plus d'un an, sera de favoriser l'autonomie progressive de la personne et de l'aider à prévenir les risques de rechute. La psychothérapie visera aussi à l'aider à utiliser l'anxiété ou l'état dépressif comme un outil de connaissance de soi, et non pas comme un symptôme à maîtriser[38], symptôme qui camoufle la cause originale ayant suscité la première crise.

À la première phase de contrôle de la glycémie, nous avons vu comment, même dans un cas de pseudo-névrose reliée à des baisses anormales de sucre dans le sang, il était important d'identifier chez la personne la présence de facteurs qui avaient pu précipiter la médication. À cette phase-ci, **il sera capital, à partir d'événements clés préalablement identifiés, de remonter à la première blessure, aux stress de fond qui sous-tendent les états anxio-dépressifs aussi que les symptômes d'allergies cérébrales.**

En somme, c'est à partir d'une meilleure connaissance d'elle-même que la personne retrouvera une plus grande maîtrise de sa vie. En effet, tout sentiment d'impuissance, toute démission devant les exigences de la vie et toute perte d'estime de soi peuvent solliciter les surrénales directement, pour ensuite les épuiser.

Dans un tel contexte, nous comprenons mieux comment l'anxiété peut alimenter l'hypoglycémie et comment l'hypoglycémie pourra à son tour générer une plus grande anxiété. Voilà pourquoi l'un des principaux objectifs de l'aide psychologique, à cette phase du processus, sera de briser ce cercle vicieux autodestructeur dans lequel la **personne n'est plus maître de sa vie**. La personne sera appelée à :

- identifier dans sa vie les situations anxiogènes qui lui sont propres et qui sont pour elle des occasions de rechute potentielle ;

- identifier tous les mécanismes de défense qui ont lâché : les conflits, la colère, les peurs, les sentiments de honte ou de culpabilité qui ont généré l'anxiété ou la perte du goût de vivre ;
- identifier les croyances irréalistes générant l'anxiété éprouvée et développer de nouvelles habiletés cognitives et comportementales[39].

Mais avant d'amener la personne à une telle prise de conscience, l'accompagnement thérapeutique veillera à favoriser chez elle la détente physique et mentale grâce à des activités de relaxation, d'antigymnastique, des massages et autres activités appropriées[40]. La personne pourra ainsi :

- reprendre son souffle ;
- apprendre à profiter des bénéfices de l'alternance de périodes d'exercices et de repos intégrés à sa vie ;
- apprendre à identifier ses tensions ;
- apprendre à décoder ses premiers symptômes d'anxiété, à les prévenir et à mieux les contrôler.

Enfin, au fil des semaines, elle se sentira plus forte et elle pourra développer ses propres outils de soutien pour mieux neutraliser son anxiété et ses compulsions. Elle sera en mesure de relever les défis de la vie tout en conservant son équilibre.

Grâce à cet immense **travail d'identification et de réappropriation de l'estime d'elle-même**, la personne pourra profiter du contexte privilégié de la thérapie pour apprendre à accueillir ses émotions sans jugement et à être bienveillante vis-à-vis d'elle-même. Elle apprendra aussi à découvrir ce qu'elle aime vraiment, à s'affirmer, à se protéger et à choisir un modèle de vie plus approprié à ses besoins et qui tient compte de ses limites. Consciente de ses comportements sains et de ses forces, elle saura les actualiser pour conserver son mieux-être et une meilleure santé.

Dans cette dernière phase de soutien global et psychologique, un psychothérapeute qualifié et connaissant bien l'hypoglycémie, qui privilégie une approche globale de santé et qui sait mobiliser l'action créatrice saura mener à bon port toutes les personnes qui auront le courage de récupérer

TABLEAU 25

Soutien aux hypoglycémiques qui ont choisi d'abandonner somnifères, tranquillisants et autres drogues

AIDE PSYCHOLOGIQUE COMPLÉMENTAIRE DE CONSOLIDATION AU COURS DE LA PHASE DE POSTSEVRAGE DES MÉDICAMENTS (PHASE III)

Il s'agit d'un accompagnement psychothérapeutique et de santé globale amenant la personne vers une autonomie optimale.

1. **Modèle de cheminement qui s'adresse :**
   - aux personnes hypoglycémiques qui ont bien amorcé le contrôle de leur hypoglycémie et qui, en plus, ont entamé ou terminé le sevrage des médicaments sans difficultés majeures et le sevrage d'autres drogues telles que l'alcool, le café, etc.
2. **Services offerts :**
   - en privé ou dans un centre de santé ou de psychologie et par un psychothérapeute dûment qualifié (niveau universitaire) qui connaît bien l'hypoglycémie, qui a une approche globale de la santé et qui privilégie des outils thérapeutiques qui mobilisent l'action créatrice chez la personne par l'intermédiaire de la visualisation, de l'écriture, du choix de vie qui replace la personne dans sa lumière, dans son pouvoir.
3. **Objectif global :**
   - un accompagnement qui vise à développer l'autonomie progressive de la personne de manière à ce qu'elle prenne sa vie en charge en tenant compte de sa réalité intérieure et de ses ressources personnelles en vue d'une meilleure satisfaction de ses besoins et de son épanouissement.
4. **Intentions psychothérapeutiques :**
   - aider la personne à se débarrasser de la dépendance psychologique (autodestructrice) aux médicaments, aux mauvais sucres et aux autres stimulants (café, etc.) ;
   - l'aider à percevoir les états d'anxiété et de dépression comme des symptômes de déséquilibre et de perte de maîtrise positive de sa vie.

TABLEAU 25 (suite)

A. Amener la personne à développer ses propres outils et ses propres appuis personnels pour mieux contrôler son anxiété et ses états dépressifs, et faire face aux différents défis de la vie.	**B.** Permettre à la personne de retrouver un sentiment de maîtrise de sa vie, un nouvel équilibre s'appuyant sur une meilleure connaissance de soi.
A. Moyens: Par divers apprentissages et activités visant: 1° à développer la conscience corporelle, l'écoute des besoins physiques et physiologiques de repos, de détente, de plaisir, etc. Par exemple: yoga, antigymnastique, massages, taï-chi; 2° à identifier ses tensions, à développer des habiletés pour retrouver le calme et la paix de l'esprit, par exemple: techniques de relaxation, yoga, visualisation, méditation, respiration; 3° à développer de nouvelles attitudes de réceptivité au plaisir telles que relaxation sensorielle, activités agréables aux sens, loisirs; 4° à favoriser le choix de nouvelles conduites de vie axées sur la santé telles que exercices, repos, air frais, vacances, danse, rire.	**B. Moyens:** 1° l'amener à découvrir ses forces, sa beauté et son unicité; renforcer les comportements sains; 2° développer chez elle une écoute intérieure patiente, attentive et bienveillante des émotions déstabilisantes surgissant autour de certains événements; 3° l'aider à clarifier les divers facteurs qui ont précipité la prise de médicaments; 4° l'aider à démasquer les croyances, les attitudes et les stress de fond qui ont suscité l'anxiété, la perte d'intérêt dans la vie: conflits, peurs, culpabilité, sentiments de honte et d'impuissance; 5° favoriser chez elle un nouveau sentiment de maîtrise de sa vie, sur la base d'une plus grande estime de soi dans le respect de ses limites et dans l'expression de ses besoins d'affirmation et de protection; 6° l'aider à remettre de la lumière dans sa vie; éveiller chez elle une autonomie spirituelle lui permettant de préférer et de choisir tous les jours: la santé et la sensualité du corps, la joie du cœur, la tranquillité de l'esprit et la paix de l'âme.

leur pouvoir et de ne plus s'appuyer sur des béquilles pour vivre en paix, se sentir vivantes et en équilibre. Il les invitera toutefois, en mettant fin à la thérapie, à conserver un lien étroit avec divers groupes d'entraide où elles pourront, au besoin, aller chercher de l'aide auprès de leurs pairs.

Dans cette approche globale de la santé, la personne est accompagnée dans sa dimension unifiée d'être corporel et spirituel; les manifestations du corps, des émotions et du psychisme ne font qu'un; le contexte familial et environnemental exerce un rôle déterminant dans le processus de réhabilitation et de transformation. C'est une approche à plusieurs volets susceptible de puiser les meilleurs éléments des quatre principaux courants psychothérapeutiques: le courant psychodynamique (analytique); le courant behavioral et cognitiviste (souvent offert par des intervenants spécialisés en toxicomanie); le courant existentiel-humaniste et le courant systémique (psychosocial-familial), et cela, pour le plus grand bien de la personne en cheminement. Toutefois, plusieurs personnes trouveront satisfaction en privilégiant l'une ou l'autre de ces approches avec un thérapeute en qui elles ont confiance, un psychothérapeute qui suscite l'authenticité et un travail en profondeur.

* * *

Nous avons constaté à quel point la phase de consolidation des acquis est essentielle au maintien de la sobriété dans la consommation de sucres et de médicaments.

Pour bien vous familiariser avec cette phase de postsevrage, nous vous invitons à consulter le tableau 25. Il résume les principales caractéristiques propres au soutien psychologique complémentaire: son objectif global, ses intentions psychothérapeutiques ainsi que les moyens préconisés pour les atteindre.

CHAPITRE IX

Conseils pratiques pour atténuer divers symptômes pénibles

par Odette Bouchard

Ce chapitre traite des attitudes et des moyens concrets à prendre pour vaincre l'émergence d'états anxieux, dépressifs ainsi que les épisodes d'insomnie et de compulsion alimentaire.

Les suggestions qui suivent ne s'adressent pas aux personnes qui souffrent d'une «dépression réelle», c'est-à-dire de la maladie de l'humeur causée par un déséquilibre des neurotransmetteurs, maladie qui se soigne de nos jours.

Ces conseils sont destinés plutôt aux personnes qui ont été soignées sans grand succès pour des états anxio-dépressifs avec une variété de médicaments tels que les somnifères, les anxiolytiques (tranquillisants mineurs) et les antidépresseurs, alors que leur déséquilibre émotionnel et le déséquilibre de leurs fonctions cérébrales trouvaient leur explication dans une hypoglycémie, une intolérance au sucre ou diverses allergies cérébrales. Ce chapitre propose donc des alternatives aux médicaments, sans risque de développer une dépendance physique ou psychologique.

Ces suggestions s'adressent aussi aux personnes qui, alors qu'elles sont en voie de terminer définitivement leur sevrage des mauvais sucres, du café et des autres stimulants comme la nicotine, ressentent des symptômes d'anxiété, d'insomnie, de déprime ou qui ont tendance à manger de façon compulsive.

Enfin, plusieurs conseils présentés dans ce chapitre seront utiles aux personnes hypoglycémiques qui, à certaines périodes de leur vie, auront plus de difficulté à gérer leur stress ou à contrôler leur hypoglycémie ou qui subiront des épisodes d'anxiété, d'irritabilité, d'insomnie ou de compulsion alimentaire. Ils seront profitables aussi à celles qui ont tendance à vivre des périodes de tristesse, de découragement, de pessimisme ou d'autodépréciation, sans que ces symptômes soient de nature pathologique.

LUTTER CONTRE LES ÉTATS DÉPRESSIFS[1]

Liste exhaustive des symptômes dépressifs[2]

Apathie, fatigue généralisée, sentiment d'abattement, perte d'entrain ou d'intérêt dans les relations ; pessimisme, propension à la fuite, à la dramatisation, à l'autocritique, à l'autoculpabilisation et à l'autodépréciation ; fragilité émotive, manque de confiance en soi, tendance à la solitude ou à la passivité dépendante et agressive accompagnée de peurs, de colère et parfois de pensées suicidaires ou de plusieurs symptômes physiques tels que perte d'appétit, insomnies, troubles digestifs, céphalées, vertiges, oppressions thoraciques, engourdissements des extrémités, tachycardie, douleurs cervicales, lombaires, pertes de désir sexuel, etc.

Il est possible de contrôler l'état dépressif sans médicaments. Pour ne pas vous enliser dans la tristesse, l'inertie et le désespoir, il faut choisir consciemment de vous mettre en mouvement dans la stimulation sensorielle, dans le réceptif-actif (goûter), puis dans l'agir (bouger, créer, faire des activités agréables).

Vous devez vous remettre en mouvement graduellement, par étapes. Savourer jour après jour vos petits succès et être fier de vos capacités :

- ne pas traîner au lit le matin ;

- démarrer votre journée par des rituels stimulants, tels que faire 10 minutes de baladi, de technique Nadeau ou d'autres danses joyeuses au lever. Ensuite, prendre une douche tonifiante ;
- vous engager chaque jour à faire vos activités courantes et ne jamais oublier de vous faire plaisir ;
- ne pas oublier de sortir tous les jours de la maison ou du bureau pour profiter de l'air pur. Faire une promenade et goûter les bienfaits de la nature ;
- écouter régulièrement de la musique joyeuse, aller voir des films drôles ;
- pratiquer trois fois par semaine une activité physique pour stimuler vos systèmes circulatoire et glandulaire ;
- couper l'isolement en sortant avec des amis qui aiment échanger et s'amuser. Penser à faire plaisir, à rendre de petits services, à faire un cadeau ;
- mettre sur pied un mini-projet créatif mettant à profit vos talents, par exemple, fabriquer un meuble, faire une rocaille, dessiner vos cartes de fêtes, apprendre une nouvelle pièce au piano ou à la guitare.

Au besoin, avec l'aide d'un psychothérapeute qualifié, il est sage d'explorer la présence d'une dépression (névrose dépressive) latente jamais avouée. On peut profiter de l'accompagnement thérapeutique pour instaurer dans sa vie un nouvel équilibre émotionnel et cognitif (pensées).

Bruno Fortin, dans son ouvrage intitulé *Prendre soin de sa santé mentale,* suggère d'orienter le travail sur soi vers divers objectifs[3]. En voici quelques exemples adaptés et présentés de manière succincte :

- rebâtir l'estime et la confiance en soi ; apprendre à découvrir ses besoins et à les affirmer sans peur de perdre l'estime de l'autre ; se donner le droit d'être traité avec respect et de répondre à ses besoins sans culpabilité ;
- apprendre à identifier ses ressources et ses potentialités et à en être fier ;

- apprendre à goûter les événements agréables et heureux, et exprimer de la gratitude pour les petits bonheurs vécus;
- dans sa vie de tous les jours, viser des objectifs réalistes et se réjouir des petits succès obtenus;
- «éviter les croyances irréalistes, rigides, qui imposent des règles de vie inhumaines parsemées de: toujours, jamais, etc. [...] Éviter de surestimer l'ampleur des problèmes et des obligations» (Fortin, p. 92);
- rebâtir son esprit avec des pensées plus constructives et plus réalistes. Éviter de s'attirer le rejet, l'humiliation ou les échecs avec des pensées défaitistes, dévalorisantes et pessimistes;
- enfin, apprendre à identifier les avantages qu'on retire à conserver des attitudes et des comportements dépressifs. Ces comportements sont en effet reliés à des besoins fondamentaux non satisfaits, à des peurs ou à des sentiments d'impuissance que l'on doit reconnaître et accueillir avec bienveillance afin de mieux voir venir la dépression et de mieux la combattre. *Voici deux exemples de questions susceptibles de nous guider dans cette exploration.* Est-ce que mon comportement traduirait inconsciemment mon grand besoin de m'arrêter pour qu'on prenne soin de moi, alors que je me sens dépassé dans mon rôle de parent devenu trop exigeant? Serait-ce un moyen détourné pour éviter une situation qui me fait peur, qui me rend profondément anxieux (comme un divorce imminent) ou qui exigerait trop de moi, alors que je ne veux pas perdre la face (une promotion à laquelle j'aspire mais pour laquelle je ne me sens pas à la hauteur)?

Enfin, puisque la majorité des gens déprimés présentent, selon le Dr Robert C. Atkins[4], une courbe instable de tolérance au glucose, un régime alimentaire favorisant la régulation de la glycémie est pour eux primordial, ainsi que le recours à une supplémentation riche en oligo-éléments (le zinc et le manganèse chélaté), en choline, en L-tryptophane et en vitamine C, en vitamines du complexe B (acide folique, B_1, B_3, B_6, B_{12}) et parfois une supplémentation en varech pour contrebalancer une déficience en iode.

COMBATTRE L'ANXIÉTÉ[5]

Liste des symptômes d'anxiété[6]

Inquiétude excessive et difficile à contrôler, fatigue, incapacité de se détendre, douleurs musculaires, tremblements, transpiration, palpitations, bouffées de chaleur, sommeil agité, peu reposant et entrecoupé de cauchemars, réactions d'irritabilité accompagnées parfois de crises de larmes ou de colère, étourdissements, nausées, spasmes digestifs, serrements au thorax, difficultés à respirer, sensations de boule dans la gorge, troubles menstruels, etc.

Il faut accepter le fait que la réémergence de l'anxiété est normale lors du sevrage. En dehors de cette période, l'anxiété fait aussi partie de la vie. Face à cette double réalité, il faut:

- pouvoir être sécurisé en tout temps par votre médecin ou toute autre personne compétente en qui vous avez confiance;
- accueillir les moments d'anxiété avec une attitude de témoin bienveillant et confiant. Observer vos scénarios intérieurs, leurs fluctuations, sans vous y arrêter. Vous engager dans une activité concrète, constructive et plaisante qui mobilise votre pensée;
- refuser de nourrir l'anxiété, la peur d'avoir peur, susceptible de mener à la panique. Ne jamais oublier que les symptômes d'anxiété sont désagréables, mais sans danger;
- lors d'une circonstance anxiogène, donner le temps à votre anxiété de s'atténuer. Dans les moments pénibles, prenez le temps de respirer lentement et rappelez-vous que vous n'êtes pas l'anxiété, vous êtes une personne riche, pleine de ressources personnelles internes et externes. Percevez-vous comme courageux et capable de réussir.

Pour vous aider à contrecarrer ou à guérir l'anxiété, il est bon de demeurer actif, tout en vous accordant du temps pour réaliser vos activités, pour découvrir ce qui est bon pour vous et pour vous améliorer. Il faut éviter d'accorder une importance exagérée aux situations dérangeantes.

En fin de journée, il est bien de se sécuriser en préparant l'horaire du lendemain. Il faut aborder une tâche à la fois, par étapes, et ne pas exiger de soi l'impossible... éviter la perfection.

Pour favoriser l'abandon, le relâchement, il serait bon de vous offrir un soutien de l'extérieur sous forme de massages, de soins énergétiques en acupuncture, en polarité ou en reiki.

Sous supervision, avec votre psychothérapeute en santé intégrale, vous pourrez amorcer l'apprentissage d'une technique d'antigymnastique et de relaxation musculaire active telle que la technique de Jacobson[7].

S'il y a lieu, envisagez une psychothérapie pour:

- identifier les sources de votre anxiété;
- vous débarrasser de toute pensée ou fausse croyance qui nourrit les peurs, l'angoisse et le sentiment de vulnérabilité et de perte de maîtrise de votre vie. Selon le psychiatre G. Emery[8], les besoins impératifs de contrôle, de perfection, d'approbation, de succès à n'importe quel prix et le besoin de vous sentir compétent, associés à des peurs exagérées de critiques, de rejets et d'échecs, sont de puissantes sources d'anxiété;
- vous aider à évaluer les situations anxiogènes dans leur ensemble, de manière plus réaliste et moins catastrophique. **Le psychologue Bruno Fortin[9] suggère une liste de questions pertinentes à vous poser pour corriger vos modes de pensée et percevoir avec plus de réalisme les événements.** Voici quelques exemples appliqués au diagnostic de l'hypoglycémie.

– *Est-ce que je pense selon le mode catégorique du «tout ou rien»?*
Exemple: j'ai toujours tout raté dans la vie. Ça ne vaut pas la peine que j'apprenne à contrôler l'hypoglycémie. (DÉVALORISATION)
– *Est-ce que je pourrais voir d'une autre façon cette situation qui m'arrive?*

Exemple : La pire chose qui pouvait m'arriver, c'est de faire en plus de l'hypoglycémie ! (VICTIMISATION-DRAMATISATION)

- *Quelles sont les probabilités pour qu'un tel événement m'arrive?*

  Exemple : Tous les gens qui font de l'hypoglycémie ne peuvent plus travailler et vivre en couple... (DÉVALORISATION-PEUR-DRAMATISATION)
- *Est-ce que je peux vérifier plus à fond mes pensées qui ne sont que des hypothèses ?*

  Exemple : On ne peut jamais bien contrôler son hypoglycémie ; pour moi, les restaurants, l'activité physique, les voyages, c'est fini. J'aime autant mourir ! (DÉSESPÉRANCE-PEUR-IMPUISSANCE)
- *Est-ce que j'ai des attentes réalistes ?*

  Exemple : Cela me frustre que mon mari ne mange pas comme moi. En se comportant ainsi, il ne souhaite pas que je guérisse, je ne m'en sortirai donc jamais. (COLÈRE-DÉVALORISATION)
- *Est-ce que j'utilise des généralisations exagérées dans mes pensées ?*

  Exemple : Après six semaines d'apprentissage, je ressens encore beaucoup de fatigue entre les repas... je ne comprendrai jamais comment équilibrer mes repas. Je suis bon à rien. La guérison, c'est pour les autres ! (DÉVALORISATION)

Enfin, selon le Dr Robert C. Atkins[10], puisque l'insuline et l'adrénaline sont les principales substances biochimiques en rapport avec les symptômes de l'angoisse et qu'elles réagissent aux variations du taux de sucre dans le sang, la régulation de celui-ci, par une *alimentation appropriée*, est un préalable à la lutte contre l'angoisse. Il faut ajouter une *supplémentation* ressemblant à celle utilisée pour combattre l'insomnie (inositol, niacinamide, acide panthothénique, calcium, magnésium et tryptophane).

VAINCRE L'INSOMNIE

Selon l'auteur Marie-Claude Roy, l'insomnie est une variante de l'anxiété. Elle se caractérise par de la difficulté à trouver le sommeil ou à le maintenir. Le plus souvent, le sommeil est « léger, peu reposant et entrecoupé de plusieurs périodes d'éveil», dont le réveil hâtif le matin. «C'est un des symptômes les plus désagréables du sevrage; il peut réapparaître avec plus d'ampleur et prendre plus de trois mois avant de se solutionner.»

Comment résoudre un problème d'insomnie (sans médicaments)[11]

L'acceptation et la patience sont deux attitudes clés pour résoudre un problème d'insomnie.

Dans les moments d'éveil, il faut éviter de vous arrêter à toute pensée assaillante. Détendez votre corps et votre esprit en utilisant une imagerie mentale relaxante. Si, après une tentative de détente, vous n'arrivez toujours pas à vous rendormir, levez-vous et faites quelque chose qui vous plaît: lecture, écriture, artisanat ou télévision.

Pour contrecarrer les effets d'une insomnie reliée à une hypoglycémie encore mal contrôlée ainsi qu'à l'abandon de somnifères ou d'anxiolytiques, ou tout simplement pour favoriser un sommeil plus réparateur, plusieurs moyens peuvent être envisagés. En voici quelques-uns.

- Porter une attention particulière à ses habitudes de détente, d'exercice, de boire et de manger en soirée. Opter pour de saines règles d'hygiène de sommeil.
  - Tous les auteurs insistent sur l'importance de se coucher à des heures régulières, de se donner des heures fixes de réveil et d'éviter de flâner au lit le matin.
  - Ils conseillent de dormir dans une pièce fraîche et bien aérée, de choisir le lit (confortable) comme lieu unique pour dormir, d'éviter de dormir au salon et de lire au lit.
- Juste avant d'aller dormir, éviter toute activité physique stimulante; privilégier plutôt un rituel favorable au relâchement tel que la pratique d'une technique de relaxation, un massage des pieds (au son d'une musique de détente), un bon bain tiède, une lecture reposante, etc. Après le repas du soir, qu'on a pris soin de ne pas terminer trop tard (entre 18 h 00 et 19 h 30), faire une bonne promenade de santé, puis une activité relaxante.

- Pour éviter toute chute de glucose durant la nuit :
  - Au souper, éviter de manger trop lourdement et préférer au dessert du yogourt ou des céréales, et non des fruits, car ils sont hypoglycémiants.
  - En soirée, éviter tout stimulant comme le thé ou le café ; privilégier une collation légère à base de féculents et de protéines et non de fruits.

    Exemple : un bol de céréales avec du lait chaud (le lait chaud est riche en tryptophane, précurseur du sommeil) ou une bonne soupe chaude aux légumes et aux nouilles.
  - Remplacer le thé et le café par des infusions calmantes (valériane, passiflore), relaxantes (tilleul, verveine) ou sédatives (camomille) qui prédisposent au sommeil. Pour ne pas stimuler le besoin d'uriner la nuit, ne pas en boire à partir de 19 h 00.
  - Éviter de fumer avant d'aller dormir, car la nicotine est un stimulant.
  - S'il y a lieu, compléter votre supplémentation par des tranquillisants naturels[12] tels que l'inositol (Vita B) (1 g à 3 g) une heure ou deux avant d'aller dormir ; le panthothénate de Ca (500 mg) juste avant de se coucher ; du Ca/Mg (1 000 mg de Ca/500 mg de Mg) dans la journée ; du tryptophane (précurseur de la sérotonine), de la mélatonine et de la niacinamide (Vita B) (2 g à 3 g).
  - Surveiller toute hyperactivité de la thyroïde, reliée à un surplus d'iode ou à un stress prolongé activant la sécrétion de la thyroxine.
  - Vérifier auprès de votre pharmacien pour savoir si certains médicaments que vous prenez pourraient perturber votre sommeil (les médicaments contre l'asthme, les décongestionnants, etc.).

- Si vous ne dormez presque pas certaines nuits, vous pouvez tenter de suivre ces deux conseils :
  - Éviter de dormir durant la journée. Faites plutôt deux fois dans la journée une technique de relaxation passive (ou active pour les anxieux) ;

- D'autres auteurs[13] suggèrent de faire une bonne sieste entre 13 h 00 et 15 h 00. La sieste ne doit cependant pas être inférieure à 20 minutes ni supérieure à 90 minutes;
- Pour plus d'informations, contacter le service d'assistance téléphonique Affections du sommeil – sommeil-éveil Canada, au 1 800 387-9253, ou la Société canadienne du sommeil;
- Enfin, pour d'autres conseils judicieux, lire l'ouvrage du docteur Charles M. Morin intitulé *Vaincre les ennemis du sommeil,* Éditions de l'Homme.

NEUTRALISER LA COMPULSION ALIMENTAIRE

La compulsion alimentaire se caractérise par des rages insoutenables, un besoin impérieux de manger. La personne compulsive mange trop et mal. Elle peut, selon la gravité de son état, s'empiffrer (aux repas et entre les repas) de tout ce qui se présente, mais surtout d'aliments drogues tels que café, sucreries, pâtes, arachides salées et autres aliments allergènes auxquels elle ne peut résister, tout comme l'alcoolique ou le toxicomane. Elle recherche un bien-être immédiat, tout en refusant de s'attarder aux effets destructeurs de ce comportement, aux malaises physiques qu'elle ressentira ultérieurement (état dépressif, maux de tête, fatigue hypoglycémique, irritabilité et autres symptômes connexes à la dépendance du sucre). D'autres personnes ne s'arrêteront de manger qu'avec l'apparition de symptômes très incommodants tels que les nausées ou les maux de ventre.

Ce comportement est accompagné des sentiments de culpabilité et de honte qui viennent alimenter le cercle vicieux de la compulsion.

La compulsion alimentaire a pour fonction plus ou moins inconsciente d'engourdir une émotion pénible (culpabilité, honte, etc.), d'apaiser ou de combler rapidement un vide, une frustration, un malaise concret ou diffus (fatigue et tremblements hypoglycémiques), une anxiété, un état dépressif. Elle peut aussi répondre avec célérité à un besoin de se récompenser et de s'offrir une douceur ou bien au désir de lâcher prise après avoir observé une discipline exigeante.

Comment contrôler les compulsions

Le contrôle des compulsions demande patience et bienveillance. C'est un processus qui peut s'effectuer sur une période de plusieurs mois. Sa rapidité est étroitement reliée au sevrage du glucose, c'est-à-dire au contrôle du taux de sucre dans le sang.

L'acceptation par la personne de sa dépendance au sucre et sa volonté de répondre à ses nouveaux besoins, appuyée sur une amélioration de l'estime d'elle-même, sont des éléments essentiels à une victoire sur les compulsions, qui ont une fonction autopunitive inconsciente.

En dehors de troubles métaboliques et endocriniens majeurs, il faut savoir que :

- des allergies alimentaires et une glycémie mal contrôlée peuvent entraîner des rages d'aliments drogues tels que les pâtes, les sucreries, les pâtisseries, le chocolat, les arachides salées, les boissons gazeuses, le café et les jus de fruits ;
- des frustrations, des émotions mal canalisées ou jugées inavouables peuvent nous pousser à manger impulsivement et ainsi nuire à notre santé.

Mais la plupart du temps, ces deux considérations d'origine à la fois physiologique et psychologique coexistent et se stimulent réciproquement. Cette interrelation étroite entre ces diverses composantes complexifie la compréhension de la compulsion et de ses mécanismes de contrôle.

En tenant compte des principaux facteurs qui incitent à la compulsion, *nous vous faisons ces quelques suggestions pratiques pour la surmonter :*

- prendre les repas et les collations à des heures régulières ;
- se préparer une collation appétissante, bien équilibrée et planifiée à l'avance (avoir ce qu'il faut au frigo : un petit muffin avec un verre de lait) ;
- éviter d'acheter des aliments camelotes ou tout aliment drogue (salé, sucré, pâtes) qui vous feront succomber (boissons gazeuses, chips, arachides salées, mélanges de noix et de raisins, pâtisseries) ;

- identifier, après une observation minutieuse, les principales substances (produits de conservation) ou aliments auxquels vous êtes allergique et intolérant. Les éliminer pendant un certain temps, puis les réintégrer plus tard, un à la fois, dans une diète rotative;
- comme substitut, prévoir chaque jour une gâterie santé (coupe de fruits frais au yogourt) ou une douceur émotionnelle (écouter son émission préférée, danser, faire l'amour, appeler un ami);
- intégrer dans sa vie un ensemble de plaisirs sensuels qui nourrissent le corps et l'âme (soigner sa peau d'une crème parfumée). **Accepter de se laisser nourrir par tous les petits plaisirs de la vie.**

Observez les sentiments, les émotions de joie, de colère, les états de solitude ou de frustration qui vous poussent à manger de façon compulsive.

- Avant d'ouvrir le réfrigérateur ou le sac de biscuits sucrés, prenez un papier et un crayon; puis notez le ressenti ou l'émotion qui vous tenaille;
- accueillez cette émotion avec bienveillance et choisissez un autre comportement plus sain et moins destructeur pour en prendre soin. Par exemple, vous engager dans une activité concrète qui mobilise votre pensée et votre corps: louer un film sur vidéocassette, jouer du piano, faire une promenade ou faire de la menuiserie.

Face à tout aliment ou repas, prendre l'habitude de faire cette réflexion intérieure: «Je remercie la vie pour toute cette abondance; je laisse ces aliments me nourrir pleinement et m'apporter réconfort et vitalité dans mon corps, dans mon cœur et dans mon âme. J'en retire tout le plaisir du goût et je permets à chacune de mes cellules d'en retirer toute l'énergie dont mon corps a besoin pour jouir de la vie.» Cette pensée vous permettra de sentir le caractère «sacré» de la nourriture et de vous-même.

Essayez de profiter du soutien de groupes d'entraide pour les hypoglycémiques ou les boulimiques. Et s'il y a lieu, dans le cadre d'une psychothérapie, tentez de démasquer les conflits inconscients qui alimentent la compulsion autodestructrice. Apprenez avec patience et bienveillance à répondre à vos besoins fondamentaux à travers des choix centrés sur la santé, la volupté, le respect, la tendresse et la paix.

ATTÉNUER LES DOULEURS FIBROMYALGIQUES

La fibromyalgie, aussi appelée « le syndrome de la douleur myofasciale », fait partie des nouvelles maladies modernes dont les causes véritables sont encore obscures pour la médecine officielle et la science médicale. Elle invalide des centaines de milliers de Québécois et de Canadiens de tout âge et de toute origine. Cette maladie se caractérise par la présence de trois symptômes primaires, d'intensité variable, notamment les douleurs musculaires, la fatigue persistante et les troubles du sommeil qui grugent l'énergie et le moral des personnes qui en souffrent (*voir le glossaire*).

Même si certains symptômes de la fibromyalgie ressemblent à ceux de l'hypoglycémie, la fibromyalgie est une affection tout à fait différente de l'hypoglycémie. Il n'en demeure pas moins que l'on retrouve fréquemment des formes sévères d'hypoglycémie chez les personnes souffrant de fibromyalgie. Peut-être parce qu'à la base de ces deux syndromes il y a un certain déséquilibre neuroendocrinien. En ce sens, il est compréhensible que ces deux affections puissent coexister chez un même individu. Reconnaître cette réalité peut aider les fibromyalgiques à diminuer l'intensité de plusieurs des symptômes ressentis.

Nous avons remarqué chez notre clientèle (qui souffre des deux syndromes) **que les baisses anormales de sucre dans le sang reliées au stress ou à une alimentation déséquilibrée, trop riche en glucides, augmentaient de façon significative les douleurs musculaires des fibromyalgiques.** Tout se passerait comme si, en quelque sorte, l'hypoglycémie venait jeter de l'huile sur le feu ; comme si elle venait amplifier les brûlantes douleurs myofasciales incluant les états de fatigue, d'insomnie ainsi que les troubles de vision et les malaises digestifs. **Elle rend les personnes plus vulnérables au stress,** plus dépressives. Ce sont là des effets et des conditions qui, à la longue, compliquent et maintiennent l'intensité des douleurs myofasciales ;

elles peuvent plonger les personnes qui souffrent de fibromyalgie dans un cercle vicieux infernal d'impuissance et de désespoir.

Voilà toute l'importance de dépister le plus tôt possible l'hypoglycémie chez ces personnes et d'en favoriser le contrôle optimal. En plus des conseils présentés dans ce livre, nous invitons les personnes concernées à consulter le livre écrit par Marcel Guité et Agathe D. Begin intitulé *La fibromyalgie* (*voir bibliographie*). Vous y puiserez une mine d'informations et des conseils pertinents relativement aux besoins nutritionnels des personnes qui souffrent de fibromyalgie. Vous y trouverez la liste des associations régionales qui desservent la clientèle fibromyalgique.

* * *

En tant qu'auteur et psychothérapeute travaillant notamment avec l'approche de la Médecine Nouvelle[14], j'aimerais donner espoir à toutes les personnes qui souffrent de fibromyalgie associée ou non à l'hypoglycémie. La fibromyalgie prend forme dans le corps lorsque la personne vit, autour d'un événement particulier, **un choc conflictuel biologique** extrêmement brutal, dramatique qui se manifeste simultanément sur trois plans – psychique, cérébral et organique – et qui déclenche chez elle **un ressenti conflictuel de dévalorisation et d'impuissance dans une tonalité de déplacement**. Elle se sent prisonnière, coincée, incapable de reculer ou d'avancer (si ce sont les jambes qui sont impliquées) vers un objectif déterminé, qu'il soit d'ordre personnel, professionnel ou autre. Elle **ressent une obligation de traîner douloureusement un boulet**, un état qui entraîne chez elle une fatigue et des douleurs au niveau des muscles.

Avec l'accompagnement d'une thérapeute qualifiée, un tel conflit peut se résoudre facilement et rapidement lorsque la personne est prête. La guérison sera terminée lorsque la personne aura pris conscience et ressentira dans tout son être comment elle se rend malade et victime face à une telle situation et **lorsqu'elle posera des gestes et des actions concrètes qui l'amèneront à récupérer son propre pouvoir** ; un pouvoir qu'elle donnait inconsciemment aux autres en raison de ses peurs. La personne guérira lorsqu'elle arrêtera de prendre sur ses épaules tous les problèmes des autres, qu'elle se choisira dans son rythme, dans ses besoins; qu'elle s'aimera pour ce qu'elle est, qu'elle refusera de se **surcharger**, de faire des compromis destructeurs pour obtenir en retour un peu d'amour et de valorisation. La fibromyalgie disparaîtra lorsqu'elle sera la créatrice de son existence, modelant sa vie à son image et à sa ressemblance lumineuse.

QUATRIÈME PARTIE

SE GUÉRIR DE L'HYPOGLYCÉMIE : UNE APPROCHE GLOBALE DE LA SANTÉ

Dans la deuxième partie du livre, nous avons insisté sur l'importance d'une saine alimentation pour contrôler la glycémie. Mais à elle seule, une alimentation équilibrée est insuffisante pour éliminer les symptômes quotidiens de l'hypoglycémie.

Comme pour d'autres problèmes de santé, nous croyons de plus en plus qu'un fort pourcentage d'hypoglycémies réactionnelles de type fonctionnel surgissent à la suite d'un choc émotif, d'une grande épreuve comme la perte d'un être cher ou un divorce, ou encore d'un conflit de peur et de dégoût, etc. Dans certains cas, l'hypoglycémie se développerait en lien avec de multiples stress cumulés au cours des années : perfectionnisme, don de soi outré, culpabilité maladive, résistance à une grande répugnance. Une mauvaise alimentation et la prédisposition familiale n'expliquent pas tout.

Une saine alimentation apporte les bénéfices attendus pour peu qu'elle soit associée à une excellente hygiène de vie globale qui ménage le travail des glandes surrénales, étroitement relié à celui du pancréas endocrine[1].

Il faut en effet rappeler que les glandes surrénales, par l'adrénaline et la cortisol qu'elles sécrètent, jouent un double rôle déterminant dans l'organisme. Non seulement elles font équipe avec le pancréas pour régulariser la glycémie[2], mais de manière tout à fait spécifique et exclusive, les glandes surrénales permettent de faire face aux nombreux stress que nous subissons régulièrement; elles favorisent ainsi le maintien de notre équilibre global et de notre santé au-delà des nombreux stimulus qui nous interpellent constamment.

Chez la personne qui souffre d'hypoglycémie depuis longtemps, les multiples tentatives de collaboration ou de soutien mutuel incessant entre ces deux glandes pour régulariser le taux de sucre dans le sang réussissent à épuiser non seulement le pancréas, mais aussi les surrénales. Ainsi, avec le temps, les surrénales n'arrivent plus à jouer leur rôle primordial d'amortisseurs de chocs. La personne se sent alors de plus en plus vulnérable au moindre stress. Elle ne se reconnaît plus: elle manifeste des changements subits d'humeur, de l'irritabilité et des peurs non fondées. Jour après jour, elle se sent de plus en plus diminuée physiquement, psychologiquement et intellectuellement.

Voilà une double raison pour laquelle un plan global d'hygiène de vie est capital pour vaincre l'hypoglycémie. Ce plan doit s'appliquer, comme son nom le suggère, à plusieurs aspects de la personne, dans le respect de ses besoins spécifiques. **La personne affectée par l'hypoglycémie doit, surtout au début du contrôle, non seulement donner à son pancréas la chance de se reposer de toute agression alimentaire, mais aussi permettre à ses surrénales de se reposer de toute forme de stress et même de veiller, à moyen terme, à les consolider.** Pour ce faire, la personne hypoglycémique sera invitée à identifier ses sources personnelles de stress pour mieux les gérer.

Vaincre l'hypoglycémie, c'est donc un défi qui nécessite la participation de toutes les dimensions de l'être. C'est en même temps une occasion de croissance ; c'est une invitation à mieux vous nourrir sur le plan physique, mais aussi sur les plans relationnel, émotif, intellectuel et spirituel. C'est en ce sens que l'on parle souvent de l'hypoglycémie comme étant la « maladie du déficit affectif », la « maladie du manque de joies et de douceurs dans sa vie », du « manque de bons sucres ».

Dans cette quatrième partie, nous aborderons d'abord les dimensions psychologiques, sexuelles et relationnelles de l'hypoglycémie. Nous proposerons ensuite un guide pratique susceptible de vous aider à adopter une saine hygiène de vie physique, émotionnelle, relationnelle, mentale et spirituelle. Enfin, à l'aide de témoignages, nous examinerons les différentes étapes qui ont permis à ces personnes de prendre leur santé en main et de contrôler l'hypoglycémie, et ce, pour leur propre bonheur et pour celui de leur entourage.

CHAPITRE X

Dimensions psychologique et relationnelle de l'hypoglycémie

par Odette Bouchard

Un signe important du retour à la santé et au mieux-être est la sensation heureuse d'être en harmonie avec soi et avec son environnement. Nous verrons comment vous pouvez vous guérir de l'hypoglycémie en retrouvant cette harmonie dans votre corps, dans votre cœur, dans votre esprit et dans votre âme. Prendre soin de vous sous ces quatre dimensions, c'est apprendre à vous aimer, à combler en quelque sorte une grande part du déficit affectif propre aux hypoglycémiques.

UNE INVITATION À RETROUVER L'HARMONIE DANS SON CORPS

En théorie, retrouver l'harmonie du corps, c'est tout simple : c'est en prendre soin, c'est apprendre à l'aimer. Mais pour décider d'en prendre soin véritablement, il faut d'abord – consciemment et pour la première fois, peut-être – que vous acceptiez d'être venu au monde dans ce corps et non plus le percevoir comme une limite exigeante qui vous impose de manger, de dormir, etc. Il faut cesser de le porter comme un objet de souffrance, mais le voir plutôt comme un précieux instrument vous permettant désormais de goûter et de célébrer la vie.

Prendre soin de votre corps, vous aimer à travers lui, c'est demeurer à l'écoute de vos besoins avec douceur et patience. **C'est découvrir et respecter votre rythme naturel.** C'est savoir satisfaire de manière aimante et sensuelle vos besoins de manger sainement et de boire de l'eau pure, vos besoins de détente et d'exercice, vos besoins de respirer l'air frais de la campagne et de renouveler votre énergie dans l'exploration enjouée. C'est aussi comprendre votre besoin de récupérer entre deux activités ou d'être vigilant et d'éviter de gruger vos réserves et d'hypothéquer ainsi inutilement vos surrénales.

Aimer votre corps et le protéger du stress, c'est aussi apprendre à jouir de l'art d'exister et de ne rien faire. C'est apprendre à renouer contact avec le plaisir dans votre quotidien, savoir vous gâter à travers vos sens. C'est aussi faire place dans votre vie à la fête, à la joie entourant la danse, les jeux, l'amour; c'est faire place à la célébration à l'occasion d'anniversaires, de retrouvailles amicales ou de tout autre événement.

Apprendre à aimer votre corps, c'est apprendre à en devenir responsable, à devenir pour lui un gardien bienveillant. Aimer votre corps, c'est choisir d'en prendre soin avec cœur comme d'un bien précieux. C'est être à l'écoute de la fatigue que vous avez accumulée depuis des années et de vos besoins de chaleur et de tendresse. **C'est aimer votre corps comme un ami** qui, depuis l'enfance, n'a voulu que votre bien. C'est décider d'en faire un allié privilégié. C'est enfin l'accueillir tel qu'il est, car malgré les limites de votre corps, vous pouvez aimer et goûter la vie.

Plusieurs approches psychocorporelles et énergétiques telles que l'antigymnastique, le taï-chi, les massages de type shiatsu, réflexologie ou tragger, ou encore des fascias peuvent vous guider vers l'apprentissage d'une conscience plus aiguisée de vos besoins corporels et énergétiques, et compléter ainsi l'adoption de saines habitudes de vie.

Vous trouverez aux pages 275-276, une liste d'activités simples et concrètes qui vous permettront de développer une belle complicité avec votre corps, tout en vous aidant à prendre soin de votre cœur et de vos aspirations profondes.

Trouver la paix et l'harmonie dans tout son être

Pour guérir, il faut d'abord prendre soin de votre cœur, de votre tête et de votre âme. Prendre soin de votre cœur signifie apprendre à être à l'écoute de vos sonorités les plus riches, les plus uniques et devenir pour vous-même le meilleur violoniste. C'est apprendre à faire vibrer vos cordes les plus graves et les plus aiguës de toute la magnificence de leur musique. C'est réussir à protéger votre cœur et votre esprit de toute forme d'agression[1] qui vous amènerait à douter de votre valeur réelle et de votre beauté profonde. Prendre soin de votre cœur, de votre âme, c'est donc plonger avec force et confiance dans la redécouverte de votre unicité, de votre richesse comme être humain. Cela signifie parfois choisir une nouvelle orientation de vie ou de carrière qui vous rendrait profondément heureux.

C'est aussi remplacer le double sentiment de honte et de culpabilité que vous traînez peut-être depuis l'enfance par un noble sentiment d'estime de vous-même. C'est continuer de vous aimer malgré vos erreurs de parcours. C'est vous accueillir avec patience et bienveillance dans chaque expérience de vie. Porté par la vérité de votre histoire, c'est remonter à la source de vos véritables besoins: besoin d'être aimé pour ce que vous êtes[2], besoin de paix et d'harmonie, besoin de tendresse, besoin de respect, besoin d'autonomie et de vous sentir fort. C'est aussi commencer à réagir à ces besoins.

Prendre soin de vous dans votre esprit et dans votre âme, c'est enfin éliminer de votre vie toutes les fausses conceptions vis-à-vis de vous-même par lesquelles vous en êtes arrivé un jour à douter de vous. C'est, avec patience et confiance, imprégner votre cœur et vos pensées de nouvelles croyances centrées sur la vie et sur la vérité, cette partie de vous-même qui est fondamentalement bonne, juste, en santé et paisible, et qui a droit à la beauté, à la paix, à la douceur, à la justice et à la santé.

Ainsi, fort de ces nouvelles convictions et d'une plus grande estime de vous-même, il vous sera, jour après jour, de plus en plus facile de prendre soin de vous sur tous les plans, de devenir pour vous-même un parent aimant et bienveillant. À cette étape-ci de votre cheminement, vous pourrez plus spontanément vous accorder la permission de dire non à tout ce qui peut vous abîmer et de dire oui à ce que vous croyez sincèrement bon pour vous.

Retenez qu'une fontaine ne peut être à la fois pleine et donner généreusement de son eau que si elle est branchée à la source. Vous ne pourrez jouir de votre vitalité et rayonner sur votre entourage que si vous êtes alimenté par votre source lumineuse. En d'autres termes, vous guérir de l'hypoglycémie, c'est apprendre à développer dans votre vie, comme le disait si bien Hans Selye[3], «un égoïsme altruiste». C'est apprendre à retomber en amour avec la Vie en vous et pour vous. C'est lorsque vous y serez arrivé que la Vie magnifique qui vous habite pourra rejaillir sur les autres, que vous pourrez partager avec les autres votre pleine vitalité et votre joie de vivre, et faire partie de la beauté de ce monde.

Vous guérir de l'hypoglycémie, c'est réussir les retrouvailles avec le «magnifique être que vous êtes» dans ses besoins les plus fondamentaux, avec celui que vous avez oublié ou laissé abîmer depuis si longtemps. C'est accueillir la grandeur de la Vie en vous, dans sa vibration la plus unique.

Vous guérir de vos changements brusques d'humeur, de vos peurs, de votre irritabilité et des autres symptômes reliés à une instabilité du taux de sucre dans votre sang c'est, en d'autres termes, une invitation que vous envoie votre corps à retrouver l'harmonie perdue, à identifier en vous les zones grises qui sont en déséquilibre et sous tension. **Là où vous êtes très exigeant envers vous-même pour prouver aux autres que vous êtes valable**; là où vous niez vos besoins parce que pour être aimé vous avez davantage appris à deviner ceux des autres et à y réagir; là où, dans l'enfance, votre sensibilité, vos talents et votre façon de voir le monde n'ont pas été reconnus. Guy Corneau[4], célèbre psychanalyste jungien, disait, lors d'une de ses conférences sur le sens de la maladie intitulée *La guérison du cœur:*

> «Se guérir, c'est aller vers ce qu'on aime, c'est prendre soin de soi. [...] C'est le chemin du cœur. [...] Sachez que votre maladie, c'est la partie la plus saine de votre personnalité. [...] C'est le Roi blessé,

la Reine blessée en vous; la parole du cœur trahie en vous. [...] La portion du cœur que vous avez trahie. [...] La guérison consiste à briser le silence autour de la blessure. [...] À reconnaître qu'il y a quelque chose qui ne va pas. [...] Ce cœur blessé saigne; il doit être accueilli au niveau du cœur[5].»

Que faire si vous n'arrivez pas à augmenter votre vitalité?

Si, malgré une bonne alimentation, une excellente hygiène de vie et de saines attitudes psychoémotionnelles, vous n'arrivez pas, après quelques mois, à améliorer graduellement votre vitalité, **vous devriez vous affairer à démasquer une cause plus ultime et plus tenace: un stress de fond, un conflit émotionnel qui épuise de façon chronique vos glandes surrénales**. Le pancréas ne peut alors à lui seul vous faire profiter des magnifiques efforts fournis depuis le début du contrôle.

Dans ce cas, l'accompagnement psychothérapeutique pourrait être un outil privilégié vous permettant de découvrir soit une souffrance relationnelle majeure, soit une culpabilité ancienne et tenace. Cette culpabilité s'accompagne souvent d'une honte insidieuse qui a commencé à faire ses ravages émotionnels il y a longtemps (durant l'enfance). Il peut s'agir d'un conflit de peur et de résistance à une situation ou à quelqu'un qui vous répugne ou vous dégoûte. Ce conflit peut être décodé ainsi: «Je n'ai pas le choix, je dois le faire mais ça me répugne fortement.»

En effet, vous avez probablement appris à survivre à votre histoire d'enfant rejeté, mal aimé, humilié, abusé ou manipulé en développant des mécanismes de survie qui étaient efficaces dans le passé (mais qui ne le sont plus); par exemple, un don de soi outré, un perfectionnisme compulsif ou une valorisation dans le travail excessif **comme une façon de résister à quelque chose de répugnant, d'insupportable. À l'aide de tels mécanismes de défense, vous avez inconsciemment continué depuis l'enfance à vous oublier et à nier vos besoins fondamentaux**. Votre corps et votre cœur expriment un manque d'amour; ils ont faim et soif de douceur, de confiance, de justice, de paix et de joie.

Profondément blessé (ouvertement ou subtilement) dans votre cœur d'enfant, vous devez toutefois conserver l'espoir de trouver un nouvel équilibre, une nouvelle santé. De plus en plus de psychothérapeutes peuvent tenir compte des effets psychiques et psychoémotionnels de l'hypoglycémie. Ils peuvent vous apprendre à retrouver graduellement l'estime de vous-même, à choisir ce qui est bon pour vous et vous aider à retrouver votre santé. Ils peuvent vous aider à accueillir la beauté de votre cœur et de votre âme. Comme l'exprime si bien le conférencier et psychanalyste Guy Corneau :

> «Si l'accompagnement psychothérapeutique ne règle pas toujours tout dans l'immédiat [...] il demeure un chemin privilégié qui vous ouvre à vous-même ; il vous révèle à la fois la grandeur et les limites de votre humanitude. Par ricochet, en guérissant le cœur blessé, la psychothérapie amène très souvent la santé du corps[6].»

Il est bon toutefois de préciser que, pour beaucoup de gens, un soutien psychothérapeutique n'est pas essentiel pour éliminer de leur vie les effets incommodants de l'hypoglycémie et retrouver leur pleine énergie. Plusieurs choisiront la psychothérapie comme moyen d'accélérer la guérison ; d'autres la choisiront plutôt comme un accompagnement privilégié leur permettant d'acquérir à la fois un mieux-être global et une plus grande conscience.

Puisque les personnes affectées par l'hypoglycémie sont en déséquilibre sur plusieurs plans, elles pourront tout aussi bien profiter, selon leurs besoins, de soins complémentaires psychoénergétiques ou psychocorporels offerts par l'acupuncture, la polarité, la réflexologie, l'homéopathie, la phytothérapie, la naturopathie, l'ostéopathie ou par toute autre approche reconnue en santé holistique. Par ailleurs, vous constaterez plus loin, à travers d'émouvants témoignages, que l'hypoglycémie peut être vécue non pas comme une épreuve insurmontable, mais comme une expérience de croissance et de cheminement personnel que vous choisirez d'entreprendre à votre rythme et par étapes.

Conseils pratiques pour une saine hygiène de vie

Voici une trentaine d'activités concrètes pouvant vous aider à être mieux dans votre corps, dans votre cœur et dans votre tête. Ces gestes naturels peuvent vous détendre, favoriser des pensées positives et vous aider à combattre l'angoisse pour atteindre un meilleur équilibre et une meilleure santé.

Activités et gestes bénéfiques

1. Choisissez chaque jour, avec joie, de bien vous alimenter. Offrez-vous trois repas complets et bien équilibrés auxquels vous joindrez au besoin des collations santé.
2. N'hésitez pas à vous faire plaisir les jours de fête, en privilégiant des gâteries santé, en agrémentant la table de belles fleurs et de jolies couleurs.
3. Prenez soin de votre sommeil régulièrement. Offrez-vous de huit à neuf heures de sommeil par jour (de 22 h 00 à 7 h 00). Apprenez à dormir dans une chambre bien aérée, la fenêtre légèrement ouverte, même l'hiver, si possible.
4. Faites une promenade tous les jours en prenant soin de bien respirer et en goûtant, par tous vos sens, l'expression de la vie autour de vous : sa beauté, sa douceur, sa liberté, sa force, sa joie, sa paix, son harmonie. Laissez-vous nourrir par vos sens.
5. Prenez plaisir à être en mouvement dans la nature en pratiquant à votre rythme, selon les saisons, une activité de plein air (bicyclette, patin).
6. Admirez, avec la gratitude au cœur, le soleil qui se lève ou qui se couche ; goûtez la beauté d'une nuit étoilée, d'une pluie fertilisante, etc.
7. Renouvelez régulièrement votre énergie en sortant de la ville, en profitant des joies de la campagne, des parcs, des lacs sauvages, de la montagne ou de la mer.
8. À chaque saison, prévoyez de petits voyages de trois ou quatre jours avec votre partenaire ou un ami.
9. Rapprochez-vous des cycles des saisons et des plaisirs naturels en vous intéressant à l'horticulture, en cultivant des plantes vivaces et des fines herbes, en jardinant dans votre potager.
10. Entrecoupez régulièrement vos activités par de profondes respirations, en vous recentrant par de courtes relaxations ou des exercices simples de détente (visualisation, taï-chi, méditation).
11. Offrez-vous régulièrement des moments de silence et profitez de cet espace privilégié avec vous-même et avec la vie qui vous habite.
12. Laissez-vous apaiser par de la musique douce et relaxante.
13. Goûtez la détente d'un bon bain chaud ou d'une belle lecture.

14. Dès le printemps, laissez-vous caresser pendant de courtes périodes (12 à 15 minutes) par les rayons chauds du soleil, en prenant soin de protéger votre peau.
15. Profitez des bienfaits multiples (dont celui de la stabilisation du taux de sucre) de la natation pratiquée régulièrement de façon détendue (15 minutes suffisent).
16. Mettez de la vie autour de vous en choisissant un animal de compagnie (chat, chien, oiseau).
17. Entourez-vous de beauté en assistant à des concerts ou à des spectacles ; visitez des expositions florales ou artistiques. Profitez-en pour vous sentir beau en portant des vêtements qui vous plaisent.
18. Intégrez à votre vie de la belle folie à travers d'audacieux déguisements portés lors de fêtes spéciales. Pour votre santé mentale, vivez votre unicité, votre marginalité.
19. Célébrez votre joie de vivre par des danses rythmées et sensuelles ainsi que dans des rencontres amoureuses où il y a de la place pour la joie, l'humour et la tendresse.
20. Profitez de joies simples avec vos amis en jouant à des jeux de société ; amusez-vous en montant une pièce de théâtre, en regardant des films drôles, en lisant des bandes dessinées.
21. Collez dans le miroir de la salle de bain des visages souriants et ensoleillés vous invitant à sourire et à prendre la vie du bon côté.
22. Écrivez-vous des affirmations positives et bienveillantes telles que : « Aujourd'hui, je choisis de prendre soin de moi parce que je m'aime suffisamment. »
23. Choisissez, pour votre mieux-être, des pensées de confiance, de joie, de compassion, de gratitude et de tolérance plutôt que de vous empoisonner avec vos peurs, vos amertumes, vos jalousies, vos intolérances, etc.
24. Profitez chaque jour de la joie de donner ou de recevoir un sourire, une poignée de main chaleureuse, un beau bonjour ou un petit service.
25. Profitez des bienfaits insoupçonnés que vous retirerez à vous réjouir du bonheur des gens autour de vous.
26. Assurez-vous régulièrement du soutien d'un ami fidèle, d'un parent ou même d'un thérapeute avec qui vous pourrez partager vos inquiétudes.
27. Coupez la routine de la préparation des repas par un bon petit repas dans un restaurant santé.
28. Explorez et développez, à travers l'apprentissage de diverses techniques de détente et de centration, différentes approches psychocorporelles (antigymnastique) ou psycho-énergétiques (polarité, reiki, etc.), une plus grande conscience corporelle et un mieux-être physique, émotionnel et spirituel que vous pourrez obtenir avec plaisir et facilité dans votre quotidien.
29. Dans vos joies comme dans vos peines, **faites de votre vie une création.** Avec vos joies, vos élans du cœur, devenez un créateur rayonnant de la beauté du monde. Prenez plaisir à peindre, à bricoler, à jouer d'un instrument de musique, à dessiner ou à composer un poème.

De même, transformez votre souffrance (tristesse, rejet, colère) par l'expression créatrice. Mettez du baume sur votre blessure, comme l'huître sait si bien entourer de nacre le grain de sable intrusif et le transformer en une perle magnifique. Ou encore, comme Zorba le Grec, dansez sur votre chagrin pour retrouver tout doucement votre joie. Consolez votre cœur du rejet en vous offrant une belle fleur.

Récupérez l'énergie de votre colère en bêchant votre jardin et servez-vous-en pour faire pousser de jolies fleurs ou bien pétrissez de la belle pâte pour en faire de savoureuses brioches santé.

N'oubliez pas que les plus beaux films, les plus belles chorégraphies et les plus belles sculptures ont été créés sous l'emprise de grandes souffrances. Plutôt que de se détruire ou de détruire les autres avec sa douleur, l'artiste choisit de l'utiliser pour créer de la beauté. De même, chacun pourra choisir la création toute simple, mais magnifique, comme outil de transformation et de guérison.

ASPECT PSYCHOSEXUEL ET AFFECTIF DE L'HYPOGLYCÉMIE[7]

Si, dans un premier temps, il est normal de recevoir le diagnostic de l'hypoglycémie comme une épreuve personnelle, familiale et conjugale, après une première phase d'acceptation, cette nouvelle peut être envisagée comme une belle occasion de croissance pour vous-même et pour votre couple, une occasion d'apprendre à mieux vivre votre tendresse et votre sexualité

Comme tout autre problème de santé, **l'état hypoglycémique du conjoint peut affecter la relation conjugale.** Il peut l'altérer de façon encore plus insidieuse lorsque cette condition chronique a duré pendant plusieurs années sans être diagnostiquée et que la communication s'est détériorée. Tout ce qui a été vécu sous le couvert de l'ignorance risque alors d'avoir été mal interprété de part et d'autre[8], avec toute la souffrance morale qu'une telle situation peut engendrer.

Parmi les nombreux symptômes ressentis par la personne atteinte d'un déséquilibre glycémique, **certaines manifestations physiques et psychoémotives affectent davantage la vie affective et sexuelle du couple.** Ce sont la perte de vitalité, la fatigue chronique, l'irritabilité, les changements inexpliqués et subits d'humeur, accompagnés ou non de phases dépressives. Elle connaît de même le sentiment d'une triple perte d'intégrité corporelle, psychologique et intellectuelle, associé à l'apparition d'autres symptômes qui la rendent de moins en moins efficace et autonome. Puisque cette impression de perte touche à l'identité même de la personne, il est fréquent de constater un impact certain de l'hypoglycémie sur ses attitudes, sur ses comportements sexuels et sur ses manières de se percevoir comme personne sexuée.

C'est ainsi que les manifestations chroniques de l'hypoglycémie peuvent affecter directement ou indirectement la relation. Plus directement, elles peuvent embrouiller l'identification du besoin de rapprochement et amoindrir l'expression du désir. Elles peuvent affecter négativement la disponibilité énergétique et émotionnelle à faire l'amour ; la personne ne se sent pas en forme physiquement et ne ressent pas l'envie d'avoir des rapports sexuels. En revanche, chez certains sujets, à certains stades particuliers de l'évolution de l'hypoglycémie, l'absence d'intérêt peut faire place à une envie excessive de faire l'amour dans le but de libérer la tension. Un tel besoin excessif n'est pas sans lien avec un état physiologique et psychoémotif spécifique à la personne. L'état hypoglycémique peut aussi altérer la capacité de goûter, de s'abandonner et de ressentir le plaisir. Indirectement, il peut, dans certains cas (mais de façon réversible), atténuer la pleine expression de la réponse sexuelle sans pour autant rendre frigide ou impuissant[9]. Il peut, à la longue, engendrer le cercle vicieux de l'insatisfaction sexuelle suscitant l'éloignement progressif des conjoints. C'est l'étape où, le plus souvent, chaque partenaire nourrit (plus ou moins consciemment) des sentiments d'amertume, d'hostilité et de culpabilité. Chacun se sent dévalorisé, mal aimé et parfois rejeté. C'est aussi la phase où les rares moments de rapprochement, de complicité et d'accalmie sont insuffisants pour rétablir une saine communication, clé essentielle d'une relation vivante et satisfaisante.

Au-delà de cet ensemble d'effets possibles, il arrive que la simple fatigue hypoglycémique, vécue comme symptôme principal, puisse atténuer le désir sexuel et affecter la vitalité et le plaisir entourant la communication sexuelle sans pour autant avoir de conséquences dramatiques sur la vie de couple. Peu importe votre situation, sachez que malgré les symptômes déroutants et parfois tenaces de l'hypoglycémie, il est possible de retrouver une vie de couple satisfaisante. **Tout en poursuivant une démarche de prise en charge de votre santé globale en vue d'atteindre un meilleur équilibre glandulaire et d'enrayer vos symptômes, il est possible de vous ressourcer sur le plan affectif, de consolider votre vie amoureuse et de retisser la trame de la tendresse et de l'amour.**

Voici quelques outils qui vous permettront d'atteindre cet objectif à votre façon et à votre rythme. Il s'agit de suggestions, d'attitudes et de comportements à développer concernant la communication, l'expression de la tendresse et la sexualité. Nous parlerons également des mythes à éviter; ces mythes qui suscitent des peurs paralysantes et qui éloignent de la satisfaction. Vous y trouverez aussi des conditions minimales à respecter pour favoriser l'abandon de soi et la réceptivité au plaisir.

En tout premier lieu, **rétablissez un climat d'échange plus détendu**, plus ouvert et plus positif entre vous deux. Ensuite, prenez le temps de vous dire ce que pourrait être pour chacun de vous une sexualité satisfaisante.

Puis, graduellement, recommencez à vivre des rapprochements physiques de manière plus relaxante et plus sécurisante. Ne vous retrouvez pas au lit de façon précipitée. Créez une nouvelle intimité autour d'un repas à la chandelle ou en regardant un film sensuel, romantique ou amusant. Prenez le temps de redécouvrir vos corps en prenant ensemble un bain ou une douche ou en vous offrant un massage. Même si vous avez le goût de vous caresser, évitez pour le moment de susciter en vous ou de provoquer chez l'autre l'excitation sexuelle. Goûtez le plaisir sensuel de chaque caresse non génitale. C'est une étape transitoire. **Profitez pleinement du plaisir de vous retrouver tous les deux dans l'affection et la tendresse.**

Par ailleurs, si votre propre désir s'est endormi, donnez-vous individuellement les moyens d'éveiller à nouveau cette pulsion dans votre corps.

Accordez-vous le temps de la ressentir et de la cultiver. Ne passez aucune journée sans vous faire plaisir, sans vous accorder de courts moments où vous vous gâtez : prendre un bain chaud à la lueur d'une chandelle, vous offrir un massage de pieds, écouter une musique douce, apaisante ou sensuelle sont autant de façons riches et simples d'éveiller votre vitalité et votre désir. **Développez votre sensibilité, votre sensualité et votre réceptivité au plaisir** en vous caressant globalement, puis goûtez les plaisirs subtils reliés à l'exploration des formes de votre corps, des diverses textures de votre peau, de sa chaleur et des sensations qui en émanent. Voyez ces caresses comme une façon de vous accorder toute l'affection et tout l'amour que vous méritez et qui sont essentiels à votre guérison. Apprenez à vous faire l'amour! Pour bien faire l'amour avec son conjoint et pouvoir accueillir sa tendresse, il faut d'abord être capable de manifester ce même amour pour soi.

Puisque l'état de stress neutralise facilement le désir, offrez-vous séparément et en couple d'autres moments privilégiés, en dehors des obligations professionnelles ou familiales, où vous puiserez la détente physique, émotionnelle et mentale.

En tant que couple, veillez à cultiver votre désir mutuel et à nourrir votre sexualité :

- Faites de votre sexualité une priorité… Donnez-vous à l'occasion des rendez-vous d'amoureux.
- Ne tenez pas votre conjoint pour acquis ; continuez à lui faire la cour dans le quotidien, en lui prodiguant des marques d'affection ; ne soyez pas avare de compliments.
- Brisez la routine en instaurant des atmosphères sensuelles et stimulantes, en vous réservant des sorties qui vous éloignent de vos préoccupations et qui favorisent l'affection. Après plusieurs années de vie commune, il est bon de réinventer la relation, de prendre le temps d'exprimer à l'autre ses sentiments plutôt que de présumer que son partenaire les connaît. Il fait toujours chaud au cœur d'entendre de la bouche de son partenaire qu'on est important.

Pour apprécier les rencontres amoureuses, **organisez-les dans des conditions qui respectent votre vécu hypoglycémique** :

- Choisissez des moments où vous êtes davantage en mesure d'en profiter (évitez de vous y engager une demi-heure avant le repas).
- Demeurez toujours à l'écoute de vos goûts et de vos besoins ; osez dire à votre partenaire ce que vous aimez ; si vous ne le lui dites pas, il ne pourra le deviner.
- Essayez de nouvelles façons de vivre vos relations sexuelles. Choisissez des positions plus relaxantes, moins athlétiques ; elles seront moins exigeantes sur le plan énergétique et vous pourrez ainsi mieux déguster toutes les subtilités du plaisir vécu en douceur.
- Intervertissez les rôles sexuels habituels et adaptez-les à votre vitalité ; laissez votre créativité vous guider. Ensemble, appréciez la sensation de toucher et d'être touché. Laissez monter en vous le plaisir. Profitez de chaque moment. Ainsi, vous n'êtes pas obligé à chaque rencontre de caresser ou d'être davantage réceptif, de vous laisser aller à goûter… Sans en faire un calcul mathématique, vous pourrez offrir à votre partenaire de le caresser de façon plus exclusive au cours de certaines rencontres et vous concentrer plus sur votre plaisir à vous au cours de certaines autres rencontres.

Ne vous empêchez pas d'exprimer votre besoin de tendresse ou votre besoin de rapprochement physique par crainte que cette initiative ne débouche sur l'inévitable pénétration :

- Progressivement, vous pourrez vous faire mutuellement confiance dans une nouvelle façon de vous retrouver si, ensemble, vous apprenez à dégénitaliser la rencontre amoureuse, si vous concevez la pénétration, les caresses génitales comme une continuité de gestes d'affection et de tendresse et non comme une fin en soi, un but ultime à atteindre à chaque occasion.
- Une relation sexuelle peut combler tous vos désirs sans absolument se terminer par une pénétration. L'homme et la femme peuvent s'enrichir l'un et l'autre s'ils harmonisent leurs façons génitales et

globales de vivre la relation. Toutefois, une intégration de cette double approche implique habituellement une période d'exploration et de caresses plus longue que la simple pénétration.

Au sein de votre couple, nourrissez régulièrement votre complicité amoureuse en dehors de tout contact génital. **Accordez-vous de la tendresse** en vous laissant vibrer au plaisir du contact chaleureux et de la sensualité, sans avoir l'intention de vous exciter réciproquement.

Dans vos rapprochements intimes, recherchez davantage la qualité que la quantité. La quantité n'est pas toujours garante de la satisfaction sexuelle.

Visez un équilibre dans l'expression de votre désir. Ne laissez pas toujours à l'autre le soin d'amorcer la relation. Il est important que chacun se sente désiré dans son corps, dans sa personne et pour ce qu'il est profondément.

Au cours d'une relation sexuelle, le respect de certaines conditions de base est essentiel au développement des réactions sexuelles désirées chez tous les couples. Veillez encore à ce que ces conditions soient présentes. Elles pourront prévenir l'apparition de difficultés que vous craignez tant, telles que la perte d'érection, l'absence de lubrification ou d'orgasme ou encore la difficulté de maintenir une excitation sexuelle suffisante.

Si vous respectez ce qui suit, vous courrez moins de risques de subir des désagréments que vous pourriez attribuer faussement à l'hypoglycémie :

- Ne faites jamais l'amour uniquement pour faire plaisir à l'autre ; savoir dire non, c'est aussi savoir dire oui ultérieurement, lorsque vous en aurez vraiment le goût.
- Faites l'amour lorsque vous êtes détendu ; prévoyez des façons de ménager une transition entre vos préoccupations quotidiennes et vos moments de détente afin de diminuer vos tensions.
- Au cours de l'acte sexuel, évitez de faire des commentaires négatifs sur la manière dont votre partenaire vous caresse. Il est préférable d'en parler à un moment plus propice ; essayez plutôt de remplacer vos critiques verbales par une approche plus positive en guidant la main de votre conjoint vers les caresses désirées.

- Concevez la communication sexuelle comme un apprentissage essentiel et le fondement de relations plus satisfaisantes. Après l'amour, prenez le temps de partager ensemble vos expériences respectives; dans un climat d'ouverture et sans accusation, mentionnez à votre partenaire ce que vous avez aimé le plus ainsi que ce que vous aimeriez; exprimez-lui vos besoins, vos goûts et vos craintes, puis accueillez ensuite ses propres désirs et appréhensions. Au fil des rencontres, de tels échanges deviennent plus faciles et harmonisent la relation.

Si, en cours de relation, il advenait une perte d'érection, un manque de lubrification[10] ou une baisse marquée de l'excitation sexuelle, ne ressentez aucune culpabilité. Ne croyez surtout pas que vous êtes impuissant ou frigide. C'est tout simplement que vous ne vous êtes pas donné (comme couple ou comme individu) les conditions nécessaires pour ressentir le plaisir dans votre corps.

Si vous connaissez de telles difficultés de parcours, **interrogez-vous sur ce qui suit**:

- Avez-vous ignoré vos besoins, vos goûts?
- Avez-vous manqué de stimulation?
- Vous êtes-vous laissé aller à goûter chaque instant ou avez-vous plutôt vogué dans vos préoccupations? Avez-vous visé la performance et bloqué la possibilité de ressentir le plaisir dans votre corps?
- Avez-vous fait l'amour comme un observateur, un technicien, plutôt que de vivre cette expérience comme un dégustateur, un être tendre et sensible?
- Enfin, avez-vous fait l'amour avec des conflits sur le cœur? Ou par obligation?

Rappelez-vous que c'est dans la crainte et dans l'anticipation de l'échec que peuvent s'installer certaines difficultés qui sont d'abord mineures. Voilà une bonne raison de dédramatiser ces erreurs de parcours! Il suffit qu'une autre fois, vous vous donniez de meilleures conditions et que vous respectiez mieux vos besoins. Alors, soyez assuré que tout ira bien!

Enfin, n'oubliez surtout pas que votre façon de vous alimenter, avant et après une relation sexuelle, est primordiale. Le fait de bien manger au repas précédent et de ne pas omettre sa collation permet de prévenir des baisses fâcheuses d'énergie et d'autres symptômes désagréables associés à l'hypoglycémie. Cela permet de vivre la relation amoureuse de façon plus détendue et plus satisfaisante. De même, après avoir fait l'amour, il est conseillé de prendre une collation pour éviter toute chute glycémique inopportune dans les heures qui suivent. Négliger de prendre de telles précautions peut avoir, à la longue, des conséquences désagréables sur l'intérêt sexuel et le déroulement de la rencontre sexuelle.

* * *

Lire ces quelques lignes avec votre partenaire peut être le début d'un dialogue plus fructueux et mener à l'établissement d'un climat affectif plus détendu. Cela peut représenter l'amorce d'une meilleure compréhension de vos besoins affectifs et sexuels et, par le fait même, un atout de plus pour parvenir à une meilleure santé.

Par ailleurs, pour éviter toute ambiguïté et vous motiver à prendre en charge votre santé globale et sexuelle, il est important de saisir, à travers cette lecture, que l'hypoglycémie ne modifie pas la réponse sexuelle sur le plan organique comme peut le faire le diabète ou la sclérose en plaques. Aucune recherche n'a jusqu'à ce jour prouvé que l'affection hypoglycémique pouvait altérer les centres nerveux ou les voies vasculaires et neuromusculaires permettant l'érection, la lubrification et le déclenchement de l'orgasme. Comme pour beaucoup d'autres maladies chroniques à déséquilibre fonctionnel (lorsqu'il n'y a pas encore de lésion), on constate que ce sont les symptômes physicoémotionnels réels s'y rattachant qui peuvent influencer à divers degrés les conditions nécessaires au bon fonctionnement des voies nerveuses et vasculaires, lesquelles sont responsables à leur tour d'assurer les réactions sexuelles adéquates[11].

Tout ce qui peut affecter l'intérêt sexuel, le désir et l'attitude d'abandon au plaisir est susceptible d'empêcher, selon les individus et la dynamique conjugale, le réflexe d'une bonne réponse sexuelle. Par ailleurs, ce qui est encourageant, c'est que cela ne la modifie pas de façon irréversible mais, le plus souvent, de façon légère ou intermittente. C'est pourquoi toutes les suggestions émises ici sont applicables à tous les couples et sont en elles-mêmes une aide suffisante. Il est bon de rappeler que tous les couples connaissent des périodes de difficultés sexuelles. Alors, si en tant qu'hypoglycémique vous rencontrez de tels obstacles, cela ne devrait pas interrompre votre cheminement personnel et votre cheminement de couple.

Toutefois, dans certains cas, la vigilance et une aide thérapeutique d'appoint peuvent être une avenue appropriée. Elles permettent de briser le cercle vicieux de l'anxiété, le plus souvent responsable de la cristallisation de telles difficultés.

En résumé, les hypoglycémiques doivent retenir qu'un taux de sucre insuffisant dans le sang ainsi que des chutes abruptes de glucose peuvent inhiber la vitalité globale et sexuelle, et qu'ils peuvent susciter des réactions émotionnelles exagérées et inhabituelles, peu compatibles avec l'intérêt et l'abandon sexuel. Voilà pourquoi, en plus des suggestions émises précédemment, il est important de considérer votre santé affective et sexuelle comme étroitement reliée à une bonne communication ainsi qu'à une saine hygiène de vie globale.

Savoir mieux vous alimenter, savoir vous détendre plus régulièrement, faire de l'exercice tous les jours, vous donner le droit de prendre soin de vous-même, de vous gâter, équilibrer le donner et le recevoir, régler au fur et à mesure les conflits que vous avez sur le cœur, savoir vous pardonner vos écarts et conserver l'estime de vous-même, savoir dire oui à la tendresse et à la vie ; en un mot, savoir dire oui au plaisir de vivre. Ce sont tous des paramètres clés menant à une meilleure santé globale et, par le fait même, à une vie affective plus nourrissante, plus vivante.

LA PERSONNE HYPOGLYCÉMIQUE ET SON ENTOURAGE : RÉPONSES À DE COURTS TÉMOIGNAGES

par Murielle Thériault

Tous ceux et celles qui souffrent d'hypoglycémie vous diront qu'il n'est pas toujours facile d'entretenir des relations harmonieuses avec ses proches, surtout pendant les périodes de crise. Il n'est par ailleurs pas plus aisé pour l'entourage de côtoyer des personnes en panne de glucose.

Pour une meilleure compréhension de cette double réalité, voici de courts témoignages d'hypoglycémiques et de personnes vivant auprès d'eux. Nous y avons ajouté quelques éléments de réflexion propres à chaque situation. De plus Lyne et Jacques, deux conjoints de personnes hypoglycémiques, témoignent de leur expérience de vie. Ces témoignages sont susceptibles d'apporter un éclairage pertinent sur les dimensions sociale et relationnelle de l'hypoglycémie.

> *Mon mari n'est pas le type le plus sociable, mais depuis qu'il souffre d'hypoglycémie, on ne sort plus… Je m'ennuie ! À la maison, il ne fait plus grand-chose non plus… Les réparations sont en suspens et on n'a pas les moyens de payer un ouvrier…*
> (Marie, 29 ans)

Il faut comprendre votre conjoint ; les baisses du taux de sucre dans le sang font jeûner les cellules du cerveau et le caractère de votre conjoint est perturbé plusieurs fois par jour… Lentement, après trois à six mois de suivi sérieux, votre époux reviendra du travail de moins en moins exténué et, la fin de semaine, il retrouvera le goût de bricoler et de sortir tout en évitant les sorties tardives… S'il sent votre impatience, il se rétablira moins vite.

> *À la maison, l'incompréhension et le désintérêt sont encore un obstacle majeur dans mon cheminement, et ce, après un an. Je me sens plutôt dérangeante avec mes recherches et mes efforts à n'en plus finir, non seulement pour mon mari, mais pour mes enfants et mon entourage immédiat. Et comment leur en vouloir si les médecins*

eux-mêmes comprennent mal nos multiples problèmes enchevêtrés? Du côté de mon mari, c'est la neutralité totale: ni reproches ni encouragements, rien, pas un mot! Sans doute suis-je aussi un problème pour lui! Mais son silence m'angoisse, me crée un stress négatif, paralysant, qui use mon énergie en pure perte. La détente est devenue impossible chez moi, même la nuit; je fais des cauchemars! Il faut une volonté acharnée pour continuer d'avancer dans cette atmosphère pesante. Sans ma foi, sans l'espérance que je trouve dans la prière, je n'y arriverais pas. L'Association a été pour moi une main tendue à laquelle m'accrocher. Cette chaîne d'entraide me donne la force, la détermination d'aller au bout de l'effort. Si d'autres ont réussi, pourquoi pas moi?
(Julie, 65 ans)

Julie subit le silence pesant de son partenaire; il n'a pas lu les textes de l'Association, ne l'a jamais accompagnée en entrevue ni aux cours. À la maison, elle doit cuisiner deux plats différents à plusieurs repas. Pourtant, son époux connaît, lui aussi, des problèmes de santé et les solutions, mises de l'avant par son épouse, qui pourraient l'aider. Plusieurs hommes ont peur des problèmes et de la souffrance et se construisent une carapace pour se protéger. Ils sont aussi sensibles que les femmes sans l'avouer, même à eux-mêmes.

Heureusement, les enfants de Julie l'ont écoutée, appuyée et encouragée dans sa recherche d'un mieux-être. Pour Julie, les progrès sont lents, mais les «hypos» ont souvent des problèmes multiples à affronter, car il n'est pas rare que, à 65 ans, on soit atteint d'hypoglycémie depuis plusieurs années. Courage, Julie! Les personnes qui subissent une telle situation doivent trouver la force de ne plus avoir peur de leur partenaire. Il faut lui parler de ce qu'on vit, lui écrire, s'exprimer, quoi! Sinon, on étouffe ce qu'on ressent et on fait des cauchemars.

Maman est hypoglycémique... c'est pas drôle! Elle perd le contrôle de ses nerfs avant les repas, crie souvent et pleure à tout bout de

champ. À part ça, si je laisse une petite traînerie dans la maison, elle se fâche. Puis, pour finir, il faut que toute la famille mange comme elle! On n'est pas «hypos», nous!
(Stéphane, 14 ans)

La mère de Stéphane a longtemps cherché la cause de ses problèmes: grande fatigue avant les repas, impatience, crises de nerfs, agressivité. Elle commence à comprendre ce qui se passe en elle et à apprendre à contrôler ses baisses d'énergie. Au début du traitement, plusieurs hypoglycémiques sont plus mal en point qu'avant. L'attitude à adopter avant les repas est d'éviter d'entreprendre des discussions, de demander des permissions, de faire des remarques. Aidez plutôt la personne hypoglycémique à préparer le repas et, ensuite, faites la vaisselle. L'hypoglycémique retrouve souvent son énergie une heure après les repas. Ce sera le bon moment pour lui soumettre des problèmes.

Manger comme elle? Pourquoi pas? Elle qui est toujours au bout de son rouleau, ça l'aiderait grandement si elle n'avait pas deux menus à préparer à chaque repas. Et l'alimentation «hypo» est excellente pour se garder en santé. Habituez-vous lentement, comme la personne hypoglycémique. Faites pour elle des biscuits et des muffins maison. Sucrez vos desserts avec des fruits séchés ou surgelés. Vous verrez, avec le temps, vous trouverez le pain blanc fade et sans goût. Mariez les pâtes blanches avec les pâtes brunes dans les spaghettis. De bonnes habitudes à prendre!

Lorsque mes amis ou mes parents m'invitent, ils m'offrent toujours bière, vin, gâteaux, chocolats, boissons gazeuses et café. J'ai beau leur dire que ces choses me rendent malade, ils insistent quand même.
(Claudine, 23 ans)

Au moment de l'invitation, proposez votre menu. Apportez certains aliments dont vos hôtes ne disposent pas: pain et biscottes de blé entier, tisanes, etc. Il ne faut pas avoir honte d'exprimer ses besoins. Lentement, vos proches vous accepteront tel que vous êtes, c'est-à-dire comme une personne faisant de l'hypoglycémie ou ayant une tendance à en faire.

Mon épouse est hypoglycémique depuis sa deuxième grossesse, qui a suivi de près la première. Ça fait cinq ans que ça va mal et elle ne connaît la cause de son problème que depuis un mois... Notre relation a été bonne dix mois et je ne sais si elle s'en sortira... Je pense que je vais la quitter avant qu'on se déteste. J'ai mon voyage.
(Marc, 32 ans)

Attention! Donnez à votre épouse une autre chance. Laissez le temps à l'alimentation équilibrée (bons repas, trois collations) de faire son effet. Peut-être pourriez-vous ne plus vivre sous le même toit pendant trois ou six mois... mais il serait dommage de vous séparer ou de divorcer immédiatement. Peut-être serait-il bon que vous vous fréquentiez le samedi soir comme autrefois? Peut-être auriez-vous la chance de découvrir en votre épouse une nouvelle femme et en vous, un nouvel homme? Qui sait?

Voici deux autres témoignages de conjoints:

Mon époux, Normand, a longtemps cherché une solution à son problème de santé; il a consulté des omnipraticiens, des endocrinologues et des psychiatres. Il a dû prendre deux longs congés pour épuisement professionnel et se faire prescrire des antidépresseurs.

Le laisser tomber... divorcer... me suicider... était-ce la solution? Non, j'admirais et j'aimais toujours mon mari. Je n'ai pas laissé Normand parce qu'il avait un problème de santé. J'ai été très patiente, je l'ai écouté et j'ai cherché avec lui la cause de ses problèmes. Puis, après avoir reçu le diagnostic, nous avons consulté une consultante de l'AHQ, car on ne règle pas un manque de sucre dans le sang en se faisant offrir des desserts succulents. J'ai compris que cela ne fait qu'aggraver le problème. J'ai donc adapté mes anciennes recettes. J'ai aussi acheté de nouveaux livres de recettes pour préparer des desserts collations variés et délicieux. (Lyne, 51 ans)

Jacques, un homme de 37 ans qui a suivi patiemment l'évolution de sa compagne pendant trois années, jour après jour, s'exprime ainsi :

Dix-huit mois après sa première grossesse, alors que nous voulions un deuxième enfant, l'état de santé de mon épouse a chuté radicalement. Alors, s'ensuivirent des pertes de connaissance, une dépression nerveuse, des idées suicidaires, un caractère exécrable, des bouderies ainsi que des sautes d'humeur inattendues, etc.
Nous avons effectué des visites chez des médecins spécialistes de toutes sortes : neurologue, psychologue, psychiatre, sexologue, endocrinologue, rhumatologue et même guérisseur ; en six mois, nous avons compté quatre-vingt-deux visites en clinique. La conclusion que l'on peut tirer de toutes ces rencontres se résume comme suit : nous avons accumulé du stress, car la tension nerveuse ainsi que l'incompréhension se sont imposées.
J'ai accepté, au cours de ces années, la présence de ma belle-mère à la maison pour venir en aide à mon épouse. Au retour du travail, que de fois je les ai retrouvées toutes les deux en larmes ; au lieu d'avoir une malade, j'en avais deux !
Ma confiance en la vie, mon optimisme naturel et ma foi m'ont permis de garder espoir ; je croyais qu'un jour quelqu'un trouverait une solution magique à tous nos problèmes prétendument de couple.
Trois ans se sont écoulés dans ce labyrinthe affreux. Nous avons évidemment choisi de mettre de côté notre projet d'une deuxième grossesse. Un jour, après de très longues recherches personnelles sur la santé, mon épouse découvrit le livre Le mal du sucre *; grâce à ce livre, la lumière apparaît au bout du tunnel. Je crois que sans les efforts assidus de mon épouse dans le but de trouver la solution à ses problèmes, à la longue, ma confiance en la vie aurait été ébranlée.*

Nous nous demandions continuellement quels étaient les faits et gestes qui avaient tant bouleversé notre vie de couple.
L'Association des hypoglycémiques du Québec, et non le corps médical, a été la pierre angulaire qui a permis à mon épouse de recouvrer la santé et le goût de vivre. Maintenant, notre vie de couple a retrouvé son sens comme jamais auparavant.

* * *

Grâce à ces témoignages, nous avons pu constater que vivre avec une personne hypoglycémique demeure souvent une expérience difficile, voire inquiétante par moments. Toutefois, lorsqu'on saisit bien ce qu'est le déséquilibre glycémique et qu'on reçoit de l'aide, on réussit, à force de patience et de compromis, à traverser l'épreuve. Par conséquent, la plupart du temps, les personnes qui côtoient intimement un hypoglycémique cheminent parallèlement, sans pour autant s'épuiser et se rendre malades[12], elles aussi.

CHAPITRE XI

Guide pratique pour une saine hygiène de vie

par Odette Bouchard

Le contrôle de l'hypoglycémie fait appel à une approche globale de la santé. Choisir de mieux manger, c'est déjà très bien mais insuffisant. La personne qui souffre d'hypoglycémie a besoin d'intégrer dans sa vie de tous les jours de saines habitudes de vie. Nous avons tous saisi comment notre santé est vulnérable aux diverses tensions quotidiennes et comment les épreuves de la vie courante, les conflits psychoaffectifs et le stress affectaient les mécanismes de régulation du taux de glucose dans le sang. Nous avons aussi compris les bienfaits d'une harmonisation des besoins du corps, du cœur et de l'esprit.

Pour rendre plus concrets ces divers aspects, nous proposons maintenant un **guide pratique pour une saine hygiène de vie**. Pour en faciliter l'intégration, nous avons choisi de présenter le tout sous forme de tableaux synthèse. Ces tableaux présentent des comportements, des attitudes, des activités concrètes et certains gestes simples aideront la personne hypoglycémique à se détendre, à augmenter sa vitalité, à obtenir des appuis, à se valoriser, à nourrir des pensées positives ainsi qu'à combattre l'anxiété en vue d'obtenir une meilleure santé et la paix intérieure.

Le tableau 26 illustre les principaux objectifs visés par un tel plan d'hygiène de vie.

TABLEAU 26

Tableau-synthèse pour une saine hygiène de vie

Surmonter l'hypoglycémie au quotidien en apprenant à être bien :	En décidant d'appliquer concrètement et joyeusement dans sa vie de tous les jours un plan d'hygiène de vie :	En choisissant, surtout en période de convalescence, des moyens, des activités concrètes et des gestes naturels qui peuvent :
• dans son corps ; • dans ses relations ; • dans son cœur ; • dans sa tête (esprit) ; • dans son âme.	• physique ; • socio-affective ; • émotionnelle ; • mentale ; • spirituelle.	• vitaliser et détendre ; • apporter un appui ; • valoriser ; • nourrir des pensées positives ; • aider à combattre l'angoisse en vue d'un meilleur équilibre, d'une meilleure santé et d'une paix intérieure.

TABLEAU 27A

Surmonter l'hypoglycémie, c'est apprendre à être bien dans son corps

- C'est apprendre à aimer son corps ; c'est respecter ses besoins et son rythme ; c'est en prendre soin comme d'un bien précieux ; c'est savoir décoder les messages qu'il envoie et s'en faire un allié.
- C'est éliminer de sa vie les stress inutiles et apprendre à supporter celui qui demeure.
- C'est permettre à son corps de se détendre et de récupérer entre deux activités.
- C'est entretenir sa vitalité par de l'exercice quotidien adapté à sa situation de santé.
- C'est s'offrir une alimentation saine et équilibrée, adaptée à son hypoglycémie.
- C'est s'offrir des heures de sommeil récupérateur ; c'est se permettre de boire de l'eau claire et saine, de respirer de l'air pur et de se ressourcer dans la nature.
- C'est renouveler son énergie dans l'exploration enjouée.
- C'est renouer contact avec le plaisir dans sa vie.
- C'est goûter la vie de manière sensuelle.

TABLEAU 27B
Activités concrètes, attitudes et gestes naturels pour une meilleure santé physique

Conscience corporelle

- Prendre le temps de vivre, de cultiver l'art de ne rien faire, sans culpabilité;
- ne pas surestimer ses forces physiques;
- développer la conscience du corps par divers apprentissages tels que l'antigymnastique (Feldenkrais, Bertherat), les massages (tragger, suédois).

Détente, repos, gestion du stress, sensualité

- Intégrer dans la vie de tous les jours:
  - des moments de détente;
  - des activités structurées telles que le yoga, le taï-chi et diverses techniques de relaxation;
  - des activités simples comme des respirations profondes et conscientes, l'écoute d'une musique douce, la détente dans un bon bain, autour d'une belle lecture ou d'un film drôle;
- après une activité importante, se donner le temps de récupérer pour éviter d'accumuler du stress;
- s'offrir de huit à neuf heures de sommeil par nuit; dormir dans une pièce bien aérée.

Exercice

- Faire de l'exercice tous les jours, de préférence en plein air, une activité courte (15-20 min), progressive, non violente, non compétitive, pour le plaisir de bouger.

Air frais, nature

- Profiter des plaisirs de la campagne pour refaire le plein d'air pur;
- à la ville, goûter au plaisir de pique-niquer dans les grands parcs, de cultiver des fines herbes, de jardiner dans son potager.

Loisirs, plaisirs de la vie

- conserver le goût de la fête, des pique-niques, de la danse;
- couper sa routine en se permettant de petits voyages, de belles randonnées pédestres, etc. et en regardant de beaux spectacles.

Se guérir de l'hypoglycémie, c'est choisir de mettre du plaisir, de la douceur et du bon «sucre» dans sa vie!

N.B.: Ces activités doivent être pratiquées régulièrement, surtout au début du contrôle.

TABLEAU 28A

Surmonter l'hypoglycémie, c'est apprendre à se sentir bien avec les autres

- C'est faire du ménage dans ses relations et donner une place importante à l'amitié.
- C'est apprendre à recréer des liens avec son conjoint, ses collègues et les membres de son entourage sur de nouvelles bases.
- C'est régler ses conflits interpersonnels par le respect et la justice.
- C'est apprendre à partager avec les gens qu'on aime et qui nous entourent, à la fois en donnant et en recevant.
- C'est accepter les conseils et les appuis à diverses étapes de son cheminement.
- C'est accepter son besoin de tendresse et d'affection.
- C'est renouer contact avec sa sensualité et sa sexualité.
- C'est accueillir son besoin de désirer et d'être désiré, de vibrer avec l'autre dans son corps, de faire l'amour.

Se guérir de l'hypoglycémie, c'est apprendre à être en amour avec la vie en soi et autour de soi.

TABLEAU 28B

Activités concrètes et attitudes pour être plus heureux dans ses relations

Des relations vraies et nourrissantes

- Surtout au début du traitement, éviter de se mettre à l'écart ; choisir des amis avec qui on peut être vrai, entier, avec ses forces et ses limites. Éviter d'entretenir des liens (étroits) vides et faux avec des personnes qui grugent l'énergie.
- S'il y a lieu, tout en conservant l'estime de soi, informer les personnes qui gagneraient à le savoir qu'on fait de l'hypoglycémie ; non pas pour obtenir leur pitié, mais davantage pour se libérer d'exigences, pour mieux respecter ses limites et faciliter la communication vraie.
- Éviter de tomber dans le piège des impatiences et des irritabilités reliées à des baisses de sucre ; ne pas les utiliser régulièrement comme excuse pour des maladresses dans ses relations interpersonnelles.
- Après entente préalable avec son conjoint, son collègue de travail ou autre, savoir accepter le reflet juste et honnête de ses propres écarts d'humeur, savoir se retirer temporairement (faire une promenade) pour revenir mieux disposé.
- Éviter d'exprimer ses insatisfactions à quelqu'un ou de tenter de solutionner un problème délicat lorsqu'on subit une baisse de sucre. Choisir un moment où on se sent mieux.
- En tout temps, exprimer ses besoins sur le mode du « je » et non pas en utilisant le « tu » accusateur.
- S'assurer régulièrement du soutien d'un ami fidèle, d'un parent ou d'un parrain et, au besoin, d'un thérapeute pour partager ses inquiétudes.
- Profiter de la présence d'un animal de compagnie, recevoir son amour, sa fidélité inconditionnelle, sa tendresse et sa joie.

Des relations vivantes, enjouées et sensuelles

- Entretenir des relations vivantes, ouvertes et spontanées, oser avouer ses sentiments à l'autre, reconnaître ses qualités de manière généreuse.
- Cultiver le partage, la confiance et la gratitude mutuelle.
- Viser l'honnêteté et la justice dans tout rapport.
- Apprendre à voir le meilleur chez les gens, respecter les sentiments de l'autre.
- Apprendre à pardonner à son rythme ; la capacité de pardonner à l'autre passe d'abord par la capacité de se pardonner à soi-même.
- Goûter le plaisir de partager avec des amis des passe-temps enjoués : sports sans compétition, jeux de société, baignade, danse en groupe, etc.
- Briser la routine, renouveler la sensualité, la tendresse et le désir en préparant un repas intime, à la chandelle.
- Savoir recevoir affection et tendresse grâce à des massages sensuels sans ressentir de culpabilité.
- Privilégier au moins un moment dans la semaine pour faire l'amour : c'est bon pour la circulation sanguine, c'est bon pour le système glandulaire, mais surtout pour son âme et son cœur.
- Découvrir, à travers les rencontres sensuelles, la joie de venir au monde dans un corps ; célébrer ce bonheur dans le plaisir vibrant de deux corps qui prennent et qui donnent amoureusement.

Pour se guérir de l'hypoglycémie, rien de mieux que de s'offrir des douceurs voluptueuses ; c'est divinement mielleux ! Comme les abeilles au printemps qui font l'amour aux pommiers en fleurs sans s'étourdir !

N.B. : Pour des suggestions judicieuses sur la communication tendre et sensuelle avec son conjoint, voir au chapitre X, p. 279.

TABLEAU 29A

Surmonter l'hypoglycémie, c'est apprendre à être bien dans son cœur et avec ses émotions

- C'est accepter avec fierté et bienveillance toutes ses facettes (qualités ou défauts), ses émotions (jalousie, colère, etc.).
- C'est conserver l'estime de soi dans l'imperfection.
- C'est apprendre à regarder ses erreurs de parcours avec honnêteté et vérité afin de mieux choisir la joie, la paix, la santé dans sa vie.
- C'est aller à la découverte du sens de sa blessure en apprenant à répondre aux nouveaux besoins de l'enfant blessé en soi.
- C'est aller à la découverte de son unicité et de ses talents, faire des choix de vie constructifs qui nous rendent heureux.
- En une phrase, **c'est choisir de s'aimer** :
  - en se protégeant, en s'affirmant ;
  - en devenant responsable de sa vie ; en faisant le choix de répondre à ses nouveaux besoins ;
  - en refusant d'être une victime, en reprenant le contrôle de sa vie, en agissant plus qu'en se défendant.

Se guérir de l'hypoglycémie, c'est faire de sa vie une création !

TABLEAU 29B

Activités concrètes et attitudes pour être plus heureux dans sa vie émotionnelle,* être fier de ses qualités et de ses forces et en être généreux

- Accepter ses limites, être plus bienveillant, moins exigeant envers soi ; se donner le droit à l'erreur.
- En période de convalescence, choisir en premier lieu de nourrir son coeur pour mieux l'offrir à ceux qu'on aime.
- Savoir dire de vrais « non », pour ensuite pouvoir dire de vrais « oui », dans le respect de ses besoins.
- Ne pas laisser la colère ou l'amertume empoisonner son cœur ; récupérer cette énergie et agir pour obtenir plus de justice et de paix.
- Continuer à s'aimer malgré les erreurs de parcours, apprendre à se pardonner, pour mieux pardonner à l'autre.
- Dire non à l'esclavage du perfectionnisme ; se sentir valable même si on n'est pas parfait.
- Avoir le droit de prendre soin de soi, d'en faire moins sans se culpabiliser.
- Éviter la maladie compulsive du « missionnarisme » qui fait que l'on s'épuise dans le « don de soi », dans un besoin jamais assouvi de se sentir valable, d'être aimé.
- S'affirmer, se faire respecter ; éviter d'être abusé, manipulé ; utiliser la sensibilité de son cœur pour mieux discerner, choisir et se protéger de l'agression. Un cœur en ordre sait au besoin soit être ferme, soit déborder de générosité.
- Arrêter de se faire violence en s'apitoyant sur les injustices du passé ; choisir plutôt dès maintenant de se redonner l'amour qui nous a tant manqué.
- Aller à la découverte de ses goûts et de ses besoins, en faisant de plus en plus souvent des choix de vie (carrière, couple, loisirs et désirs) qui nous rendent heureux et nous permettent de développer notre plein potentiel émotif et créateur. Par exemple, savoir quitter un emploi stressant, une vie de couple destructrice (avec de l'aide) ; choisir de retourner aux études, de se réaliser à travers ses talents créateurs (piano, écriture, jardinage, emploi à son compte).
- S'offrir une petite douceur : une fleur, un disque, etc., lorsque quelqu'un blesse son cœur.
- Choisir le mieux possible d'aimer la joie, la justice, l'honnêteté, la vérité dans tous ses gestes.
- Dans la joie comme dans la peine, faire de sa vie une création ; exprimer sa joie à travers le chant, la danse, etc. ; transformer et récupérer l'énergie de sa souffrance par l'écriture, le dessin (en faisant du beau).
- Profiter des bienfaits insoupçonnés que l'on retire à se réjouir du bonheur et de la santé des gens autour de soi.

Aimez la santé, et elle viendra à vous.

* Plusieurs suggestions de ce tableau ont été inspirées par Bernard Paul Lacroix, médecin et auteur de *Devenir tout Jonathan*, Éditions Asticou, 1987, p. 149-185.

TABLEAU 30A

Surmonter l'hypoglycémie, c'est apprendre à être bien dans sa tête

- C'est nettoyer son esprit de toute pensée ou croyance qui amènerait à douter de sa valeur et de son droit au bonheur et à la santé.
- C'est croire à son potentiel de santé et à ses capacités intérieures d'autoguérison.
- C'est apprendre à voir la vie du bon côté; à être optimiste et gagnant; à goûter les petits bonheurs de la vie.
- C'est savoir retirer le meilleur de chaque obstacle de la vie; que chaque épreuve soit une occasion de croissance, un tremplin vers une plus grande conscience.
- C'est éviter de ruminer inutilement le passé; c'est décider d'aller de l'avant et de croire en un avenir meilleur en choisissant de répondre à ses besoins et en devenant acteur de sa vie et de sa guérison.
- C'est calmer son esprit de toute préoccupation ou agitation émotive qui entretient l'anxiété et l'angoisse, mine l'équilibre et empêche de goûter l'instant présent.
- C'est apprendre à lâcher prise, à faire confiance; c'est choisir de ressentir la paix et le calme dans sa tête en intégrant dans sa vie quotidienne des rituels de détente et de centration.

Se guérir de l'hypoglycémie, c'est faire confiance en la vie,
c'est goûter l'instant présent, c'est protéger sa paix.

TABLEAU 30B

Activités concrètes et attitudes pour une meilleure hygiène de vie mentale

- Refuser les pensées de peur, de culpabilité et de honte qui nourrissent le mental-menteur. Elles empoisonnent l'esprit d'une anxiété maladive.
- Les remplacer par des pensées de confiance, de bienveillance et d'amour inconditionnel de la vie pour soi.
- Nourrir son esprit de vérités qui nous révèlent sa grandeur et nous donnent l'élan nécessaire pour être meilleur et confiant dans son rythme de guérison. Par exemple, au lieu de se dire: «Je ne suis qu'un menteur», dire plutôt cette vérité: «Il m'arrive parfois de mentir par peur, par insécurité, mais je sais que je suis fondamentalement une personne vraie, honnête.»
- Identifier trois fausses croyances qui contaminent sa vie et les remplacer par trois vérités fondamentales. Par exemple:
  - La santé, ce n'est pas pour moi!

    (Je mérite la santé; je possède tout le potentiel nécessaire pour trouver un nouvel équilibre!)

TABLEAU 30B (suite)

- Le paradis n'est pas de ce monde!

  (Je suis en grande partie responsable de mon bonheur; je choisis de nouvelles attitudes pour goûter l'instant présent.)
- Il faut trimer dur dans la vie!

  (Je goûte aux joies faciles, au repos sans culpabilité. Je suis un être de joie, de plaisir.)

- Se débarrasser de ses idées irréalistes et autodestructrices; les remplacer par des idées justes et réalistes. Par exemple:
  - Il est essentiel de plaire à tous.
  - Il faut que je sois parfait pour être aimé.
  - Si je ne réponds pas à ses attentes, si je le contrarie, je ne serai plus estimable à ses yeux…
- Démasquer les croyances parasites que l'on entretient inconsciemment et qui viennent saboter notre processus de guérison. Le fait de nourrir le désespoir, la non-confiance et le pessimisme en s'imaginant le pire, en se percevant comme vaincu d'avance et en laissant son pouvoir à l'extérieur de soi nous place dans une situation d'impasse: voilà comment on cède une partie de ses chances de guérir. Par exemple: «Je ne mérite pas le bonheur ni la santé, car je suis impur, fautif, etc.»
- Refuser d'appréhender le pire dans toute situation; savoir en retirer le meilleur.
- Pour son mieux-être, choisir des pensées de vie, de beauté, d'ouverture et de confiance; dire non à l'intolérance, au jugement et à la médisance.
- Apprendre à goûter l'instant; tenir un journal de gratitudes pour remercier la vie de tous les petits bonheurs du quotidien. Par exemple, le soleil qui se lève, l'appel d'un ami.
- Éviter de contaminer son esprit avec les erreurs du passé ou les peurs de l'avenir.
- Prendre soin de ses préoccupations chroniques en obtenant le soutien d'un conseiller, d'un ami ou d'un thérapeute; entrevoir une solution à son problème afin de calmer un excès d'anxiété.
- Calmer ses anxiétés quotidiennes en faisant chaque jour des centrations, de la méditation, de la relaxation, du taï-chi, de la visualisation ou de l'activité physique.
- Alimenter sa confiance en sa capacité de guérison en répétant chaque soir, avant de s'endormir:

Jour après jour, je vais de mieux en mieux;
en moi, j'ai tout le potentiel de santé pour me guérir.

TABLEAU 31A

Surmonter l'hypoglycémie, c'est apprendre à être bien dans son âme

L'âme peut se définir comme l'expression profonde de ses aspirations les plus chères ; c'est cette partie de soi qui aspire à la joie, à la vérité, à la paix, à la santé, à l'harmonie, à la liberté, etc., dans tout son être et pour tous ses semblables.

Apprendre à être bien dans son âme :

- C'est établir un lien essentiel avec la Source vitale ; c'est être branché à cette source.
- C'est s'offrir des racines solides et profondes par lesquelles on peut puiser la certitude de sa grandeur, de sa force et de l'amour inconditionnel de la vie pour soi.
- C'est apprendre à lâcher prise, à laisser la vie circuler en soi ; c'est, avec confiance, la laisser prendre soin de soi.
- C'est être à l'écoute de sa sagesse, de ses désirs ultimes qui vont toujours dans le sens d'un plus grand bien pour soi.
- C'est aller à la découverte des valeurs profondes qui donnent un sens à sa vie : celles de plus de justice, plus de paix, plus de vérité, plus d'harmonie, etc.

Se guérir de l'hypoglycémie, c'est devenir fontaine de vie, branchée à la Source

TABLEAU 31B

Activités concrètes et attitudes pour une meilleure hygiène de vie spirituelle

Dans le respect de ses croyances et de sa voie spirituelle :

- Se donner régulièrement des moments d'intériorité pour aller au cœur de soi, pour réfléchir sur la vie en général et sur la sienne en particulier.
- Prévoir des moments privilégiés de contemplation, de communion avec la nature : lien ultime de ressourcement, source inépuisable de paix, de sagesse, de beauté, de volupté.

  Dans sa grande force (montagnes), dans son immense santé (champs de fleurs sauvages), dans son indéfectible vérité (cycle des saisons), laisser la nature nourrir son corps, son âme. Si je sais bien la goûter, elle me révèle à ma propre grandeur, à ma propre beauté, à ma propre santé.
- Sous forme de rituel (choisi dans la joie), se réserver chaque jour un moment d'écoute et d'intimité avec soi-même et la vie. Profiter des bienfaits insoupçonnés :
  - des moments de silence, de méditation ou de prière. Au besoin, accompagner ces deux dernières activités de pensées spirituelles, de mantras, de louanges et de pensées de gratitude ou encore d'exercices de visualisation de guérison comme en proposent les auteurs Shakti Gawain, Carl Simonton, etc.
  - de centrations simples où l'on apprend à déposer, à accueillir et à goûter la Vie ; où l'on fait ses choix de vie quotidiens

    Ex. : Je choisis, le mieux possible, d'aimer et de vivre dans mon corps, dans mon cœur et dans mon âme la joie, la santé, la paix, etc. ;
  - de la pratique du yoga, du taï-chi, du zazen et du reiki.
- Nourrir son esprit et son âme de lectures, de réflexions de haute qualité sur la spiritualité et le sens de la Vie par exemple en lisant Khalil Gibran, Mathew Fox, Antoine de Saint-Exupéry, Arnaud Desjardins, Eckhart Tolle ; ne pas oublier que l'humour raffiné et la littérature pour enfants taquinent et bercent merveilleusement l'âme.
- Dans des périodes de peur, de désespérance et d'impuissance, obtenir l'accompagnement psychospirituel d'une personne qualifiée en qui on a confiance. Des séances de reiki, de toucher thérapeutique peuvent nous aider à retrouver la paix, la force, la confiance en soi et l'équilibre.

* * *

Se guérir, c'est apprendre à être bien dans son corps, dans son cœur, dans son esprit et dans son âme.

L'être humain a de fabuleuses facultés de guérison. La foi, la confiance et l'apprentissage de la joie, de l'harmonie intérieure et de l'amour inconditionnel lui permettent souvent d'entrer en contact avec ses propres capacités de guérison.

CHAPITRE XII

Les étapes vers la guérison

La personne qui souffre d'hypoglycémie depuis plusieurs années ne doit pas s'attendre à ce que ses symptômes disparaissent après une ou deux séances d'information ou quelques rencontres avec la conseillère.

Bien que plusieurs personnes ressentent déjà une nette amélioration après seulement quelques semaines de changements alimentaires, la plupart des hypoglycémiques verront leurs symptômes s'atténuer progressivement sur une période de plusieurs mois. Il serait plus juste d'affirmer que chaque individu a un processus de guérison qui lui est propre selon son histoire, son degré d'atteinte, sa personnalité et les divers types de stress auxquels il doit faire face.

Nous constatons par ailleurs que la plupart des personnes qui prennent en main le contrôle de leur glycémie traversent différentes étapes de guérison, à peu près identiques pour tous, qui les mènent progressivement vers un mieux-être général et un nouvel équilibre sur lequel ils peuvent compter au fil des mois.

Voyons, à travers l'expérience de l'infirmière Rita Chouinard, qui fut conseillère à l'Association pendant dix années, comment se traduisent ces différentes étapes de guérison. Ces observations seront ensuite corroborées par le témoignage de M. Hector Cormier.

CONTRÔLER L'HYPOGLYCÉMIE : UN CHEMINEMENT PROGRESSIF, PAR ÉTAPES

par Rita Chouinard

À cause d'un ensemble de symptômes qui ne cessent de vous accabler au fil des mois, vous prenez conscience de la lourdeur insoutenable de votre santé précaire. Par un concours de circonstances ou parce que vous êtes prêt à l'entendre, vous apprenez, grâce à un ami, un médecin ou une lecture, que vous souffrez d'hypoglycémie. Heureux, après tant de déroutes, d'avoir enfin identifié la cause de tous vos malaises, vous décidez de vous prendre en main et d'apprendre à régulariser votre taux de sucre.

Avec l'aide des conseillers de l'Association et du Centre HYPOTALQ, vous progressez dans l'acquisition de nouvelles connaissances et comprenez jusqu'à quel point les séquelles négatives d'une alimentation déséquilibrée, le stress et diverses attitudes perfectionnistes nuisent à votre santé.

Puis, désireux de retrouver la vitalité qui vous manque tant, vous choisissez de modifier et d'améliorer votre alimentation en optant pour des repas équilibrés et des collations adéquates prises aux bons moments. Convaincu, vous décidez aussi d'abandonner tous les produits non recommandés. Vous apprenez à lire les étiquettes des produits avec plus de vigilance et vous effectuez les divers sevrages qui vous sont plus difficiles à faire : thé, café, biscuits commerciaux, pâtes blanches, etc.

Au fil des semaines, vous prenez de plus en plus conscience des événements et des situations qui vous déstabilisent. Vous vous sentez prêt à consulter une psychothérapeute spécialisée en hypoglycémie. Avec elle, vous identifiez les situations de stress qui entraînent des baisses de glucose, vous apprenez à mieux gérer votre stress de tous les jours, à vous détendre, à faire de l'exercice. Après quelques semaines, vous trouvez en vous plusieurs ressources insoupçonnées pour améliorer votre santé et mieux faire face à vos difficultés personnelles et familiales. Vous voilà vraiment en plein processus de guérison. Un ensemble de changements bénéfiques prennent place graduellement dans votre vie. Après deux à huit semaines, vous savourez un réel bien-être.

D'autres personnes qui viennent de vivre des événements difficiles ou chez qui l'hypoglycémie remonte à plusieurs années on est accompagnée d'autres problèmes de santé verront une amélioration s'installer sûrement, mais plus lentement. Le bien-être pourra être ressenti après six mois à deux ans. La motivation à se prendre en charge est un élément capital dans le processus de guérison.

Comme le rythme de retour vers le mieux-être peut varier d'un individu à l'autre, le questionnaire de dépistage rempli avant le traitement pourra vous servir de guide tout au long du cheminement. Vous pourrez y constater les améliorations survenues au fil des mois. Ce sera une source précieuse d'encouragement.

Alors que vous comprenez comment contrôler votre glycémie et que vous oubliez jusqu'à quel point vous étiez mal en point auparavant, un piège vous attend. Sollicité de toutes parts par des publicités vantant des produits qui vous sont néfastes, il est possible que vous soyez tenté de naviguer à contre-courant du processus déjà amorcé. Il se peut qu'à l'occasion vous fassiez certains écarts et que, malheureusement, vous en subissiez les conséquences en voyant réapparaître les symptômes incommodants de l'hypoglycémie : faiblesse, irritabilité, étourdissements, etc. Mais la plupart du temps, les premières expériences de rechute vous inciteront à reprendre votre chemin avec plus de patience et de persévérance. Tout comme l'alpiniste, vous pourrez regarder le sommet à atteindre et jeter un coup d'œil, de temps en temps, sur le chemin parcouru.

L'obtention de ce premier rythme de croisière bénéfique n'éliminera pas définitivement les tentations de retourner à vos vieilles habitudes ; par exemple, de prendre une bonne bouffe arrosée de vin et suivie d'un somptueux gâteau Forêt-Noire ou bien de délaisser vos exercices quotidiens de détente et de mise en forme. Eh bien, allez-y ! Il est fort possible qu'au premier abord vous ne ressentiez pas de réaction immédiate, mais le lendemain ou peut-être un peu plus tard, ne soyez pas surpris de redécouvrir vos anciens malaises pour quelque temps. Heureusement pour vous, cet état ne vous sera pas fatal. Il vous fera toutefois constater vos limites et la nécessité de vous reprendre en main une fois de plus. Dans un tel cas, il ne faut surtout pas paniquer et encore moins démissionner. Relisez ce livre, mettez de côté ce qui vous fait souffrir, évaluez vos réponses au questionnaire de dépistage et vous constaterez à votre grande surprise que vous n'êtes pas retourné au point zéro. Un petit recul vous fera apprécier les nouveaux acquis ainsi que les magnifiques progrès que vous avez effectués.

Pour illustrer ce cheminement progressif vers le mieux-être, voici le témoignage d'Hector J. Cormier.

L'HYPOGLYCÉMIE OU LE DANGER DE METTRE TOUS SES ŒUFS DANS LE MÊME PANIER

par Hector J. Cormier[2]

Si on m'avait demandé d'écrire un témoignage au sujet de l'hypoglycémie il y a cinq ans, je serais rapidement venu vous convaincre qu'il s'agissait là purement et simplement d'un désordre causé par une mauvaise alimentation et que, pour y trouver remède, il fallait s'astreindre à un régime alimentaire passablement rigide.

Aujourd'hui, je suis plus nuancé. Je demande d'abord si l'hypoglycémie est un malaise d'ordre physique ou si elle est, comme on le pense dans certains milieux de la psychiatrie et de la psychologie, ***un désordre de nature psychosomatique****. Voyons donc ce qu'est l'hypoglycémie et comment j'en suis venu à constater que j'en étais atteint. Je témoignerai également de mon cheminement vers la guérison et je terminerai enfin par des considérations d'ordre général.*

L'Association des hypoglycémiques du Québec définit cette maladie comme étant une baisse anormale du taux de glucose dans le sang. Elle ajoute que le pancréas des hypoglycémiques est hypersensible aux sucres concentrés et aux aliments raffinés, ce qui provoque un surplus d'insuline. Cette hormone, à son tour, brûlerait tragiquement le glucose, si vital à toutes les cellules de l'organisme; voilà ce qui expliquerait le terrible malaise que ressentent ceux qui souffrent de ce problème de santé.

En janvier 1985, alors que j'examinais les livres de la section santé d'une librairie à Moncton, j'aperçus un livre intitulé Body, Mind and Sugar *de E.M. Abrahamson, médecin, et de A.W. Pezet, écrivain qui a été formé au Massachusetts Institute of Technology. Sur la couverture du livre, je pouvais lire «L'étonnante relation entre la fatigue, le rhume des foins, les ulcères, la névrose, l'alcoolisme, les migraines, l'insomnie, les allergies, l'arthrite rhumatoïde, l'épilepsie, la dépression et les aliments dont on se nourrit tous les jours».*

Puisque je souffrais depuis longtemps de certains de ces symptômes, dont la fatigue chronique, l'essoufflement au moindre exercice, l'épuisement, la dépression, l'insomnie (difficulté à m'endormir ou réveil durant la nuit et incapacité à me rendormir), des périodes de confusion mentale, des troubles musculaires, des maux de tête, des sueurs froides, des crampes dans les jambes, une vision embrouillée ainsi que des sensations de picotement et de fourmillement sur la peau, j'ai sauté sur ce livre comme si je venais de trouver une mine d'or. Je me le suis donc procuré et me suis empressé d'en lire très attentivement le contenu pour en arriver à la conclusion très ferme que c'était de ce malaise dont je souffrais depuis toujours et qu'il me fallait promptement m'astreindre au régime alimentaire suggéré: aliments riches en protéines et en gras, pauvres en sucres vides et raffinés, et mieux calibrés en glucides.

J'ai donc évité les sucres concentrés, les aliments raffinés et tout stimulant: les confitures, les aliments préparés avec de la farine raffinée (les pâtes alimentaires, les pizzas, les tartes, etc.), le riz blanc, le café, le thé, les colas et l'alcool. Je calculais religieusement les portions. Je me limitais quotidiennement à trois tranches de pain de blé entier, à deux fruits moyens et aux autres aliments conseillés. Je m'assurais de prendre, à heures régulières autant que possible, les trois repas principaux et au moins trois collations dont le contenu ne devait pas dépasser 15 à 30 grammes de glucides chacune.

J'ai ressenti une amélioration immédiate de mon état. C'était euphorisant. Jamais je ne m'étais senti aussi bien de toute ma vie. Je craignais que ce fût un rêve. J'avais peur que ce bien-être ne dure pas. Quelque temps auparavant, mon omnipraticien, qui n'arrivait toujours pas à déceler la source de ma fatigue chronique et de ma dépression, m'avait conseillé de consulter un psychiatre, ce que j'avais fait pendant quelques mois. J'ai mis fin à mes visites chez lui une fois convaincu que mes nouvelles habitudes alimentaires allaient tout régler, étant donné que mon état de santé s'était amélioré.

Même si, en général, je me sentais nettement mieux, il m'arrivait d'éprouver encore, à l'occasion, de grandes fatigues, des moments de dépression ou des symptômes physiques tels qu'une sécheresse de la bouche, une pression sur le front juste au-dessus des sourcils. Je continuais aussi à éprouver de la difficulté à sombrer dans le sommeil et je me réveillais encore la nuit.

J'ai donc décidé de changer de médecin. Cette fois, je confiai ma santé à une jeune femme. J'espérais qu'elle puisse me faire profiter d'un remède miracle, qu'elle apporterait une réponse à ce désordre auquel de nombreux professionnels de la santé refusaient de croire. Elle non plus n'y croyait pas tellement, d'autant plus que mes tests ne montraient qu'une légère baisse de glucose au-dessous de la normale, trois ou quatre heures après le petit-déjeuner.

Il est bon de savoir que le taux normal de glycémie pour une personne à jeun est de 4,4 mmol (79 mg). Il doit normalement s'élever de 2,8 mmol (50 mg) après le petit-déjeuner. Si la glycémie ne s'élève pas, la courbe issue du test d'hyperglycémie provoquée peut être plate, c'est-à-dire que cette courbe présente des résultats qui ne varient que très peu et révèle des troubles métaboliques. Plusieurs spécialistes américains et québécois affirment que ceux qui présentent une courbe plate souffrent aussi d'hypoglycémie. Mon médecin refusait d'accorder foi à cette hypothèse, mais elle me conseillait tout de même de continuer à suivre mon régime alimentaire. ***Pendant trois ans, je l'avais suivi à la lettre et je n'y avais dérogé que rarement.*** *Mais si je n'étais pas hypoglycémique, pourquoi m'astreindre alors à des règles alimentaires aussi sévères? C'est tout un sacrifice pour un individu qui aime beaucoup* *la bonne cuisine, les plats bien apprêtés. Quelle raison avais-je de me priver autant si mon médecin était convaincu que je n'étais pas hypoglycémique?*

Si je n'ai jamais abandonné complètement le régime, je ne me suis plus jamais privé, à l'occasion, de certains de ces aliments que l'on déconseille fortement aux personnes qui souffrent d'hypoglycémie. Ai-je besoin d'ajouter qu'il s'agit là du moyen par excellence d'éprouver beaucoup de difficultés à se remettre à la diète?

Non seulement mon état général de santé ne s'améliorait plus à ma satisfaction mais, à certains moments, il me semblait qu'il revenait à ce qu'il avait déjà été, malgré mon retour périodique au régime alimentaire que je suivais religieusement. Ce recul me décontenançait, tellement j'avais accordé ma confiance à ce régime. Mon médecin, dont le père avait été enseignant comme moi, me faisait remarquer que mon travail était très exigeant et que j'y mettais déjà beaucoup plus que la mesure. Après 30 années au service de la profession, il me minait au point qu'il serait peut-être bon pour moi de songer à prendre ma retraite, même au prix d'une pension réduite.

Il n'en fallait pas plus pour que je m'entête à poursuivre ma carrière jusqu'à l'âge prescrit pour pouvoir jouir d'une pleine pension. Je ne voulais surtout pas avoir à dire que je m'étais retiré pour des raisons de santé et à le répéter aux curieux, question de me justifier, jusqu'à me mettre à y croire moi-même. J'ai donc terminé mes 35 années d'enseignement et me suis retiré «en santé» le 30 juin 1991. J'étais persuadé que tous les moments de loisirs et de repos qui accompagnent une retraite bien méritée allaient tout régler. La fatigue partirait enfin ainsi que tous les autres malaises qui m'accablaient depuis si longtemps.

Or, le 30 septembre 1991, après seulement trois mois à la retraite, je n'arrivais pas à secouer la fatigue chronique dont j'étais encore envahi. J'aurais voulu continuer à tout mettre sur le dos de l'hypoglycémie, mais après avoir lu mon dossier médical, le médecin, un nouveau encore une fois, s'est empressé de dire qu'il se pouvait fort bien que je souffre d'hypoglycémie, mais qu'il ne fallait pas mettre tous mes œufs dans le même panier. Selon lui, malgré mes 54 ans, j'avais la santé d'un garçon de 16 ans. C'est du moins ce qu'il concluait en examinant les résultats inscrits dans mon dossier qui datait de cinq ans.

***Mais voilà qu'un événement inattendu devait m'ouvrir une nouvelle piste de recherche sur les causes de mon mal-être.** Pendant quatre ans, je m'étais occupé d'une de mes anciennes élèves qui m'avait dévoilé les liens incestueux que son père entretenait avec elle depuis son très jeune âge. Son cas était tellement pénible – alcoolisme, agression physique, verbale et émotionnelle, quatre agresseurs sexuels adultes mâles, une mère et une grand-mère complices – que je m'obligeai à m'informer par tous les moyens possibles à propos de ce fléau qui sévit de façon endémique.*

Je fis la lecture d'une trentaine de livres et de nombreux articles de revues et de journaux traitant d'inceste. J'étais en train de devenir spécialiste de la question jusqu'au jour où, au cours de la lecture du livre intitulé The Right to Innocence, *de Beverly Engels, une thérapeute américaine,* ***je m'identifiai à tout ce qu'elle disait des enfants victimes d'agression sexuelle.***

Lorsque j'ai compris que ma dépression et la plupart de mes maux physiques étaient dus aux agressions sexuelles qu'un frère aîné et trois prêtres eudistes du collège de Bathurst m'avaient fait subir entre 5 et 13 ans, il s'est produit dans mon âme une effervescence dont j'aurais du mal à faire le portrait. Soudainement, ***un volcan ramenait à la surface toute une gamme d'émotions que je n'avais jamais su exprimer et que je ne m'étais jamais permis de manifester.***

Si la plupart des maux dataient de cette agression, je n'étais donc ni fou ni méchant. ***Mon angoisse était causée par les émotions réprimées.*** *Si j'avais dû gober quotidiennement du Valium depuis l'âge de 18 ans et avaler un somnifère chaque soir de ma* *vie afin de m'engourdir, c'était à cause d'abus sexuels infligés par un frère incestueux et des curés pédophiles. J'ai ressenti une colère et une rage insoupçonnées qui ont duré au moins six mois sans arrêt. N'y a-t-il pas là de quoi provoquer de la fatigue, des maux de tête, des sueurs froides et des rages d'aliments qui soulagent rapidement tels que les sucres et la farine enrichie?*

Le psychologue avec qui je suis en thérapie depuis le mois d'octobre 1991 me donna, à ma demande, la liste des maux que peuvent éprouver les personnes qui souffrent de problèmes psychiques. Elle ressemblait étrangement à celle de l'hypoglycémie.

***Que doit-on en conclure? Que l'hypoglycémie est une maladie psychosomatique?** Je serais porté à croire que oui, comme le sont beaucoup de maux dont nous souffrons tous. Si nous voulions nous donner la peine, nous pourrions retracer les éléments d'une vie stressante, écrasante et étouffante.*

Qui plus est, les Nord-Américains, on le sait, se gavent d'aliments camelote, toute cette nourriture qui plaît au palais, mais qui n'a à peu près aucune valeur alimentaire. Nous parlons ici de ces aliments qui créent des dépendances: le sucre, le café, le thé, les colas, les desserts, les aliments préparés avec de la farine raffinée (pizzas, pâtes alimentaires). Pourquoi tant de gens ont-ils besoin de fréquenter les Tim Horton, les Dunkin Donuts et les Pizza Hut pour satisfaire rapidement leur faim?

Tous ces aliments rapidement assimilés par le corps produisent de fortes quantités de glucose. S'ils amènent un soulagement rapide, ils incitent le pancréas à produire rapidement beaucoup d'insuline. Le corps subit des baisses soudaines de glucose. Les cellules du cerveau crient famine. L'individu se sent faible, a des sueurs froides, des maux de tête et des rages de nourriture. La dépression s'installe. Et le cercle vicieux recommence.

Il faudrait apprendre à mieux nous nourrir pour éviter ces baisses constantes de sucre sanguin et éviter de surtaxer le pancréas. Nous savons tous également que nous sommes sédentaires. Quelle importance accordons-nous à l'exercice physique? Si, en plus de toutes ces carences, nous sommes accablés par un problème psychique, sommes-nous capables d'encaisser tout ce stress? ***Je comprends maintenant qu'une diète hypoglycémique ne peut réussir à elle seule à corriger et à éliminer tous les maux.***

L'hypoglycémie n'est pas une fabrication de l'esprit, comme semblent le croire de trop nombreux médecins. Elle existe bel et bien. Les spécialistes des maladies reliées au sucre affirment qu'elle attaque 50 millions d'Américains[3]. Nous avons raison de nous en préoccuper. Si le régime alimentaire peut soulager l'individu, amoindrir ou encore éliminer plusieurs des symptômes qui sont reliés à l'hypoglycémie, il ne faudrait pas croire qu'il puisse éliminer une angoisse chronique due à la répression d'émotions dans le jeune âge. Il est important que la personne souffrant d'hypoglycémie et qui déploie ***tous les efforts nécessaires à l'amélioration de sa santé ne craigne pas d'aller vérifier si le tout n'aurait pas été provoqué par un traumatisme de jeunesse qui la hanterait encore jusque dans la vie adulte.***

* * *

Ce récit émouvant nous inspire les commentaires suivants: avant d'amorcer des changements alimentaires pour contrôler les symptômes d'hypoglycémie, plusieurs personnes choisissent d'entreprendre une démarche psychologique. La thérapie risque alors de traîner en longueur et d'apporter des résultats insatisfaisants. Hector Cormier a fait la démarche inverse. Selon notre expérience clinique, l'idéal, pour une personne qui souffre d'hypoglycémie, **c'est d'être accompagnée en même temps sur les plans alimentaire et psychologique, et ce, dans le but de désensibiliser** un pancréas hyperactif par une saine alimentation et de soutenir des surrénales épuisées en résolvant les conflits ou les traumatismes psychologiques. **Retenez que le conflit à la base de l'hypoglycémie est un conflit de peur et de dégoût envers quelqu'un ou quelque chose de spécifique, dans un contexte où la personne se sent obligée de subir quelque chose.**

CONCLUSION

Ne plus être victime de l'hypoglycémie, c'est possible !

par Murielle Thériault

Voilà quelques années à peine, les gens qui souffraient d'hypoglycémie étaient complètement ignorés. Cela entraînait des conséquences désastreuses dans leur vie personnelle et professionnelle. Sauf dans quelques cas rarissimes, ils ne pouvaient trouver ni écoute ni un juste diagnostic et encore moins le soutien essentiel au retour d'un mieux-être. Heureusement, aujourd'hui, bien que des progrès énormes restent à faire pour que l'hypoglycémie fonctionnelle soit reconnue dans toute son ampleur par notre système de santé, les personnes qui en sont atteintes peuvent obtenir un diagnostic plus rapidement et trouver appui. Malgré des ressources limitées, grâce à leur ténacité et à la qualité de leurs services, l'AHQ et le Centre HYPOTALQ ont beaucoup contribué à cette amélioration. Avec la réédition de ce manuel guide des plus complets, nous continuons la sensibilisation à ce problème de santé. À l'avenir, encore plus de gens pourront identifier ou prévenir l'hypoglycémie dans leur entourage. Les personnes atteintes pourront devenir de plus en plus autonomes face à ce problème de santé. Elles pourront profiter plus facilement des services de l'Association et du Centre HYPOTALQ[1], de leur expertise, des consultations ainsi que des cours qui y sont offerts. Selon les étapes où elles seront rendues dans le recouvrement d'un mieux-être, ce livre sera pour elles un outil privilégié leur permettant d'intégrer de nouvelles connaissances. Elles devraient y puiser un soutien de tous les instants pour surmonter quotidiennement les divers obstacles qu'elles rencontreront durant la première année du contrôle.

De plus, par la qualité de son expertise et par sa dimension pédagogique, ce livre fournit une source inégalée d'informations et de conseils pratiques aux divers professionnels de la santé sensibles à la souffrance hypoglycémique et désireux de compléter de manière efficace les services présentement offerts par l'AHQ et le Centre HYPOTALQ.

Enfin, nous invitons les personnes concernées des divers paliers socio-économiques et médicaux à s'ouvrir, en ce nouveau millénaire, à cette réalité encore trop négligée qu'est l'hypoglycémie. Nous espérons obtenir leur appui concret afin que de plus en plus de services de qualité soient offerts dans toutes les régions francophones du Canada et que la recherche fondamentale sur le déséquilibre glycémique devienne une priorité sociale dans un avenir rapproché.

Somme toute, se guérir des mauvais sucres, c'est possible et c'est l'affaire de tous et chacun.

Pour prévenir et contrôler les baisses d'énergie, nous faisons les recommandations suivantes[2] :

- Que toute personne ayant vécu des symptômes d'hypoglycémie pendant le test et dans les mois qui précèdent soit fortement encouragée à modifier son alimentation et à manger six fois par jour, même si les baisses indiquent des valeurs de 4 à 3,6 mmol/L. Ces personnes connaîtraient un progrès sensible de leur état au bout d'une semaine.
- Que les restrictions alimentaires soient claires et précises : pas de sucres, pas de stimulants, pas d'additifs chimiques.
- Que l'on trace devant le patient le graphique des résultats du test sous une courbe normale pour expliquer la nature et le sérieux du problème.
- Que l'on indique l'heure et la fréquence des collations à prendre à l'aide de ce graphique : il faut manger de 15 à 30 minutes avant la baisse de sucre pour prévenir cette baisse.

- Que l'on conseille de maintenir la régularité des repas, même la fin de semaine. Exemple: prendre le petit-déjeuner vers 7 h 00.
- Que, pour les collations, on conseille les associations alimentaires décrites au chapitre III («Une alimentation saine et équilibrée»).
- Que l'on déconseille les nuits de sommeil trop longues et les levers tardifs. Ils sont préjudiciables aux hypoglycémiques.
- Que l'on conseille de manger la nuit si l'on s'éveille en «hypo».
- Que l'on déconseille les médicaments hypoglycémiants comme les anovulants et autres, et que l'on prévienne les baisses de sucre en mangeant toutes les deux heures quand on doit absorber des antibiotiques ou d'autres médicaments hypoglycémiants.
- Que les jeunes apprennent à connaître l'hypoglycémie et les effets hypoglycémiants de l'alcool. Combien d'accidents d'automobile pourrait-on éviter si les gens choisissaient de manger un sandwich au lieu de prendre l'habituel café de fin de soirée?
- Que les obèses ne soient plus culpabilisés pour leurs tricheries. Ils doivent savoir que les maux de tête, les rages de sucre et de sel et l'agressivité sont des symptômes d'hypoglycémie, appelée aussi la «maladie de la faim». Ils ont besoin d'une alimentation comprenant six repas et collations selon les combinaisons recommandées; pas de jus, pas de fruit seul, car ces aliments ouvrent l'appétit; pas de fruit ni de yogourt le soir. S'ils prenaient une collation une demi-heure avant la baisse d'énergie ou la rage de sucre, c'est-à-dire avant d'avoir faim, ces outremangeurs perdraient du poids plus facilement, sans toujours retomber dans les sucreries, les aliments salés ou les féculents.
- Qu'on vérifie si les enfants hyperactifs sont hypoglycémiques.
- Qu'on assure aux alcooliques et aux toxicomanes un sevrage moins pénible et avec moins d'échecs en leur suggérant de manger six fois par jour, sans café, sans sucre et sans pâtes blanches car ces produits provoquent les mêmes symptômes que l'alcool.
- Que les personnes du troisième âge retrouvent leur énergie en mangeant de plus petits repas, six fois par jour.

- Que les femmes qui vivent une tension prémenstruelle pénible surveillent de plus près leur alimentation durant les 10 jours qui précèdent leurs menstruations; leur hypoglycémie sera mieux contrôlée et, par conséquent, la tension prémenstruelle sera moins grande.
- Que les insomniaques coupent tout stimulant (thé, café, cigarettes), qu'ils mangent six fois par jour et fassent plus d'exercice.

En somme, même si la régulation des baisses anormales de sucre dans le sang n'est pas une panacée, nous croyons que l'équilibre du sucre est fondamental. Rappelons-nous que la seule nourriture du cerveau est le glucose et que lorsque les cellules du cerveau jeûnent de 5 à 15 heures par jour, tout l'organisme se dérègle. Ce sont les hypoglycémiques que nous avons aidés depuis 1977 qui s'expriment ici avec conviction. Sans compter les personnes de leur entourage qui, par leur exemple, ont choisi à leur tour de modifier leurs habitudes alimentaires et ne s'en portent que mieux!

Enfin, nous sommes persuadés que l'on ferait économiser beaucoup d'argent à l'État, que l'on améliorerait de beaucoup la santé des Canadiens et que l'on éliminerait de multiples souffrances inutiles si:

- les thérapeutes (médecins, pharmaciens, diététistes, infirmières, psychologues) recevaient, dans le cadre de leur formation universitaire, une meilleure information sur ce problème de santé et s'ils étaient sensibilisés aux conséquences néfastes d'une hypoglycémie ignorée;
- les étudiants en médecine faisaient des stages dans les associations d'entraide comme la nôtre;
- le test l'hyperglycémie provoquée de cinq heures ou le test du papier buvard étaient prescrits automatiquement lorsqu'une personne souffre de fatigue chronique, etc. Cela éviterait le magasinage médical sur de longues périodes. Si l'hôpital de votre région n'offre plus ce service, n'hésitez pas à aller passer le test dans un laboratoire privé;
- les résultats des tests étaient interprétés par les médecins avec plus d'ouverture d'esprit; si les endocrinologues ne s'arrêtaient pas aux chiffres magiques de 3,5 mmol de glucose et moins et d'autres spécialistes aux chiffres de 2,8 mmol et moins;

- les médecins s'intéressaient aux effets bénéfiques d'une alimentation saine, variée, équilibrée et sans sucre comme premier remède et que cette nouvelle attitude prévalait aussi dans tous les hôpitaux;
- les connaissances de tous les médecins étaient mises à jour dans ce domaine et si les médecins percevaient les organismes qui s'occupent d'hypoglycémie comme des alliés et des aides complémentaires qui travaillent comme eux au mieux-être des personnes;
- et enfin, si l'hypoglycémie était une affection aussi reconnue que le diabète par les instances médicales et gouvernementales.

SOUHAITS DE L'AHQ ET DU CENTRE HYPOTALQ QUANT AU DÉPISTAGE

Nous souhaitons pour l'ensemble de la population et les divers corps professionnels de la santé concernés par le mieux-être:

- que les médecins dépistent plus systématiquement l'hypoglycémie; nous ne voudrions plus entendre: «Il n'y a pas trois hypos dans Montréal»; «Je n'ai vu que trois hypos en vingt-cinq années de médecine»; «C'est une mode»; «Ces naturopathes, acupuncteurs et certains médecins font leur argent avec l'hypoglycémie»; «Le diagnostic est posé de façon abusive aux États-Unis et de plus en plus dans notre pays»; «Le diagnostic d'hypo remplace les diagnostics d'anxiété, de dépression, d'hystérie et de névrose». **Actuellement, il n'y a pas d'abus**... Tous les jours, des gens nous consultent pour dire qu'ils ont cherché pendant parfois 20 ans la solution à leurs problèmes;
- que les psychologues et les médecins utilisent notre questionnaire pour le dépistage de l'hypoglycémie;
- que les personnes qui souffrent de fatigue et de problèmes chroniques subissent une fois dans leur vie le test d'hyperglycémie provoquée de cinq heures pour dépister le diabète ou l'hypoglycémie;
- après qu'aucun «diagnostic différentiel» n'ait pu révéler un désordre spécifique, que les personnes suivantes, qui sont aux prises avec des souffrances diverses, subissent le test de cinq heures: les alcooliques, les migraineux, les obèses, les déprimés, les enfants hyperactifs, les insomniaques, les fibromyalgiques, les agressifs, les «sans-énergie»,

les personnes très fatiguées du troisième âge, les patients qui souffrent d'une maladie chronique, les patients qui ont subi des pertes de connaissance;

- que l'hypoglycémie ne soit pas dépistée en prenant une seule prise de sang à jeun le matin, car la plupart des hypoglycémiques ont un taux de sucre normal au lever;
- que le test d'hyperglycémie provoquée dure cinq heures et non pas deux ou trois heures, sinon on risque (dans l'ordre de 90 %) de passer à côté d'un bon diagnostic;
- qu'à la demande des adultes et surtout pour les enfants, que le test de cinq heures soit administré en n'utilisant qu'une seule piqûre au lieu de huit ou onze;
- qu'une prise de sang supplémentaire soit prise pendant les cinq heures quand le patient se plaint de malaises plus sérieux;
- que les médecins tiennent compte des symptômes vécus pendant le test et dans la vie courante pour diagnostiquer le problème;
- **que le test sur papier buvard soit fait sur une période de cinq heures d'abord**, puis, à divers moments où la personne ressentira des malaises, qu'elle fasse douze autres prélèvements sanguins répartis sur trois semaines.

Nos souhaits sont très nombreux, mais s'ils se réalisent dans les années qui viennent, un grand nombre de personnes ne seront plus victimes de l'hypoglycémie.

ANNEXE 1

L'AHQ et le Centre HYPOTALQ : leur histoire et leurs services

par l'AHQ et le Centre HYPOTALQ

L'Association des hypoglycémiques du Québec a été fondée en 1977-1978 par le Dr André Sévigny, omnipraticien, Murielle Thériault, enseignante, et Clairette Sévigny, infirmière. La fondation de l'Association a été marquée par l'organisation de cinq sessions d'information auprès de 120 personnes touchées par l'hypoglycémie.

Dès le début de 1982, d'autres personnes concernées par la problématique de l'hypoglycémie sont venues élargir l'équipe de la première heure. Dans cette équipe, des professionnels de diverses disciplines (infirmière, diététiste, psychothérapeute) ont commencé à offrir des services de plus en plus structurés (cours, entrevues) au sein de l'Association naissante. **En 1983, l'Association a obtenu sa charte. Elle a depuis fonctionné à titre d'organisme à but non lucratif.**

Le nombre de personnes qui bénéficient des services de l'Association et qui en deviennent membres est passé de 250 en 1984 à 1000 quelques années plus tard. C'est grâce à ces effectifs que l'Association a pu obtenir des subventions provinciales. Une telle consolidation des acquis lui permettra d'ouvrir dès 1984 un siège social à Montréal.

Le **dixième anniversaire de l'Association** a été souligné en 1993 par une trentaine de membres, quelques médecins et des invités d'honneur.

Dans la région de Montréal, l'équipe de l'Association continue à offrir des cours et des services d'information, d'éducation, de dépistage, de consultation, de soutien diététique ainsi que des services d'orientation vers divers professionnels de la santé.

Grâce à des personnes ressources, les services régionaux sont offerts selon la disponibilité des bénévoles et des professionnels sensibilisés à l'hypoglycémie. Nous sommes aussi fiers d'avoir fait quelques percées au Canada anglais.

La publication de trois livres en 1998 a souligné le **quinzième anniversaire de l'Association**: *Vaincre l'hypoglycémie, Bien se nourrir sans mauvais sucres* et *Guide pour une épicerie santé.*

Le **vingtième anniversaire de l'existence de l'Association** (1983-2003) sera souligné par la mise à jour de ses outils pédagogiques et de son site Internet.

LES SERVICES OFFERTS PAR L'ASSOCIATION DES HYPOGLYCÉMIQUES DU QUÉBEC

De nombreuses lectures, les conseils de notre médecin fondateur et d'autres médecins, plus la somme de nos expériences avec les gens qui sont venus nous consulter nous ont permis de développer les services suivants:

- Questionnaires de dépistage pour adultes et adolescents, en français et en anglais;
- Service d'aide et d'information téléphonique;
- Entrevues individuelles touchant l'alimentation et l'hygiène de vie;
- Séances de sensibilisation, d'information et de partage;
- Cours intensifs (une journée) à Montréal et en régions;
- Conférences à Montréal et en régions;
- Production d'outils d'information pour francophones et anglophones: dépliants, bulletins d'informations, livre de recettes, guide pour faire son épicerie, site sur Internet.

Ces divers services sont offerts par une équipe de bénévoles, une infirmière et une secrétaire à l'administration.

Pour mieux connaître l'AHQ, vous pouvez consulter son site Internet: http://www.hypoglycemie.org

Pour joindre les personnes-ressources, vous pouvez écrire à cette adresse électronique : ass.hypoglycemiques@qc.aira.com.

De quoi dépend l'avenir des services de l'AHQ ?

Par le passé, les services de l'Association ont pu être organisés grâce aux subventions provinciales annuelles, qui étaient de 45000 $ à la fondation en 1984 et de 30000 $ par la suite, puis de 20000 $. En 2003, elles sont de nouveau de 30000 $. Des programmes de développement à l'emploi peuvent compléter cette aide.

Notre survie financière a été possible grâce à la vente de nos documents, de nos services et de nos cartes de membre.

De qui dépend l'avenir des services de l'AHQ ?

Seul le soutien fidèle des 15000 personnes aidées par l'Association depuis 1977 pourrait nous sortir de la précarité financière... (15000 membres x 20 $ = 300000 $). Avec le virage ambulatoire, un organisme de prévention en santé comme le nôtre devient un outil indispensable. Pourquoi ne pas l'encourager? Chaque région du Québec devrait se doter d'un groupe d'entraide. Le bureau provincial continuerait d'apporter des outils et du soutien technique.

En conclusion, l'avenir de l'AHQ dépend surtout du dialogue de l'Association avec les membres, les chercheurs et les thérapeutes : médecins, pharmaciens, diététistes, infirmières, travailleurs sociaux, psychologues et thérapeutes en médecines douces.

LES SERVICES OFFERTS PAR LE CENTRE HYPOTALQ

Le Centre HYPOTALQ a été créé au printemps 2001. Il offre des services santé multidisplinaires aux personnes de tous âges souffrant de baisses anormales de sucre dans le sang. Il aide les personnes dont l'hypoglycémie s'accompagne de troubles digestifs, d'intolérances alimentaires, de tendances compulsives et anorexiques.

Sous la direction d'Odette Bouchard, **les services offerts par le Centre HYPOTALQ s'appuient sur une approche biomédicale, nutritionnelle et psychologique intégrée**. Ils aident les personnes à retrouver leur vitalité, leur joie de vivre et à développer un rapport amical avec une saine alimentation.

Caractéristiques de l'approche du Centre HYPOTALQ

L'approche du Centre HYPOTALQ est rassurante, préventive, globale et créatrice ; elle invite la personne à prendre sa santé en main. Elle aide la personne à reprendre confiance dans son potentiel santé.

- **Rassurante** : elle offre des services de qualité qui s'appuient sur 18 ans d'expérience clinique dans le domaine de l'hypoglycémie et des affections connexes. Elle assure une collaboration et un suivi médical avec le médecin traitant. Elle soutient la personne à chaque étape de son cheminement sur le plan médical, diététique et émotionnel. Elle favorise un suivi étroit avec des ressources extérieures spécialisées pour répondre aux besoins uniques de la personne ;
- **préventive** : elle a pour but de prévenir le diabète, le «burnout», la dépression, la surmédication ainsi que la dépendance aux anxiolytiques et aux antidépresseurs ;
- **globale** : au Centre, les causes et les effets de l'hypoglycémie sont compris dans l'interaction dynamique des aspects biomédicaux, nutritionnels, psychologiques et relationnels ; les solutions proposées impliquent la totalité de la personne ;
- **créatrice** : elle mobilise de manière créatrice les ressources uniques de guérison de la personne. Elle l'aide à devenir l'agent principal de son mieux-être.

Clientèle

Le Centre aide quatre types de clientèle :

La **clientèle régulière** : adultes ou adolescents souffrant de symptômes physiques, cérébraux et psychologiques caractéristiques de l'hypoglycémie fonctionnelle ;

La **clientèle prédiabétique** : personnes dont l'hérédité prédispose au diabète et qui ressentent les symptômes typiques d'une hypoglycémie réactionnelle «prédiabétogène» mais dont le test de glycémie à jeun est négatif;

La **clientèle à risque élevé** : personnes chez qui une autre affection ou un diagnostic quelconque masquerait l'hypoglycémie : personnes soignées pour dépression contextuelle, épuisement professionnel, crise d'anxiété; celles souffrant de fibromyalgie, de troubles digestifs, d'intolérances alimentaires, d'attitude compulsive-anorexique;

La **clientèle potentielle** : les personnes dont l'étape de vie (grossesse, ménopause, divorce, échecs, deuil, etc.) et le mode de vie (quart de travail de nuit, travail sous pression, etc.) pourraient prédisposer à l'hypoglycémie.

Services offerts par le Centre

Le Centre HYPOTALQ offre à la population du Québec et du Grand Montréal les services suivants :

- **information et éducation** : au moyen du site Internet interactif **www.glycemiasolutions.com**, par la vente de publications et des conférences-infos ;
- **soutien au dépistage** : il donne accès aux questionnaires de dépistage ; il assure une collaboration avec le médecin traitant dans le but de compléter le diagnostic différentiel ; il offre des entrevues d'interprétation de la courbe (ou du profil glycémique) ; il informe la personne des implications d'un tel profil dans sa vie, et ce, sur le plan diététique, émotif ainsi qu'en ce qui concerne ses activités physiques et sa vulnérabilité au stress ;
- **apprentissage du contrôle de la glycémie** : au moyen de journées et d'ateliers «**Gluco-Santé**» **et d'entrevues nutritionnelles** incluant le soutien à de saines habitudes de vie ;
- **soutien psychosocial** : lors d'entrevues individuelles, accompagnée ou non de son conjoint, la personne apprend à identifier et à résoudre le conflit psychique qui a déclenché l'hypoglycémie, à saisir l'impact d'une hypoglycémie non soignée sur sa vie personnelle, conjugale et

familiale; elle apprend à percevoir sa condition d'hypoglycémique comme une occasion de croissance dans sa vie, l'amenant à mieux se nourrir sur tous les plans et à retrouver l'harmonie avec elle-même.

- **formation professionnelle**: le Centre HYPOTALQ offre en régions un programme de formation théorique et clinique en hypoglycémie. Cette formation s'adresse aux professionnels de la santé désireux d'acquérir des compétences relatives aux aspects biomédicaux, nutritionnels et psychologiques de l'hypoglycémie, selon une approche globale de la santé.

Soutien psychologique et psychothérapeutique (court et moyen terme)

Le Centre offre à la clientèle qui veut faire un cheminement personnel un accompagnement psychologique inédit. Il offre des consultations psychologiques de court ou moyen terme **appuyées sur une riche expérience clinique en hypoglycémie ainsi qu'en Médecine Nouvelle**, abordant l'être humain dans sa dimension biopsychocorporelle et spirituelle.

Ces consultations s'adressent aux personnes dont l'état de santé physique ou psychologique nécessite un soutien ponctuel ou à celles qui souhaitent faire un travail sur soi plus important. Il peut s'agir d'un stress de fond non résolu qui entretient l'hypoglycémie; d'un épuisement professionnel, de la présence d'états anxio-dépressifs majeurs, de conflits émotionnels ou relationnels encore actifs, d'un faible estime de soi, d'un perfectionnisme et d'un don de soi outrés, de séquelles d'abus sexuel, de dépendances affectives, de dépendances aux médicaments ou de troubles digestifs fonctionnels, etc.

Tous les services sont offerts sur rendez-vous, à un tarif abordable et compétitif. Des reçus sont offerts pour déductions d'impôt ou remboursement d'assurance. Vous pouvez joindre le secrétariat du Centre HYPOTALQ au 450-677-9935 (Longueuil, Québec, Canada). Les personnes qui souhaitent joindre Odette Bouchard en tant qu'auteur, consultante, formatrice ou directrice du Centre HYPOTALQ peuvent le faire par téléphone ou courriel : **odette.bouchard@sympatico.ca**. N'oubliez pas de visiter notre site Internet : **www. glycemiasolutions.com**

ANNEXE 2

Indice glycémique et hypoglycémie

Texte de Odette Bouchard,
directrice du Centre HYPOTALQ

Deux chercheurs reconnus, Bran Miller d'Australie et David Jenkins de l'Université de Toronto, étudient depuis quelques années la réaction insulinique des personnes diabétiques aux aliments contenant des glucides. Ils ont élaboré un nouvel outil de référence appelé «l'indice glycémique». Il s'agit d'un tableau qui présente les différents aliments riches en glucides (sucres) selon leur capacité plus ou moins grande d'augmenter le taux de sucre dans le sang et ainsi de stimuler la sécrétion d'insuline.

Chez le diabétique, les aliments qui auraient un indice glycémique bas (15-45) comme les grains entiers, le soja, les légumes verts, le lait, favoriseraient une moins grande résistance à l'insuline et des taux moins élevés de triglycérides. D'un autre côté, **les aliments raffinés à indice glycémique élevé**, par exemple, le riz minute (90) et les pâtes blanches (55), **auraient comme effet de perturber la glycémie d'abord, de l'augmenter rapidement puis, sous l'action insulinique activée, d'entraîner une baisse importante de sucre dans le sang** (profil hypoglycémique) et de **favoriser le stockage du sucre sous forme de graisses** (profil de l'obèse).

Est-ce que le tableau de l'indice glycémique, tel qu'il nous est présenté en 2003 et que l'on retrouve un peu partout: revues, Internet, etc., pourrait être utile aux hypoglycémiques? **Pourrait-il devenir un outil supplémentaire pouvant les aider à mieux choisir les aliments qui font partie d'un repas bien équilibré?** Voilà une excellente question. Voilà comment nous y répondons.

Même si les exemples d'aliments mentionnés précédemment nous semblent classés de manière tout à fait pertinente dans les aliments stabilisateurs de la glycémie et que leurs caractéristiques sur ce plan sont conformes à nos propres observations cliniques, nous ne pouvons pas en tirer les mêmes certitudes pour tous les aliments classifiés dans ce tableau. En premier lieu, soulignons que cette recherche n'a pas été effectuée sous toutes conditions; elle n'a pas été faite auprès d'une clientèle hypoglycémique caractérisée par trois profils: prédiabétogène, réactionnel de type fonctionnel ou à courbe plate. Chacun de ces profils a une réaction différente aux aliments, tout particulièrement dans la première phase d'apprentissage de contrôle. **Il est donc important que la personne qui souffre d'hypoglycémie observe ses propres réactions aux aliments riches en glucides et qu'elle privilégie en toutes circonstances les principes énoncés dans ce livre** (*voir tableau II, p. 80*).

À titre d'exemple, nous savons que les hypoglycémiques qui ont une courbe réactionnelle prononcée ne tolèrent pas mieux le fructose – dont l'indice glycémique est bas (20) – que le miel et le maltose, dont les indices glycémiques sont très élevés (90 et 110). Par contre, si ces personnes choisissent de composer leurs repas en choisissant dans le tableau d'autres types d'aliments à indice glycémique bas (qui ont déjà fait leur preuve), comme le pain de blé entier ou le riz brun complet, les légumes verts, les poireaux, les petits pois verts frais et le yogourt nature (faible en gras), elles en retireront un double avantage: celui de bien stabiliser leur taux de sucre tout en permettant à l'organisme de maintenir un poids santé.

Au-delà de cet exemple favorable, l'observation du Centre HYPOTALQ rejoint celle de Diabète Québec, à savoir que l'indice glycémique donné hors contexte présente des limites appréciables: «Non seulement l'indice glycémique ne tient pas compte des réactions individuelles aux aliments (ex.: carotte cuite, maïs et pomme de terre), mais il montre des variations selon le degré de transformation des aliments, leur mode de cuisson et leur degré de maturité. Ainsi, une pomme qui n'est pas cuite aura un indice glycémique plus faible que la compote. D'autre part, on sait que l'indice glycémique d'un aliment varie selon le moment précis de la journée où l'aliment est mangé et selon son association avec d'autres aliments riches en lipides, en fibres ou en protéines.» Dans son livre intitulé *Le végétarisme à temps partiel*, Louise Lambert-Lagacé exprime elle aussi des réserves quant à l'utilisation de l'indice glycémique. «L'indice glycémique d'un repas, écrit-elle, ne coïncide pas nécessairement avec la somme des indices glycémiques de tous les aliments présents dans ce repas. De plus, d'un tableau à l'autre, certains aliments ne seraient pas placés aux mêmes endroits.»

Il faut donc retenir que l'indice glycémique n'a pas de valeur absolue pour un hypoglycémique. Toutefois, il peut servir de guide s'il est associé aux principes d'équilibre des repas dans une proportion de un pour un, soit deux portions de glucides pour deux portions de protéines. Ainsi, un aliment glucidique à indice plus élevé, tel que l'ananas, sera moins hypoglycémiant s'il est pris à la fin d'un repas équilibré, constitué de protéines et de légumes verts (pauvres en glucides et riches en fibres).

Malgré toutes les réserves mentionnées plus haut, puisque le tableau original de l'indice glycémique se retrouve dans beaucoup d'articles et dans Internet, voici en exemple un tableau élagué présentant l'index glycémique de certains aliments contenant des glucides. Nous avons éliminé volontairement de la colonne à index glycémique bas (10-50) certains aliments non recommandés pour les hypoglycémiques en début de contrôle. Nous avons toutefois conservé à l'intérieur des deux colonnes certains types de glucides non complexes comme le maltose, le glucose, le miel, le fructose et certains fruits afin que vous puissiez mieux les situer dans l'ensemble de l'échelle glycémique, en comparaison avec d'autres aliments, et faire vos propres observations personnelles.

Le tableau 32 vous est présenté à titre informatif. Il ne donne pas l'autorisation de transgresser les recommandations faites dans ce livre. Votre santé et vos efforts pour retrouver vitalité et joie de vivre nous tiennent à cœur.

TABLEAU 32

Indice glycémique de certains aliments contenant des glucides (sucres)

Glucides à indice glycémique très élevé (70 à 110) et élevé (55 à 70)		Glucides à indice glycémique bas (10 à 50)	
Maltose (Bière) et sucre des céréales	110	Pain complet (sans sucre) Riz brun ou basmati complet Flocons d'avoine entiers Sarrasin Céréales brutes (sans sucre ajouté) Haricots blancs	50
Glucose	100	Blé bulghur Muesli non sucré Petits pois verts frais	45
Panais Pâtes à la farine de riz blanc	95	Pâtes complètes (blé entier) Pain de seigle complet Haricots rouges	40
Purée de pommes de terre Riz instant Miel	90	Quinoa Carotte crue Orange, poire, pomme* Yogourt nature	35
Carotte cuite Maïs soufflé Pain blanc	85	Lait Pois chiches Pêche* Fèves vertes	30
Tapioca	80	Pois cassés, lentilles Fructose*	20
Citrouille, rutabaga Wheatabix, pain baguette	75	Soja, noix et graines Yogourt % m.g.	15
Navet, maïs complet Pomme de terre bouillie (sans pelure) Croissant, chocolat	70	Légumes verts, poivron Tomate, poireau, oignon	10
Banane, ananas* Couscous, taboulé Betterave	65		
Pizza Riz à grain long étuvé Papaye	60		
Pâtes blanches (bien cuites) Igname	55		

Source: *Revue Montignac,* éléments synthèse

* Les personnes qui souffrent d'hypoglycémie réactionnelle (fonctionnelle) réagissent fortement et tout autant au **fructose*** qu'au **miel*** ou à la **compote de fruits*** (sucrée au jus de raisin concentré). Elles tolèrent difficilement un fruit* mangé seul, sans être associé à une protéine (noix ou fromage).

ANNEXE 3

Glossaire[1]

Acides gras insaturés (dits essentiels) : Ce sont les unités moléculaires constituant les bons gras (lipides). Ils comprennent les acides gras polyinsaturés et monoinsaturés de la famille des oméga 3, 6, 9. Ils sont dits **essentiels** parce que seule l'alimentation peut les fournir à notre organisme (*voir chapitre III*).

Leur propriété **insaturée** se caractérise par la présence de chaînons moléculaires ouverts ; elles permettent à l'organisme de les utiliser biochimiquement et de répondre ainsi à ses besoins physiologiques ; ce que ne peuvent faire les gras saturés ou trans. Voilà pourquoi ces derniers sont nuisibles à la santé lorsqu'ils sont consommés en trop grande quantité.

Allergie : L'allergie « classique » est une réponse immunitaire exagérée de l'organisme contre une substance, un aliment – le plus souvent une protéine – perçue souvent à tort comme un agresseur. Elle engendre une réaction presque immédiate antigène-anticorps entraînant une réponse proinflammatoire responsable de symptômes parfois mineurs – tels que le picotement des yeux et l'écoulement nasal –, et parfois majeurs. Elle peut être responsable de crises d'asthme et de chocs anaphylactiques très risqués pour la santé. Exemples de substances : protéine du lait (caséine), arachide, crustacés, gluten du blé (maladie cœliaque). La pseudo-allergie, souvent appelée « intolérance alimentaire » ou « fausse allergie », ne mettrait pas toujours en jeu ou au premier plan le système immunitaire. Exemple : l'intolérance alimentaire. Il peut être question d'un aliment incompatible avec le métabolisme d'un individu, telle l'intolérance au lait par manque d'enzyme lactose pour digérer le sucre du lait. Il peut aussi s'agir de certains aliments qui libèrent des substances responsables de troubles voisins de l'allergie ; par exemple, des aliments contenant des toxines de type botulique ou staphylocoque ou bien la caféine, la théobromine et des aliments riches en histamine (fromages fermentés, hareng fumé, conserves). On peut encore retrouver des aliments entraînant une libération importante d'histamine dans les poissons, les crustacés, les tomates, les fruits secs, le chocolat, le salami et le vin blanc.

Très souvent, la réaction immunitaire survient à retardement après plusieurs heures et même plusieurs jours. Dans un premier temps, elle peut entraîner des symptômes inflammatoires mineurs puis, par la suite, par répétition réactive, ils peuvent devenir chroniques. Exemple : côlon irritable, sinusite chronique, douleurs musculaires et articulaires constantes.

De plus en plus, on s'entend sur le fait que c'est une réaction qui peut être amorcée et développée par un antigène environnemental (virus, bactérie, agent chimique) ou une protéine alimentaire ayant traversé une muqueuse intestinale poreuse. Cet antigène serait suffisamment semblable à un antigène du corps lui-même pour stimuler une attaque par croisement contre un tissu, un organe de ce même organisme, et développer des maladies appelées auto-immunes. Exemple : arthrite rhumatoïde, maladie de Crohn, la polymyosite, la colite, la sclérose en plaques, etc.

En résumé, les symptômes de l'intolérance alimentaire sont indissociables de l'allergie. Les deux mécanismes s'imbriquent l'un dans l'autre. C'est pourquoi on classifie de plus en plus les intolérances alimentaires dans la grande famille des allergies.

Amine : C'est un composé organique dérivé de l'ammoniac (par substitution à l'hydrogène d'un ou de plusieurs radicaux alcoylés).

Antidépresseurs : Médicament utilisé dans le traitement de la dépression. Les antidépresseurs classiques sont soit des tricycliques (Elavil), soit des inhibiteurs de la monoamine oxydase (Nardil), mais de nombreux autres produits utilisés comme antidépresseurs n'appartiennent pas à ces groupes. Le traitement ne fait sentir son effet qu'au bout de quelques jours ou de quelques semaines et doit parfois être poursuivi pendant plusieurs mois. Les antidépresseurs entraînent des effets secondaires indésirables (vertige, constipation, somnolence) et plusieurs d'entre eux modulent la glycémie.

Liste des antidépresseurs modulant la glycémie : Elavil, Surmontil, Tofranil, Triptil, Ludiomil, Aventyl, Anafranil, Deprex, Norpramin, Prozac.

Anxiété : L'anxiété est à la vie mentale ce que la douleur est à la vie physique, c'est-à-dire un signe ou un symptôme de déséquilibre ou de désordre. Elle peut être occasionnelle ou pathologique. Ainsi, la réaction anxieuse face à un danger réel peut être un phénomène normal ; elle résulte d'une réaction adrénergique de survie selon laquelle l'adrénaline mobilise tout l'organisme pour se défendre. Toutefois, lorsque la situation devient normale, l'anxiété baisse et le repos peut s'installer. L'anxiété peut être un état pathologique lorsqu'elle se manifeste comme un dérèglement du système d'alarme de l'organisme ; elle se déclenche parfois sans qu'il y ait de raisons apparentes. L'individu anxieux vit constamment en état d'alarme. Dans ce cas (pour la psychiatrie), les tranquillisants peuvent aider à abaisser le seuil d'excitabilité et à calmer l'angoisse.

L'anxiété fait partie du tableau de la plupart des problèmes de santé mentale. Elle est présente dans la dépression, dans la schizophrénie et dans la maladie maniaco-dépressive ; elle nécessite des soins spécialisés. Par ailleurs, un certain nombre de maladies physiques peuvent aussi générer de l'anxiété : l'hyperthyroïdie, une tumeur aux surrénales, l'hypoglycémie ainsi que certains troubles cardiaques et respiratoires.

Un examen médical devrait précéder toute autre démarche thérapeutique et permettre d'éliminer ces maladies comme facteur étiologique d'une anxiété chronique.

Anxiolytiques : Médicament utilisé dans le traitement de l'anxiété et de ses diverses manifestations. Les plus prescrits sont les benzodiazépines, les carbonates et l'hydroxyzine. Si les règles de prescription ne sont pas respectées, les benzodiazépines peuvent provoquer une dépendance, voire une véritable toxicomanie.

Cæcum : Portion initiale du côlon située au-dessous de l'iléon et prolongée par l'appendice.

Candida albicans : C'est le nom donné au champignon ou à la levure qui est habituellement un hôte normal du corps humain qui privilégie le système gastro-intestinal, uro-génital et la peau. Sa croissance (sous forme de spores) et sa prolifération sont habituellement soigneusement contrôlées par le système immunitaire.

Une invasion de *candida*, sous forme mycélienne, est dangereuse et entraîne une myriade de symptômes. Alors que ces champignons se multiplient, une variété de produits toxiques sont libérés dans le sang, empoisonnent l'organisme et submergent le système immunitaire. Cette pertubation dans le mécanisme de défense et d'équilibre de l'organisme peut créer un milieu propice à d'autres désordres tels que l'hypoglycémie, les allergies, l'hypothyroïdie, etc. (*Candida albicans* est aussi le nom donné au syndrome de cette levure.)

Cholécystokinine : Hormone sécrétée par le duodénum et l'intestin grêle, favorisant le processus de digestion. Elle stimule les sécrétions pancréatiques et biliaires ainsi que la mobilité gastrique, intestinale et vésiculaire. Elle agit également en relâchant le sphincter d'Oddi qui se trouve à la jonction des canaux biliaire et pancréatique dans le duodénum.

Dépression : La vraie dépression est une maladie ayant ses caractéristiques propres. Elle n'a rien à voir avec le banal passage à vide ou une baisse d'énergie qui disparaît en quelques jours.

C'est une maladie de l'humeur qui se caractérise par une immense tristesse permanente, un sentiment d'incompétence et de désespoir, des idées suicidaires et le ralentissement des activités sur tous les plans. L'individu dépressif a perdu tout intérêt à la vie en général et il est incapable d'agir ou de prendre une décision. Il souffre d'insomnie et peut ressentir des maux de tête, des troubles digestifs ainsi qu'une grande fatigue.

Certains facteurs génétiques peuvent prédisposer à cette maladie reliée à un déséquilibre (baisse) de certains neurotransmetteurs. La dépression peut survenir après un événement traumatisant (un deuil, une maladie), après un accouchement ou d'autres bouleversements physiologiques (ménopause, manque d'ensoleillement).

C'est une maladie que la médecine peut soigner et dont elle peut prévenir les récidives grâce à une prescription d'antidépresseurs adaptés (tricycliques) et d'autres médications jointes à des conseils (photothérapie, natation, etc.).

Puisque la dépression n'est pas une névrose mais une maladie de l'humeur ayant ses caractéristiques propres, c'est une erreur de la soigner avec des benzodiazépines, même si au début elles peuvent soulager l'anxiété associée à la dépression. Il y a une exception; l'Alprazolam possède une double activité: anxiolytique et antidépressive.

Détoxication : Processus par lequel l'organisme inactive des substances d'origine interne ou externe. La détoxication se produit essentiellement dans les cellules du foie. Elle est produite par des réactions chimiques sous l'action d'enzymes. Exemple: dégradation des acides aminés en urée ou élimination de composés insolubles (médicaments) en les rendant solubles. Ces substances peuvent ensuite être éliminées par les reins.

Douleurs musculaires et douleurs myofasciales : Il s'agit de l'un des trois symptômes primaires caractérisant la fibromyalgie. Elle se distingue par 18 points sensibles répartis dans des régions précises. Dans le cas de la douleur myofasciale chronique, elle se manifeste autour de points déclencheurs dans l'ensemble des parties musculaires du corps.

La douleur musculaire issue d'un point précis peut irradier dans une région éloignée de son point d'origine et être aussi ressentie en alternance dans diverses régions musculaires du corps : les mains, les pieds, les jambes, les bras, le bassin, le dos, la nuque, les mâchoires, le thorax, etc. On parle alors de douleurs irradiantes ou diffuses selon le cas.

Dysenterie : C'est un syndrome infectieux, relié à une infection amibienne ou microbienne. Elle est caractérisée par des douleurs abdominales violentes et par l'émission de selles mucosanglantes.

Dyskynésie biliaire : Trouble de l'activité motrice des voies qui sécrètent la bile dans le duodénum ; ce trouble met en jeu le sphincter d'Oddi, à l'entrée des voies biliaire et pancréatique.

Dyspepsie : Sensation d'inconfort digestif (lourdeur, douleurs abdominales, lenteur digestive) apparaissant après les repas. Elle peut être d'origine fonctionnelle ou organique : gastrite, tumeur, maladie de l'intestin grêle ou du côlon.

Enzyme : Protéine capable de produire ou d'accélérer une réaction biochimique spécifique à la température du corps. Par exemple, les enzymes digestives : lactase, amylase, trypsine, etc.

Fascia : Large bande de tissu conjonctif fibreux situé autour des muscles et autres organes. Le fascia profond a pour fonction de maintenir les muscles ensemble et de les séparer en unités fonctionnelles. Le fascia profond permet le libre mouvement des muscles, le passage des nerfs et des vaisseaux sanguins.

Glandes : Ce sont des organes dont le fonctionnement est caractérisé par la synthèse, puis la sécrétion d'une substance spécialisée pour le bon fonctionnement des tissus, d'autres organes et de l'ensemble de l'organisme. La sécrétion d'une glande peut être soit endocrine, soit exocrine :

Une glande est dite «**endocrine**» quand sa sécrétion est rejetée dans le sang et dirigée vers des organes cibles. La substance produite s'appelle une «hormone». Les principales glandes endocrines sont l'hypophyse, la thyroïde, les parathyroïdes, les ovaires, les testicules et les surrénales.

Une glande est dite «**exocrine**», quand sa sécrétion est rejetée à l'extérieur du sang comme à la surface de la peau ou dans le tube digestif. La glande exocrine est souvent munie d'un canal excréteur. On compte parmi elles les glandes salivaires et lacrymales ainsi que le foie, organe à multiples fonctions, qui fabrique et sécrète la bile.

Certaines glandes sont à la fois **endocrines et exocrines**. Le pancréas exocrine sécrète des enzymes digestives dans le duodénum et le pancréas endocrine rejette une hormone, l'insuline, dans le sang. Par ailleurs, certaines hormones peuvent être produites par des organes autres que les principales glandes endocrines, par exemple la gastrine, la sécrétine et la cholécystokinine, sécrétions stimulées par les aliments dans l'estomac ou dans le duodénum.

Glycogénogénèse : C'est le processus de synthèse ou de fabrication du glycogène (de réserve) à partir du glucose ou d'autres glucides. La glycogénolyse et la glycogénogénèse et la glycogénolyse (ci-dessous) sont sous le contrôle du foie et du système glandulaire.

Glycogénolyse : C'est le processus de dégradation du glycogène ; il aboutit à la libération du glucose dont le muscle se sert pour produire l'énergie nécessaire à sa contraction.

Gras trans : ce sont des mauvais gras issus des processus d'hydrogénation des huiles et des graisses. L'hydrogénation est un processus essentiel qui permet de durcir les huiles pour en faire des shortenings et des margarines. Cette transformation augmente la durée de conservation et rend ces gras plus résistants aux fortes températures de cuisson. On les retrouve dans les produits commerciaux tels que biscuits, craquelins, croustilles, croissants et autres produits céréaliers, de même que dans le beurre d'arachide, les bases de soupe et la plupart des margarines dures et molles. Ces gras trans augmentent le mauvais cholestérol (les LDL), tout en diminuant le bon cholestérol (les HDL). Ils contribuent donc à augmenter les risques de maladies cardiovasculaires.

Il est malheureusement impossible de connaître la quantité d'acides gras trans qui se trouve dans nos aliments ; l'étiquette ne le mentionne pas. Ce que nous savons toutefois, c'est que plus un aliment est hydrogéné, plus il contient d'acides gras trans.

Source : Louise Lambert-Lagacé. *Bons gras, mauvais gras : Une question de santé.* p. 39-40

Hypocondre : Région abdominale antérolatérale située sous les côtes. L'hypocondre droit correspond au foie et à la vésicule biliaire ; l'hypocondre gauche correspond à la rate, à l'estomac et à l'angle gauche du côlon.

Irrigation du côlon : C'est un traitement qui vise à déloger de l'intestin les dépôts de selles durcies qui l'encrassent et perturbent son fonctionnement optimal. Il consiste à faire pénétrer par l'anus plusieurs litres de H_2O stérile favorisant le décapage en douceur de selles collées sur la muqueuse. Seul un thérapeute spécialisé en irrigation colonique peut administrer de façon aseptique un tel traitement.

Jéjunum : Segment de l'intestin situé entre le duodénum et l'iléon. Le jéjunum constitue avec le duodénum (première partie) et l'iléon (dernière partie) l'ensemble de l'intestin grêle.

Métabolisme : Ensemble de réactions biochimiques se produisant au sein de l'organisme. Le métabolisme comprend deux grands processus : **l'anabolisme**, qui est l'ensemble des réactions aboutissant à une synthèse ou à une fabrication et qui nécessite une consommation d'énergie, et **le catabolisme**, qui est l'ensemble des réactions aboutissant à une dégradation ; il entraîne pour sa part une libération d'énergie. Le métabolisme est également une transformation énergétique qui se produit dans l'organisme ; on parle ici de métabolisme énergétique.

Myorésolutif : Se dit d'un médicament qui favorise la détente musculaire, par exemple le Valium.

Neurotransmetteurs : Substances chimiques (sérotonine, noradrénaline, acétylcholine) libérées par les neurones et qui, en se liant à divers récepteurs des cellules nerveuses, musculaires ou glandulaires, stimulent ou inhibent ces cellules. Ce sont des médiateurs biochimiques qui permettent aux cellules nerveuses de transmettre des messages à diverses cibles dans l'organisme.

Névrose: C'est un trouble mental n'atteignant pas les fonctions essentielles de la personnalité et dont le sujet est douloureusement conscient (obsession, phobie, hypocondrie, etc.). La névrose se traduit habituellement par un sentiment d'angoisse, de réactions compensatoires, de perturbations de la vie sociale (manque d'assurance, agressivité) et de la vie sexuelle (impuissance, etc.). À la différence de la personne psychotique, la personne névrosée ne perd pas contact avec la réalité.

Les anxyolitiques peuvent apporter un soulagement dans les moments difficiles, mais ne constituent en aucun cas un traitement de fond et ne doivent pas être pris longtemps. Le traitement repose sur diverses aides thérapeutiques (psychothérapies variées n'excluant pas la psychanalyse ou certaines thérapies comportementales).

Péristaltisme intestinal: Contraction musculaire du tube digestif permettant la progression du bol alimentaire du pharynx au rectum. Celui-ci est doté d'une capacité motrice autonome contrôlée par des mécanismes musculaires, nerveux et hormonaux. Le péristaltisme permet, par son brassage, une meilleure absorption des nutriments.

pH: Grandeur physique mesurant le caractère plus ou moins acide ou basique d'une solution aqueuse comme le sang. Ainsi, le pH 7 est neutre, le pH supérieur à 7 est alcalin et le pH inférieur à 7 est acide.

Postprandiale: Se dit d'une réaction physiologique survenant après un repas. Par exemple, une chute anormale de glucose trois heures après un repas est une réaction hypoglycémique postprandiale.

Réaction de Herxheimer: Ensemble de symptômes susceptibles d'apparaître en phase de sevrage ou de désintoxication. Ces symptômes ressemblent à ceux de la grippe: frissons, courbatures, fatigue, maux de tête, dépression, congestion. Des symptômes déjà présents peuvent s'accentuer. L'abandon du sucre et l'utilisation des fongicides pour désagréger les levures entraînent un surcroît de toxines dans le sang et accaparent l'énergie consacrée à l'élimination de ces toxines. C'est ce processus qui est à l'œuvre lorsque l'organisme combat le virus de la grippe.

Syndrome : Ensemble clinique de symptômes ou de signes observables dans plusieurs états pathologiques différents et sans cause spécifique ; par exemple : le syndrome de la levure, le syndrome prémenstruel, le syndrome dépressif et le syndrome postprandial.

Tranquillisants : Les tranquillisants sont des médicaments dont la classe la plus fréquemment utilisée appartient aux **benzodiazépines** (Valium, Ativan). Les benzodiazépines font partie des tranquillisants mineurs indiqués pour combattre la névrose d'anxiété. De leur côté, les tranquillisants majeurs, appelés « neuroleptiques », sont réservés aux maladies mentales appelées « psychoses » comme la paranoïa, la schizophrénie et la maniaco-dépression. Les tranquillisants peuvent entraîner une dépendance physiologique dont il peut être difficile de se défaire. À divers degrés, ils exercent quatre activités, selon leur catégorie : ils soulagent l'anxiété grâce à leur effet anxiolytique (Xanax, Serax) ; ils favorisent le sommeil à cause de leur effet hypnotique (Dalmane, Somnol, Halcion) ; ils empêchent les convulsions par leur effet anticonvulsif (Rivotril) et amènent une relaxation musculaire due à leur effet myorésolutif (Diazépam, Valium, Vivol).

Liste de quelques médicaments appartenant à la famille des benzodiazépines :

- Xanax (alprazolam)
- Lectopam (bromazépam)
- Librium, Medilium, Solium (chlordiazépoxide)
- Rivotril (clonazépam)
- Tranxène, Novoclopate (clorazépate)
- E-pam, Novodipam, Apo-diazepam, Meval, Vivol, Valium (diazépam)
- Dalmane, Novoflupam, Som-pam, Somnol (flurazépam)
- Loftran (kétazolam)
- Ativan, Novolorazem (lorazépam)
- Mogadon (nitrazépam)

- Novoxapam, Oxpam, Serax, Zapex (oxazépam)
- Restoril (temazépam)
- Halcion (triazolam)

Triglycérides : Lipides composés de trois molécules d'acides gras reliés à une molécule de glycérol. Ils constituent la majeure partie des gras de l'organisme stockés dans les tissus adipeux. On les trouve également dans le sérum sanguin où ils circulent couplés à des protéines spécifiques. Certains triglycérides peuvent être fabriqués dans le foie à partir de glucose.

Le taux des triglycérides varie selon le sexe, l'âge, le poids, le mode d'alimentation, la consommation de tabac, d'alcool, l'exercice physique, etc. Une hypertriglycéridémie (taux excessif) peut être favorisée par le stress ou consécutive à une pathologie (diabète, alcoolisme, etc.) ou à la prise de la pilule contraceptive (œstrogène).

ANNEXE 4

Liste des tableaux, schémas et graphiques

Tableaux

1A. Symptômes de l'hypoglycémie (Dr A. Sévigny), 28

1B. Symptômes de l'hypoglycémie (Dr A. Nadeau), 30

2. Vitesse d'absorption des aliments contenant des glucides, 79

3. L'indice glycémique de certains aliments classifiés selon une échelle de 10 à 110, 83

4. Savoir choisir les bons aliments, 85, 86, 87, 88

5. Composition équilibrée de trois repas:
   A. Petit-déjeuner, 89
   B. Repas du midi et du soir, 90

6. A. Combinaisons d'aliments dans les collations, 92
   B. Exemples de collations respectant les bonnes combinaisons alimentaires, 93, 94

7. Les fruits frais riches en glucides (hydrates de carbone), 99

8A. Légumes riches en glucides, 100

8B. Légumes pauvres en glucides, appelés «légumes verts», 101

9. Les légumineuses comme féculents ou glucides complexes, 102

10. Céréales et produits céréaliers comme féculents, 103

11A. Protéines quotidiennes requises, 105

11B. Sources de protéines animales, 106

12. Sources de protéines végétales, 107

13A. Aliments contenant de bons gras : huiles végétales, poissons, fruits de mer, etc., 113

13B. Aliments contenant de bons gras : graines oléagineuses, noix, olives et avocat, 114
13C. Aliments de source végétale contenant de bons gras, 115
13D. Aliments de source animale contenant des gras, 116
13E. Gras saturés ou hydrogénés d'origine végétale ou animale, 117
14. Journée équilibrée en glucides, 119
15. Menus pour chaque jour de la semaine, 120-121
16. Menus pour la boîte à lunch, 122
17. Savoir s'organiser, 123
18A. Contenu en fibres de différents végétaux: légumineuses, légumes et fruits, 132
18B. Contenu en fibres d'autres végétaux : graines, noix et céréales à grains entiers, 133
19. Au restaurant, quoi choisir?, 139-140
20. Boissons alcoolisées : teneur en alcool, en glucides (sucres) et en calories, 143
21. Menu santé pour les enfants, 161
22. Produits dérivés du soja: leurs qualités, 210
23. Modèle de soutien pour les hypoglycémiques dépendants des médicaments et d'autres drogues, 233
24. Soutien aux hypoglycémiques ayant choisi d'abandonner somnifères, tranquillisants et autres drogues (phase II), 242
25. Soutien aux hypoglycémiques qui ont choisi d'abandonner somnifères, tranquillisants et autres drogues (phase III), 246-247
26. Tableau-synthèse pour une saine hygiène de vie, 294
27A. Surmonter l'hypoglycémie, c'est apprendre à être bien dans son corps, 294
27B. Activités concrètes, attitudes et gestes naturels pour une meilleure santé physique, 295
28A. Surmonter l'hypoglycémie, c'est apprendre à se sentir bien avec les autres, 296
28B. Activités concrètes et attitudes pour être plus heureux dans ses relations, 297
29A. Surmonter l'hypoglycémie, c'est apprendre à être bien dans son cœur et avec ses émotions, 298
29B. Activités concrètes et attitudes pour être plus heureux dans sa vie émotionnelle, être fier de ses qualités et de ses forces et en être généreux, 299

30A. Surmonter l'hypoglycémie, c'est apprendre à être bien dans sa tête, 300
30B. Activités concrètes et attitudes pour une meilleure hygiène de vie mentale, 300-301
31A. Surmonter l'hypoglycémie, c'est apprendre à être bien dans son âme, 302
31B. Activités concrètes et attitudes pour une meilleure hygiène de vie spirituelle, 303
32. Indice glycémique de certains aliments contenant des glucides (sucres), 330

Schémas

I. Le système endocrinien: ses principales glandes et les hormones qu'elles sécrètent, 47
II. L'appareil digestif, 171

Graphiques

I. Courbe normale de glucose sanguin, 67
II. Courbes issues du test d'hyperglycémie provoquée de cinq heures, 68

Journal

Le journal alimentaire, 128-129

ANNEXE 5

Bibliographie

Hypoglycémie

Certains ouvrages mentionnés dans la présente annexe ne sont disponibles qu'en bibliothèque; ils sont identifiés par l'astérisque placé à la fin de la référence bibliographique.

ABRAHAMSON, E.M., et A.W. PEZET. *Le corps, l'esprit et le sucre,* Montréal, Laplante et Langevin, 1965, 216 pages. On peut trouver ce livre maintenant épuisé dans les bibliothèques et chez les libraires d'occasion. La version anglaise est toujours offerte en livre de poche.*

ATKINS, Robert C., et Shirley LINDE. *La diététique super-énergétique du docteur Atkins ou une nouvelle révolution anti-fatigue et anti-dépression,* Paris, Éditions Buchet/Chastel, 1978, 246 pages. L'Association ne conseille pas une diète aussi sévère que celle suggérée par le Dr Atkins, mais certains hypoglycémiques ont trouvé des avantages à couper les fruits et leurs jus ainsi que le lait et le yogourt au début du traitement.

COUSINEAU, Suzanne. *Espoir pour les hypoglycémiques,* Montréal, Edimag, 1991, 143 pages.*

CROOK, William G. *L'hypoglycémie,* Montréal, Éditions Pierre Derek, 1991, 64 pages. L'édition originale anglaise a été publiée en 1984.

DROUIN, Paul. «L'hypoglycémie, un diagnostic difficile, des tests controversés», *Actualité médicale,* 28 juin 1995.

DUMESNIL, Annie-Claude. *Vivre son hypoglycémie: questions et réponses,* Hull, CEEPSO, 1990, 146 pages.*

DU RUISSEAU, Jean-Paul. *La mort lente par le sucre,* Montréal, Éditions du Jour, 1973, 203 pages. Édition épuisée.*

HOUDE, Normand, et Suzanne HOUDE. *La lumière au bout du tunnel,* Saint-Lambert, S.N.H. Livres inc., 1990, 127 pages. Adresse de l'éditeur: S.N.H. Livres inc., C.P. 446, Saint-Lambert, (Québec), J4P 3P8.*

LABELLE, Yvan. *Si les glandes m'étaient contées ou l'hypoglycémie,* Montréal, Éditions Fleurs sociales, 1989, 486 pages.*

MARLEAU, Jeanne-d'Arc. *Guide d'hygiène de vie pour hypoglycémiques,* Trois-Rivières, Éditions d'Arc, 1988, 468 pages.*

MARLEAU, Jeanne-d'Arc. *L'hypoglycémie, on s'en sort…,* Trois-Rivières, Éditions d'Arc, 1990, 468 pages.*

PFEIFFER, Carl C. et Pierre GONTHIER. *Équilibre psycho-biologique et oligo-aliments,* Équilibres Aujourd'hui, 1988, 515 pages. Ce volume a été publié en France. Il comprend un chapitre très intéressant sur l'hypoglycémie: «Hypoglycémie ou ce sucre pervers».

SAINT-LAURENT-VÉZINA, Sylvie. *Hypoglycémie,* Cookshire, Productions GEC, 1996, 130 pages.

STARENKYJ, Danièle. *Le mal du sucre,* Richmond, Éditions Orion, 1981, 281 pages. Au début du traitement, l'Association suggère trois repas et trois collations à heures fixes. Les conseils de l'auteur (trois repas par jour) peuvent être suivis un an ou deux plus tard et quand la vie apporte moins de stress.

TRÉDANIEL, Guy. *«Sugar Blues»: le roman noir du sucre blanc,* Paris, Édition de ma Maisnie, 1985, 247 pages. Ce livre est une traduction de *Sugar Blues* écrit par William Dufty en 1975. La version anglaise est offerte en livre de poche chez Warner Books.

Livres de recettes

BOYTE, F. *Le tofu international,* Éditions Stanké, 2001.

CHALIFOUX, Anne-Marie. *Les recettes santé et les délices d'Anne-Marie,* Montréal, Éditions Trustar, 1997, 309 p.

CHALIFOUX, Anne-Marie. *Les délices d'Anne-Marie,* Montréal, Éditions de la Marmaille, 1994, 160 p.

CHALIFOUX, Anne-Marie. *Les recettes d'Anne-Marie,* Montréal, Éditions de la Marmaille, 1993, 174 p.

Cholestérol, calories, protéines, hydrates de carbone, Sainte-Adèle, Éditions Publi-Loisirs, 1992, 85 p. Outil indispensable pour connaître la valeur des aliments.

Fondation québécoise de la maladie cœliaque. *La nouvelle cuisine sans gluten,* Éditions Lavoie-Broquet, 2002, 192 p.

FRAPPIER, Renée. *Le guide de l'alimentation saine et naturelle,* Tome I, Montréal, Éditions Asclépiade, 1987, 349 p.

FRAPPIER, Renée. *Le guide de l'alimentation saine et naturelle,* Tome II, Montréal, Éditions Asclépiade, 1990, 348 p.

GARDON, A. *La cuisine, naturellement,* Les Éditions de l'Homme, 1995.

LAMBERT-LAGACÉ, Louise. *Une cuisine sage,* Montréal, Éditions de l'Homme, 1981, 215 p.

LAMBERT-LAGACÉ, Louise. *Menus et recettes du défi alimentaire de la femme,* Montréal, Éditions de l'Homme, 1990, 243 p.

LAMBERT-LAGACÉ, Louise et Louise DESAULNIERS. *La nouvelle boîte à lunch,* Montréal, Éditions de l'Homme, 1992, 261 p.

LAMBERT-LAGACÉ, Louise, Louise DESAULNIERS et Michelle LAFLAMME. *Le lait de chèvre,* Montréal, Éditions de l'Homme, 1999, 105 p.

LAMBERT-LAGACÉ, Louise et Louise DESAULNIERS. *Le végétarisme à temps partiel,* Montréal, Éditions de l'Homme, 2001, 240 p.

Les diététistes du Canada. *Nos meilleures recettes (450),* Éditions du Trécarré, Quebecor Média, 2002, 448 p. À l'exception des desserts, ce livre convient aux hypoglycémiques.

MEDD, Paula. *Cuisiner sans levure,* Boucherville, Éditions de Mortagne, 1989, 168 p.

NADEAU, Suzanne. *S.O.S. Desserts,* Rimouski, Éditions Sunam, 1990, 130 p. On peut se procurer ce livre chez l'éditeur à l'adresse suivante: Éditions Sunam, 368, rue Saint-Robert, Rimouski, Québec, G5L 4T4.

REISMAN, Rose. *La cuisine végétarienne allégée,* Éditions du Trécarré, 1999, 192 p.

SAINT-LAURENT-VÉZINA, Sylvie. *L'assiette écologique,* Fleurimont, Éditions GGC, 1998, 140 p.

STARENKYJ, Danièle. *Le bonheur du végétarisme,* Richmond, Éditions Orion, 1985, 345 p.

STARENKYJ, Danièle. *Le mal du sucre,* Richmond, Éditions Orion, 1981, 282 p. Ce livre comprend 135 recettes.

SUZANNE, Natalie. *Sans viande, naturellement...,* Boucherville, Éditions de Mortagne, 1993, 310 p.

SUZANNE, Natalie. *Sucrez-vous le bec... sans sucre!,* Tome I, Montréal, Pygmalion, 1988, 91 p.

SUZANNE, Natalie. *Sucrez-vous le bec... sans sucre!,* Tome 2, Boucherville, Éditions de Mortagne, 1993, 143 p.

TREMBLAY, Yvon et Frances BOYTE. *La magie du tofu,* Montréal, Stanké, 1988, 101 p. Ce livre comprend 80 recettes.

TREMBLAY, Johanne, *Bien se nourrir sans mauvais sucres,* Montréal, Quebecor, 1998 et 2003, 135 p. Approuvé par l'Association des hypoglycémiques du Québec, ce livre comprend 60 recettes; il s'adresse à ceux qui veulent prévenir le diabète et l'hypoglycémie et préserver leur potentiel santé.

TREMBLAY, Yvan. Le tofu soyeux, Éditions du Trécarré, 2001, 128 p.

Lectures pour les futures mamans et les parents

ALBERT, Luc-Roland. *Les neuf mois utérins de Frimousse,* Sillery, Éditions C.A.H.A.C. inc., 1983, 144 pages.*

ALBERT, Luc-Roland. *L'enfant maintenant connu,* Sillery, Éditions C.A.H.A.C., 1986, 242 pages. Ces deux livres peuvent être commandés à l'adresse suivante: Éditions C.A.H.A.C., C.P. 47088, Sillery, Québec, G1F 1K5.*

BONDIL, Alain, et Marion KAPLAN. *L'alimentation de la femme enceinte et de l'enfant, selon l'enseignement du Dr Kousmine,* Paris, Éditions J'ai Lu, 1995, 255 pages. Ce livre de poche contient plusieurs recettes.

CAMPBELL, Ross. *Comment vraiment aimer votre enfant,* Richmond, Éditions Orion, 1979, 156 pages.

CAMPBELL, Ross. *L'adolescent; le défi de l'amour inconditionnel,* Richmond, Éditions Orion, 1982, 171 pages.

CAMPBELL, Ross. *Les enfants en colère,* Richmond, Éditions Orion, 1995, 240 pages.

CAMPBELL, Ross. *Votre enfant et les drogues,* Richmond, Éditions Orion, 1989, 189 pages.

CROOK, William G. *Allergies,* Boucherville, Éditions Derek, 1991, 88 pages.

CROOK, William G. *Les enfants difficiles,* Boucherville, Éditions Derek, 1992, 64 pages.

CROOK, William G. *L'hypoglycémie,* Boucherville, Éditions Derek, 1991, 88 pages.

DUCLOS, Germain, Danièle LAPORTE et Jacques ROSS. *Besoins, défis et aspirations des adolescents,* Montréal, Éditions Héritage, 1995, 401 pages (accompagné du disque compact *Vivre en harmonie avec nos enfants*).

DUCLOS, Germain, Danièle LAPORTE et Jacques ROSS. *Les besoins et les défis des enfants de 6 à 12 ans,* Montréal, Éditions Héritage, 1994, 356 pages (accompagné du disque compact *Vivre en harmonie avec nos enfants),* Éditions de l'Homme, 1992, 291 pages.

DUCLOS, Germain, Danièle LAPORTE et Jacques ROSS. *Les grands besoins des tout-petits,* Montréal, Éditions Héritage, 1994, 258 pages.

FALARDEAU, Guy, Dr *Les enfants hyperactifs et lunatiques,* Montréal, Éditions du Jour, 1997, 215 pages.

LAMBERT-LAGACÉ, Louise, et Louise DESAULNIERS. *La nouvelle boîte à lunch,* Montréal, Éditions de l'Homme, 1992, 261 pages.

LAMBERT-LAGACÉ, Louise. *Comment nourrir son enfant,* Montréal, Éditions de l'Homme, 1996, 304 pages.

LAMBERT-LAGACÉ, Louise. *La sage bouffe de 2 à 6 ans,* Montréal, Éditions de l'Homme, 1984, 282 pages.

POLAND, Janet, et Judi CRAIG, *Votre enfant est-il trop sensible?* Montréal, Éditions de l'Homme, 1997, 172 pages.

STARENKYJ, Danièle. *L'adolescent et sa nutrition,* Richmond, Éditions Orion, 1989, 285 pages.

STARENKYJ, Danièle. *Le bébé et sa nutrition,* Richmond, Éditions Orion, 1987, 224 pages.

STARENKYJ, Danièle. *L'enfant et sa nutrition,* Richmond, Éditions Orion, 1988, 220 pages.

Hypoglycémie et troubles digestifs

CHIA, Mantak. *Chi Self Massage,* Huntington, N.Y., Healing Tao Books, 1986, 176 pages.

DEVROEDE, Ghislain. *Ce que les maux de ventre disent de votre passé,* Paris, Éditions Payot, 2002, 311 pages.

FLÈCHE, Christian. *Mon corps pour me guérir: décodage biologique des maladies,* Ed. Souffle d'Or, 2000, 230 pages.

JAY, Joëlle. *Vos glandes sont-elles la source de vos malaises?,* Montréal, Éditions Santé Action, 1995, 128 pages.

KOUSMINE, Catherine, Dr. *Être bien dans son assiette jusqu'à 80 ans et plus,* Paris, Éditions Tchou, 1980, 333 pages.

KOUSMINE, Catherine, Dr. *Sauvez votre corps,* Paris, Éditions Robert Laffont, 1987, 429 pages.

MARIEB, N.E., et Guy LAURENDEAU. *Anatomie et physiologie humaine,* Saint-Laurent, Éditions du Renouveau pédagogique, 1993, 1014 pages.

PALLARDY, Pierre. *Et si ça venait du ventre,* Paris, Éditions Robert Laffont, 2002, 257 pages.

POURTALET, Georges, Dr. *Le corps a ses raisons que la médecine ignore,* Paris, Éditions du Dauphin, 1995, 299 pages.

SHELTON, Herbert. *Les combinaisons alimentaires et votre santé,* Paris, Éditions La Nouvelle Hygiène, 1968, 126 pages.

STARENKYJ, Danièle. *Mon petit docteur,* Richmond, Éditions Orion, 1985, 311 pages.

VASEY, Christopher. *L'équilibre acido-basique,* Éditions Jouvence, 1991, 139 pages.

WIGMORE, Ann. *The Hippocrate Diet and Health Program,* Waine, N.J., Avery Publishing Group, 1984, 191 pages.

Hypoglycémie, intolérances alimentaires, allergies et *candida*

ABRAHAMSON, E.M., et A.W. PEZET. *Body, Mind and Sugar,* New York, Avon Books, 1977, 206 pages.

AIROLA, Paavo. *Hypoglycemia: A Better Approach,* Phoenix, Arizona, Health Plus, 1977, 191 pages.

ATKINS, Robert C. *La nutrition révolutionnaire du docteur Atkins,* Paris, Éditions Buchet/Chastel, 1981, 357 pages.

BLAND, Jeffrey, et Lee D. GALLANT. *Candida Albicans: An Unsuspected Problem. A Yearbook in Nutritional Medicine,* New Canaan, Conn., Keats Publishing, 1986, 214 pages.

BOUCHARD, Odette. *L'hypoglycémie, les allergies et les intolérances alimentaires,* Montréal, Centre HYPOTALQ, 24 pages.

CRISAFI, Daniel. *Candida albicans, l'autre maladie du siècle,* Montréal, Édiforma, 1995, 124 pages. Avec une brochure synthèse.

CROOK, William G. *Allergies,* Boucherville, Éditions Derek, 1991, 88 pages.

CROOK, William G. *Les levures,* Boucherville, Éditions Derek, 1991, 88 pages.

CROOK, William. *The Yeast Connexion: A Medical Breakthrough,* Jackson, TN, Professional Books, 1986, 434 pages.

FONTAINE, Janine. *Les maux méprisés: Intolérances et allergies alimentaires,* Paris, Robert Laffont, 1992, 362 pages.

JAFFE, M. Russel. *Do you have Hidden Allergies? Are you troubled with recurrent health problems? The «Elisa Act Test» may be your solution,* brochure d'information du Sirrammune Physicians Lab., Reston, VA, 1995.

JAY, Joëlle. *Le candida albicans, un signal d'alarme,* Montréal, Publications Santé Action, 1992, 127 pages.

LABERGE, Danièle. *Les allergies alimentaires ou quand se nourrir devient une jungle,* Ham-Nord, Édition l'Armoire aux Herbes, 1996, 64 pages.

LAMBERT-LAGACÉ, Louise. Louise DESAULNIERS et Michelle LAFLAMME. *Le lait de chèvre,* Montréal, Éditions de l'Homme, 1999, 105 pages.

LESSER, Michael. *La thérapie des vitamines et de l'alimentation pour retrouver son équilibre,* Paris, Éditions Terre Vivante, 1980, 222 pages.

LORENZANI, Shirley. *Candida : A Twentieth Century Disease,* New Canaan, Conn., Keats Publishing, 1986.

PARENT, Gilles. *La nutrition et les maladies auto-immunitaires,* Document d'enseignement, Québec, 1992, 161 pages.

PFEIFFER, Carl C., et Pierre GONTHIER. *Équilibre psychologique et oligo-aliments,* les enseignements du Brain Bio Center de Princeton, États-Unis, Éditions Équilibres, 1988, 315 pages.

PIN, Linda R. *Nos aliments empoisonnés,* Montréal, Québec/Amérique, 1986, 336 pages, (préface du Dr Serge Mongeau).

STARENKYJ, Danièle. *Mon petit docteur,* Richmond, Éditions Orion, 1985, 311 pages.

TROWBRIDGE, John, et Morton WALKER. *The Yeast Syndrome,* Toronto, Bantam Book, 1986.

TROWBRIDGE, John, et Morton WALKER. *Yeast Related Illness,* Devin-Adair Publisher, 1987.

TRUSS, C. Orian. *The role of Candida Albicans in Human Illness,* Birmingham, September Symposium, 1981.

Hypoglycémie et alcoolisme

BEASLEY, Joseph D. *Food for Recovery, The Complete Nutritional Companion for Recovering from Alcoholism, Drug Addiction and Eating Disorders,* New York, Editions Crown Trade Paperbacks, 1994, 374 pages.

CHERASKIN, Emmanual, et W. M. RINGSDORF. *New Hope for Incurable Diseases,* New York, Éditions Arco, 1971, p. 61-62.

MATHEWS LARSON, Joan. *Seven Weeks to Sobriety, The Proven Program to Fight Alcoholism Through Nutrition,* New York, Editions Fawcett Columbine, 1992, 317 pages.

NADEAU, Louise. *Vivre avec l'alcool (la consommation, les effets, les abus),* Montréal, Éditions de l'Homme, 1990, 251 pages.

POULOS J., D. STAFFORD et K. CARRON. *Alcoholism, Stress and Hypoglycemia,* New York, Éditions Sterling, 1976, p. 95.

TINTERA, John. *Hypo adrenocorticism,* Mount Vernon, N.Y., Hypoglycemia Foundation, 1974, p. 71-72.

TINTERA, John. « Stabilizing Homeastasis in the recovering alcoholic through Endocrin Therapy. Evaluation of the Hypoglycemic Factor », *Journal of American Geriatrics,* vol. 14, nº 2, 1966, p. 71, 90 et 92.

VIGEANT, Yolande. *Des ténèbres à la lumière,* Outremont, Éditions Quebecor, 1994, 278 pages.

VIGEANT, Yolande. *Espoir pour les mal-aimés,* Montréal, Édimag, 2002, 223 pages.

Hypoglycémie et état anxiodépressif

ASSOCIATION PHARMACEUTIQUE CANADIENNE. *Compendium des produits et spécialités pharmaceutiques,* Toronto, Éditions A.P.C., 1995, 912 pages.

BRUNEL, Simon et la FONDATION DE LA RECHERCHE SUR LA TOXICOMANIE. *Effets des psychotropes,* Université de Montréal, Service de formation et d'éducation, Éducation permanente, Certificat en toxicomanie, 1995, 125 pages.

COHEN, David, et Suzanne CAILLOUX-COHEN. *Guide critique des médicaments de l'âme,* Montréal, Éditions de l'Homme, 1995, 409 pages.

LESSER, Michael. *La thérapie des vitamines et de l'alimentation,* Paris, Éditions Terre Vivante, 1980, 222 pages.

MARKS, J. *The Benzodiazepines, Use, Overuse, Misuse, Abuse,* Hingham, MTP Press, 1985.

MONGEAU, Serge, et Marie-Claude ROY. *Dictionnaire des médicaments de A à Z,* Montréal, Québec/Amérique, 1984, 525 pages.

PFEIFFER, Carl C., et Pierre GONTHIER. *Équilibre psychobiologique et oligo-aliments,* Paris, Éditions Équilibres aujourd'hui, 1988, 515 pages.

PRÉVOST-BAUGÉ, Jacques. *L'abus des médicaments et ses dangers,* Outremont, Éditions Quebecor, 1995, 150 pages.

ROY, Marie-Claude. *Se libérer des tranquillisants,* Montréal, Éditions Québec/Amérique, 1989, 139 pages.

STARENKYJ, Danièle. *Le mal du sucre,* Richmond, Éditions Orion, 1981, 281 pages.

Vaincre l'anxiété, la dépression, l'insomnie et la compulsion alimentaire

ATKINS, Robert C. *La nutrition révolutionnaire…,* Paris, Buchet/Chastel, 1981, 357 pages.

BECK, Aaron T., et G. EMERY. *Anxiety Disorders and Phobias: A Cognitive Perspective,* New York, Basic Books, 1985.

EMERY, G. *Overcoming Anxiety,* New York, Guilford Publications, 1987, BMA, audio-cassettes.

FORTIN, Bruno. *Prendre soin de sa santé mentale. Faire pour le mieux et être à son meilleur,* Montréal, Éditions du Méridien, 1993, 156 pages.

LALONDE, Pierre, et Frederic GUNBERG. *Psychiatrie clinique: approche contemporaine,* Boucherville, Éditions Gaétan Morin, 1980, 925 pages.

MONGEAU, Serge. *Dictionnaire pratique des médecines douces,* Montréal, Éditions Québec/Amérique, 1985, 389 pages.

MORIN, Charles. *Vaincre les ennemis du sommeil,* Montréal, Éditions de l'Homme, 1997, 270 pages.

ROY, Marie-Claude. *Se libérer des tranquillisants,* Montréal, Éditions Québec/Amérique, 1988, 139 pages.

Sexualité et meilleure communication

ALARIE, Pierre, et Richard VILLENEUVE. *L'impuissance chez l'homme,* Montréal, Éditions de l'Homme, 1992, 223 pages.

BARBACH, Lonnie. *L'accomplissement sexuel de la femme,* Paris, Éditions Buchet/Chastel, 1977, 212 pages.

BOISVERT, Jean-Marie, et Monique BEAUDRY. *S'affirmer et communiquer,* Montréal, Éditions de l'Homme, 1979, 328 pages.

BOULANGER, Jocelyne. *L'inceste dévoilé,* Montréal, Éditions Stanké, 1990.

BOUTOT, Bruno. *L'orgasme au masculin,* Montréal, Éditions L'Aurore/Univers, 1980, 190 pages.

HOFFMAN, Susanna. *Les hommes qui sont bons pour vous et ceux qu'il faut éviter,* Montréal, Éditions Quebecor, 1989, 345 pages.

KAPLAN-SINGER, Hélène. *L'éjaculation précoce, comment y remédier,* Laval, Éditions Guy St-Jean, 1993, 132 pages.

MA PREMO, et M. GEET-ÉTHIER. *La célébration sexuelle,* Montréal, Éditions du Jour, 1990, 312 pages.

MASTERS, W.H., et V.E. JOHNSON. *Les mésententes sexuelles,* Montréal, Éditions du Jour/Robert Laffont, 1971, 413 pages.

MORGENSTERN, M. *Comment faire l'amour à une femme,* Montréal, Éditions du Jour, 1992, 202 pages.

O'CONNOR, Dagmar. *Comment faire l'amour à la même personne… pour le reste de votre vie,* Montréal, Éditions du Jour, 1987, 235 pages.

PARADIS, A.F., et J.S. LAFFOND. *La réponse sexuelle et ses perturbations,* Éditions G. Vermette, 1990, 175 pages.

PENNEY, Alexandra. *Comment faire l'amour à un homme,* Montréal, Éditions du Jour, 1982, 146 pages.

SALOMÉ, Jacques. *Parle-moi, j'ai des choses à te dire,* Montréal, Éditions de l'Homme, 1982, 1995.

STUBBS, K. Ray. *Le guide des amants sensuels,* Laval, Éditions Guy St-Jean, 1986, 187 pages.

WRIGHT, John. *La survie du couple,* Montréal, Éditions du Jour, 1990, 261 pages.

Santé globale

ALBERT, Luc-Roland. *Une vie: une santé,* Sillery, Éditions Cahac, 1986, 245 pages.*

BOUGIE, Suzanne. *Les mémoires de mon corps,* Montréal, Québec/Amérique, 1989, 258 pages.

CHALIFOUX, Anne-Marie. *L'ABC de la santé,* Montréal, Éditions Trustar, 1995, 300 pages.

DHORWALD, Dethlefsen, et Rudiger DAHLKE. *Un chemin vers la santé: la métaphysique de la maladie,* Aigle (Suisse), Éditions Randin, 1982, 350 pages.

GUITÉ, Marcel, et Agathe DROUIN BÉGIN. *La fibromyalgie. Bien la connaître pour mieux supporter la douleur, la fatigue chronique et les troubles du sommeil,* Éditions Multi-Mondes, 2000, 525 pages.

LABONTÉ, Marie Lise. *Se guérir autrement, c'est possible,* Montréal, Éditions de l'Homme, 2001, 176 pages.

LIPTON, Marc. *Je suis fatiguée d'être fatiguée ou syndrome d'hypersensibilité,* Montréal, Éditions Quebecor, 1980, 224 pages.

PELLETIER, Kenneth R. *Le pouvoir de se guérir ou de s'autodétruire,* Montréal, Éditions Québec/Amérique, 1984, 367 pages.

SIMONTON, Carl O. *Guérir envers et contre tous,* Paris, Éditions Épi, 1982, 235 pages.

SILLMAN, Salomon. *Origine et prévention des maladies. L'analyse psychosomatique. La Tout-Effets,* Éditions Quintessence, 2000, 368.

Alimentation selon le Dr Catherine Kousmine

KAPLAN, Marion et Alain BONDIL. *Votre alimentation selon l'enseignement du Dr C. Kousmine,* Paris, Robert Laffont, 1989, 236 pages.

KOUSMINE, Catherine, D^r. *Sauvez votre corps! Prévenir et guérir les maladies modernes,* Paris, Robert Laffont, 1987, 429 pages (également publié en format de poche aux Éditions J'ai lu).

Défis féminins

BERGERON, Richard. *Le syndrome prémenstruel,* Montréal, Éditions Louise Courteau, 1991, 180 pages.

CHAMPAGNE, Marie-Andrée, D^r. *L'hormone du désir et celle de votre plaisir,* Édition Libre Expression, 1999, 385 pages.

DONSBACH, Kurt W. *SPM: Syndrome prémenstruel,* Sherbrooke, Éditions du IIIe millénaire, 1990, 36 pages.

LAMBERT-LAGACÉ, Louise. *Le défi alimentaire de la femme,* Montréal, Éditions de l'Homme, 1988, 245 pages.

LAMBERT-LAGACÉ, Louise. *Menopause, nutrition et santé,* Montréal, Éditions de l'Homme, 1998, 176 pages.

PROULX SAMMUT, Lucette. *La ménopause mieux comprise, mieux vécue,* Montréal, Édimag, 1992, 275 pages.

PROULX SAMMUT, Lucette. *Son andropause mieux comprise, mieux vécue,* Montréal, Édimag, 1993, 119 pages.

PROULX SAMMUT, Lucette. *L'ostéoporose, comment la prévenir, la soulager,* Montréal, Édimag, 1995, 139 pages.

STARENKYJ, Danièle. *La ménopause: une autre approche,* Richmond, Éditions Orion, 1992, 352 pages.

Système immunitaire

COMBY, Bruno. *Renforcez votre immunité,* Montréal, Éditions de l'Homme, 1994, 350 pages.

LABERGE, Danièle. *L'immunité, une décision,* Ham-Nord, Éditions l'Armoire aux Herbes, 1995, 92 pages.

SOUCCAR, Thierry et Dr Jean-Paul CURTY. *Le nouveau guide des vitamines,* Paris, Édition du Seuil, 1998, 498 pages.

STAEHLE, Jacques. *Les oligo-éléments, source de vie,* Piedmont, Éditions N.B.S., 1989, 136 pages.

Diabète

ASSOCIATION DU DIABÈTE DU QUÉBEC, *Le nouveau guide diabétaide,* Montréal, Association du diabète du Québec, 1994, 135 pages.

Relaxation

BERTHERAT, Thérèse. *Le corps a ses raisons: auto-guérison et anti-gymnastique,* Paris, Éditions du Seuil, 1976, 200 pages.

BERTHERAT, Thérèse. *Le courrier du corps,* Paris, Éditions du Seuil, 1980, 215 pages.

BERTHERAT, Thérèse. *Les saisons du corps,* Paris, Éditions du Seuil, 1985, 192 pages.

DROUIN, Jean, D^{r}, et Raoul DUGUAY. *La santé par le rire;* (cassette)*;* 418-836-0638.

GAGNÉ, Géraldine. *Apprendre à mieux respirer,* Montréal, Édimag, 1994, 92 pages.

GAWAIN, Shakti. *Techniques de visualisation créatrice,* Genève, Éditions Vivez Soleil, 1984, 192 pages.

KIRSTA, Alix. *Le stress: comment se détendre et vivre de façon positive,* Paris, Robert Laffont, 1987, 192 pages.

MANTAK, Chia. *Transformez votre stress en vitalité,* Genève, Éditions Jouvence, 1985, 1990, 135 pages.

TAL SCHALLER, Christian. *Rire, c'est la santé!,* Genève, Éditions Vivez Soleil, 1990, 268 pages.

TOLLE, Eckart, *Mettre en pratique le pouvoir de l'instant présent,* Outremont, Éditions Ariane, 2002, 116 pages.

Médecines douces

BACH, Edward. *La guérison par les fleurs,* Paris, Éditions Courrier du Livre, 1985, 124 pages.

BOISVERT, Michèle. *La santé, c'est votre affaire: le guide de l'homéopathie,* Montréal, Édimag, 1991, 144 pages.

CROMBEZ, Jean-Charles. *La guérison en écho,* Éditions MNH, 1994, 450 pages, Éditions Quintessence, 1994, 450 p.

GUAY, Michelle. *Thérapie de polarité, l'autopolarité,* Éditions de Mortagne, 1990, 200 pages.

GUAY, Michelle. *L'anatomie énergétique et la polarité,* Éditions de Mortagne, 1999, 214 p.

ISSARTEL, Lionnelle, et Marielle ISSARTEL. *L'ostéopathie exactement,* Paris, Robert Laffont, 1983, 391 pages.

MAHER, Colette. *Le miracle de la technique Nadeau,* Outremont, Éditions Quebecor, 1994, 150 pages.

MÜLLER-ARCAND, Lise. *L'acupuncture,* Outremont, Éditions Quebecor, 1994, 162 pages.

POTSCHKA, Freddy. *Toute la kinésiologie,* Barret Le Bas, Éditions Souffle d'Or, 1990, 205 pages.

STRÜBIN-CHINTA, Barbara. *Reiki : force universelle de vie,* Genève, Éditions Recto Verseau, 1989, 139 pages.

TURGEON, Madeleine. *Découvrons la réflexologie,* Boucherville, Éditions de Mortagne, 1980, 235 pages.

VITHOULKAS, Georges. *La science de l'homéopathie,* Monaco, Éditions du Rocher, 1984, 256 pages.

Psychologie et spiritualité

BRADSHAW, John. *Le défi de l'amour,* Montréal, Éditions du Jour, 1994, 522 pages.

BRADSHAW, John. *Retrouver l'enfant en soi,* Montréal, Éditions du Jour, 1992, 396 pages.

BRADSHAW, John. *S'affranchir de la honte,* Montréal, Éditions du Jour, 1993, 353 pages.

CYRULNIK, Boris. *Un merveilleux malheur,* Paris, Éditions Odile Jacob, 1999, 275 pages.

CYRULNIK, Boris. *Les vilains petits canards,* Paris, Éditions Odile Jacob, 2001, 282 pages.

CYRULNIK, Boris. *Le murmure des fantômes,* Paris, Éditions Odile Jacob, 2003, 265 pages.

DESJARDINS, Arnaud. *L'audace de vivre,* Paris, Éditions Table Ronde, 1989, 227 pages.

DÉSORMEAUX, Lisette, et Bruno FORTIN. *Vivre à plein malgré ses limites,* Montréal, Éditions Fides, 1993, 155 pages.

ENGEL, Lewis, et Tom FERGUSON. *Pour en finir avec la culpabilité,* Montréal, Éditions du Jour, 1991, 293 pages.

FORTIN, Bruno, et Sylvain NÉRON. *Vivre avec un malade sans le devenir!,* Montréal, Éditions du Méridien, 1991, 177 pages.

FORTIN, Bruno. *Prendre soin de sa santé mentale,* Éditions du Méridien, 1993, 156 pages.

GAWAIN, Shakti. *Vivez dans la lumière,* Barret Le Bas, Éditions Souffle d'or, 1986, 229 pages.

HALPERN, Howard M. *Choisir qui on aime, de la dépendance à l'autonomie,* Montréal, Éditions du Jour, 1995, 312 pages.

HAY, Louise L. *L'amour sans condition, une méthode de guérison,* Genève, Éditions Vivez Soleil, 1992, 216 pages.

JAFFE, Dennis. *La guérison est en soi,* Paris, Éditions Robert Laffont, 1980, 274 pages.

LACROIX, Bernard. *Devenir tout Jonathan,* Hull, Éditions Asticou, 1987, 254 pages.

MILLER, Alice. *La connaissance interdite,* Paris, Éditions Aubier, 1992, 250 pages.

MILLER, Alice. *L'avenir du drame de l'enfant doué,* Paris, P.M.F., 1996, 133 pages.

NORWOOD, Robin. *Ces femmes qui aiment trop,* Montréal, Éditions Stanké, 1986, 301 pages.
PECK, Scott. *Le chemin le moins fréquenté,* Paris, Éditions Robert Laffont, 1987, 375 pages.
ROMAN, Sanata. *Choisir la joie,* Bourrow Marlott, Éditions Ronan Denniel, 1986, 183 pages.
STETTBACHER, J.K. *Pourquoi la souffrance?,* Paris, Éditions Aubier, 1992, 177 pages.
TOLLE, Eckhart. *Le pouvoir du moment présent, Guide d'éveil spirituel,* Outremont, Editions Ariane, 2000, 220 pages.

Questionnaire de dépistage

Voici la liste des ouvrages écrits par des médecins américains qui nous ont permis de préciser et de compléter le questionnaire de dépistage pour les adultes.

ABRAHAMSON, E.M., et A.W. PEZET. *Mind, Body and Sugar,* New York, Holt, Rinehart and Winston Inc., 1951. Ce livre traduit par Jeanne Faubert a été publié aux Éditions Langevin en 1964 mais son édition est épuisée.
AIROLA, Paavo. *Hypoglycemia: A Better Approach,* Phoenix, Arizona, Health Plus Publishers, 1977.
ATKINS, Robert C., et Linda SHIRLEY. *Dr Atkins, Superenergy Diet,* New York, Crown Publisher Inc., 1976. Traduit sous le titre *La diététique super-énergétique du docteur Atkins,* Paris, Buchet/Chastel, 1977.
BRENNAN, R.O. *Nutrigenetics,* New York, A Signet Book, 1975.
DONSBACH, Kurt W. *What You Always Wanted to Know on Hypoglycemia,* Huntington Beach, California, International Institute of Natural Health Sciences, 1977.
FREDERICKS, Carlton, et Herman GOODMAN. *Low Blood Sugar and You,* New York, Grosset and Dunlap, 1969.
KRIMMEL, Edward A., et Patricia T. KRIMMEL. *The Low Blood Sugar Handbook,* Bryn Mawr, Pennsylvania, Franklin Publishers, 1984.
MARTIN, Clement G. *Low Blood Sugar – The Hidden Menace of Hyoglycemia,* New York, ARC Books, 1970.
MURRAY, Michael T., *Diabetes and Hypoglycemia,* Rocklin, California, Prima Publishing, 1994.
NEWBOLD, H.L. *Mega-Nutrients For Your Nerves,* New York, Berkley Book, 1978.
ROSS, Harvey M., et Géraldine SAUNDERS. *Hypoglycemia: The Disease Your Doctor Won't Treat,* New York, Pinnacle Books Inc., 1980.
WELLER, Charles, et Brian R. BOYLAN. *How to Live with Hypoglycemia,* New York, Doubleday and Co., 1968; édition de poche, A Jove Book, 1982.

Références du Dr André Nadeau

COMI, R.J., «Approach to acute hypoglycemia», *Endocrinol Metab Clin North America,* 22, 247, 1993.

LEFEBVRE, P.J., et A.J. SCHEEN, « The use of acarbose in the prevention and treatment of hypoglycemia », *Eur J Clin Invest,* 24 (suppl. 3), 40, 1994.

NADEAU, André, « Functional hypoglycemia : Facts and fancies », *Can Fam Physician,* 30, 1333, 1984.

NELSON R.L., « Oral glucose tolerance test : Indications and limitations », *Mayo Clinic Proc,* 243, 1151, 1988.

PALARDY, Jean, Jana HAVRANKOVA, Raymond LEPAGE et autres, « Blood glucose measurements during symptomatic episodes in patients with suspected postprandial hypoglycemia », *New England Journal of Medicine,* 321, 1421, 1989.

YAGER, J., et R.T. YOUNG, « Non-hypoglycemia is an epidemic condition », *New England Journal of Medicine,* 291, 907, 1974.

ANNEXE 6

Notes

Introduction

1. Kousmine, Catherine, Dr *Sauvez votre corps,* Paris, Laffont, 1987, p. 12-25.
2. Du Ruisseau, Jean-Paul. *La mort lente par le sucre,* Montréal, Éditions du Jour, 1973.
3. Voir le chapitre VIII, *L'hypoglycémie, les états anxio-dépressifs et la dépendance aux médicaments,* p. 227.
4. Depuis cinq ans, divers professionnels de la santé s'occupant d'hypoglycémie et de saine alimentation constatent, tout comme nous, une augmentation, chez la clientèle jeunesse, de symptômes reliés à un déséquilibre glycémique : instabilité de l'humeur, difficulté de concentration, déprime, apathie intellectuelle et phases d'hyperactivité, reliés à la mauvaise alimentation.
5. Voir *Le nouveau guide diabétaide* de l'Association Diabète Québec, Montréal, 1994, p. 2; lire le texte du Dr André Nadeau, endocrinologue, chapitre I.
6. Voir *Le nouveau guide diabétaide* de Diabète Québec, p. 8.
7. Voir le chapitre VII, *« L'hypoglycémie chez les ex-alcooliques et les ex-toxicomanes »,* p. 217.
8. Voir au chapitre II les divers outils de dépistage, leurs avantages et leurs inconvénients ainsi que l'opinion du Dr André Nadeau sur ce sujet au chapitre I.
9. Voir le texte du Dr André Sévigny au chapitre I.
10. Voir le texte du Dr André Nadeau au chapitre I.

Chapitre I

1. Le Dr Stephen Gyland (1893-1960) souffrait d'épuisement, en 1949, à la suite de plusieurs années de travail acharné comme omnipraticien en Floride. Il a consulté quatorze spécialistes et trois cliniques très reconnues pendant trois années avant de découvrir la cause de ses problèmes de santé. Il a subi de la tachycardie (crises qui duraient parfois six heures), vingt années de maux de tête, des pertes de connaissance, de

l'arthrite grave dans les mains et les pieds ainsi qu'une grande fatigue le matin. En 1953, un test d'hyperglycémie de cinq heures révéla la présence de son hypoglycémie. Il suivit la diète du Dr Seale Harris. Puis, ayant recouvré la santé, il fit un voyage en Alabama pour le remercier pour sa découverte médicale. Durant les sept dernières années de sa vie, il écrivit sur l'hypoglycémie et traita des milliers de patients hypoglycémiques.

2. Voir le glossaire «glycogénolyse» et «glyconéogenèse», p. 341.
3. Voir la bibliographie du Dr Nadeau à l'annexe 5.
4. On trouve en pharmacie des comprimés de dextrose qu'on garde sur soi, mais qu'on n'utilise **qu'exceptionnellement**. Une alimentation à trois repas et trois collations par jour, pris à heures très régulières, permet d'éviter ces malaises.

Chapitre II

1. Voir chapitre I, l'article du Dr André Nadeau décrivant les symptômes neurologiques et adrénergiques de l'hypoglycémie.
2. Dans cette section, en vue d'une meilleure compréhension de cette réalité, nous avons d'abord choisi d'expliquer le plus simplement possible l'hypoglycémie, ses causes, ses symptômes et les principaux outils de dépistage. Ceux qui souhaiteraient approfondir les mécanismes hormonaux régulateurs du taux de sucre dans le sang, au-delà des informations médicales livrées au chapitre I, apprécieront les ouvrages de D. Starenkyj ainsi que des Drs Airola, Abrahamson, Pfeiffer et Gonthier. Les références de leurs ouvrages se trouvent dans la bibliographie des pages 351 à 360.
3. Le Dr Seale Harris, omnipraticien et professeur de médecine à l'Université de Birmingham en Alabama, a reçu une médaille d'or de l'Association médicale américaine, en 1924, pour sa découverte de l'hypoglycémie ou hyperinsulinisme. Cette découverte survint seulement un an après que l'insuline fut devenue d'usage courant.
4. Extrait de l'article «L'autre maladie du sucre», par Hélène Bourassa, *Québec-Science,* avril 1983.
5. Parmi les auteurs, mentionnons les Drs Abrahamson, Airola, Atkins, Dufty et Trédaniel. Voir la bibliographie, pages 351 à 360.
6. Voir le chapitre XII, «Étapes vers la guérison», p. 307.
7. Drs Carl C. Pfeiffer et Pierre Gonthier, *Équilibre psycho-biologique et oligo-aliments*, Équilibres d'aujourd'hui, 1988, 515 pages.
8. Le Dr John W. Tintera, médecin new-yorkais (1901-1969), a écrit et fait plusieurs recherches sur l'hypoglycémie. Il croyait qu'elle était causée par un dysfonctionnement des glandes surrénales.
9. On peut joindre l'Association Diabète Québec au 1 800 361-3504 ou au (514) 259-3422.

Chapitre III

1. Pour approfondir le processus physiologique de la digestion, voir au chapitre VI, la section intitulée «L'importance d'une bonne digestion», p. 172.

2. La poudre de stévia est un sucre naturel issu d'une plante brésilienne. En raison de son pouvoir très édulcorant (1 c. à thé = 1 tasse de sucre) et de ses propriétés non encore vérifiées, nous ne conseillons pas sa consommation.
3. Les crudités et les céréales à grains entiers apportent des fibres et ralentissent l'absorption du sucre; elles sont donc nécessaires à chaque repas.
4. *Cholestérol, calories, protéines, hydrates de carbone,* Sainte-Adèle, Éditions Publiloisirs, 1992, 85 p. Outil indispensable pour connaître la valeur des aliments.
5. Le chapitre VI offre des conseils pratiques aux hypoglycémiques souffrant de troubles digestifs, p. 169.
6. Les glucides regroupent l'ensemble des aliments riches en sucre ou en hydrates de carbone, en raison de leur composition en hydrogène, en carbone et en oxygène.
7. Les tableaux 7, 8A et 8B ont été inspirés par certains tableaux contenus dans *La nouvelle cuisine santé* des diététistes Manon Poissant-Laurin, Céline Raymond et Josée Rouette, publié aux Éditions Stanké, Montréal, 1982.
8. Les équivalences en glucides ont été tirées de *La nouvelle cuisine santé, op. cit.*, ainsi que de la brochure intitulée *La valeur nutritive des aliments* du ministère de la Santé et du Bien-être social du Canada.
9. Les céréales contiennent elles aussi une partie protéinée (entre 10% et 15%).
10. La fève de soja appartient au groupe des légumineuses, tout comme les arachides. Les légumineuses sont aussi riches en glucides.
11. Grâce à la qualité des acides gras qu'ils contiennent, les lipides favorisent le bon fonctionnement des systèmes circulatoire, immunitaire et reproducteur. Ils assurent l'intégrité des cellules et des tissus (peau, nerfs). Pris en proportions adéquates, ils exercent un rôle anti-inflammatoire important. N'oublions pas que les lipides sont le constituant majeur de la moelle des os, soit 93%.
12. Pour en savoir plus sur le lien entre l'hypoglycémie et les lourdeurs digestives, lire le chapitre VI, p. 169.

Chapitre IV

1. Des extraits de ce texte ont été inspirés par l'article «L'alcool, l'alcool partout...», publié dans la revue *Plein soleil* (hiver 2002 et 1993) de l'Association Diabète Québec.
2. Deux bières légères par jour équivalent à 150 calories et 9 kg (20 livres) par année.
3. Pour compléter ses connaissances, se reporter au chapitre XI, «Guide pratique pour une saine hygiène de vie», p. 295.
4. Aux hypoglycémiques qui souffrent d'insomnie ou qui veulent améliorer leur sommeil, nous suggérons de suivre les conseils énumérés au chapitre IX, p. 259.
5. Gilles Parent est naturopathe depuis 1972; il travaille à Montréal et à Sherbrooke.
6. *Comment nourrir son enfant* de Louise Lambert-Lagacé, Montréal, Éditions de l'Homme, 1996, peut être d'un précieux secours.
7. Association Diabète Québec, *Le nouveau guide diabétaide*, Montréal, 1994, p. 8.

Chapitre V

1. Ce texte est extrait de *La sage bouffe de 2 à 6 ans* de Louise Lambert-Lagacé, publié en 1984 et révisé par le Dr André Therrien, pédiatre de Sherbrooke.
2. Il s'agit ici d'une hypoglycémie fonctionnelle, c'est-à-dire non reliée à des causes organiques, mais de type réactionnel, conformément à la définition du Dr André Nadeau (*voir au chapitre I*).
3. Par Louise Lambert-Lagacé, diététiste. Conception visuelle: AHQ.
4. Nous suggérons la combinaison «protéine et féculent» pour un type de collations. Toutefois, pour un enfant, il est important d'adapter les collations à son âge ainsi qu'à ses capacités digestives (voir les suggestions de collations pour adultes).
5. Auteur de *Apprendre à vivre avec son hypoglycémie,* Hull, CEPSO, 1995.

Chapitre VI

1. Danièle Starenkyj, dans *Le mal du sucre,* cite le Dr Stephen Gyland, p. 27, 47 et 48.
2. Nous nous sommes appuyées sur les recherches effectuées par William Crook, John Trowbridge, Jeffrey Bland et C. Orion Truss qui, dès 1981, se sont penchés sur la question ainsi que les Drs Emmanual Abrahamson, Robert C. Atkins, Michael Lesser, Carl C. Pfeiffer, sans oublier de mentionner la rétrospective exhaustive de Danièle Starenkyj (*Mon petit docteur*) et Joelle Jay (*Le candida albicans, un signal d'alarme*). (*Voir la bibliographie*).
3. Voir le mauvais état nutritionnel et son impact, dans ce chapitre, p. 184.
4. Voir la bibliographie.
5. Les sources des données physiologiques décrivant le processus de digestion sont le *Dictionnaire Larousse médical* (1995) ainsi que les ouvrages *Anatomie et physiologie humaine* de E.N. Marieb et Guy Laurendeau (1993); *Mon petit docteur* de Danièle Starenkyj (1985) et *Le corps a ses raisons que la médecine ignore* de Georges Pourtalet (1995).
6. La sécrétine n'est pas une enzyme; c'est une hormone digestive sécrétée par des glandes de la muqueuse duodénale. Cette hormone contrôle la sécrétion de sucs ou d'enzymes pancréatiques dans cette première partie de l'intestin grêle.
7. Voir le glossaire: glandes endocrines et exocrines.
8. Voir le glossaire: cholécystokinine.
9. Voir le glossaire: enzymes.
10. Voir le glossaire pour la distinction des deux types de glandes: endocrine et exocrine.
11. Les hormones thyroïdiennes et surrénaliennes agissent en concertation; elles poussent le foie à libérer le glucose dans le sang à partir du glycogène de réserve. Avec le pancréas, elles jouent un rôle important dans la calibration du taux de sucre dans le sang.
12. Vous pouvez retrouver les conclusions de ces recherches dans son volume intitulé *Le corps a ses raisons que la médecine ignore. Trente années de recherches qui révolutionnent la médecine et la diététique* (Dauphin, 1995). (*Voir la bibliographie*).
13. Voir *Le corps a ses raisons... op. cit.,* p. 22-23.

14. L'appendice, minuscule poche à l'entrée du gros intestin, au niveau du cæcum, n'est nullement un organe inutile. Selon le Dr Pourtalet, à l'état sain, il jouerait le rôle d'une petite antenne parabolique. Il le décrit comme «un tube témoin» déclenchant des réactions coliques à diverses phases du processus digestif lorsque le gros intestin est menacé. Mais, puisque très tôt dans la vie d'une personne (enfant), il risque de s'enflammer rapidement, de manière aiguë ou chronique, il conseille son ablation pour éviter tout désordre. Après son ablation, il suggère une diète santé qui minimise le cumul anarchique de sucs agresseurs. En résumé, l'appendice supporte le côlon droit (ascendant) et le côlon gauche (descendant) dans leurs fonctions de défense et de commandement des voies digestives globales.
15. Voir *Le corps a ses raisons... op. cit.*, p. 258-259.
16. Danièle Starenkyj, *Mon petit docteur, op. cit.*, p. 113.
17. Joelle Jay, *Le candida albicans, un signal d'alarme* (Santé Action, 1992), p. 40.
18. En effet, les lipides non digérés peuvent se retrouver dans le gros intestin sous forme de chaînes d'acides gras plus ou moins longues; ils dénotent une mauvaise digestion. Analyse du laboratoire Great Smokie en Caroline du Nord, aux États-Unis.
19. La grande proportion du glucose est effectivement absorbée dans le petit intestin. Dans le gros intestin normal, il y a une intense absorption d'électrolytes: Na, K, Cl ainsi que des vitamines élaborées par les bactéries.
20. Des toxines provenant de la putréfaction intestinale.
21. Voir Danièle Starenkyj, *Mon petit docteur, op. cit.,* p. 87.
22. Voir Georges Pourtalet, *Le corps a ses raisons... op. cit.,* p. 215-220.
23. *Idem.*
24. Nous avons déjà décrit, aux pages 171, 177 et 183, l'impact que peut avoir sur le développement d'allergies et de divers troubles de santé la surcharge dans l'intestin de fragments alimentaires non digérés principalement issus des viandes et des graisses.
25. Danièle Starenkyj, dans *Mon petit docteur,* précise que toutes les affections ralentissant le péristaltisme intestinal «provoquent un pullulement extraordinaire de coliformes et de streptocoques fécaux dans le haut jéjunum», p. 135.
26. Joelle Jay, dans sa brochure *Vos glandes sont-elles la source de vos malaises...?,* mentionne «qu'un blocage émotionnel empêche l'absorption de protéines», p. 14. Puisque l'hypoglycémique a besoin de protéines pour stabiliser sa glycémie, il lui sera très difficile d'améliorer son état «sans oublier que les protéines non digérées nourrissent le *candida*», p. 14.
27. Les informations contenues dans cette section sont tirées de la traduction synthèse d'un document décrivant le protocole d'analyse de la compréhension digestive du laboratoire américain Great Smokie situé en Caroline du Nord, aux États-Unis.
28. Le gastroentérologue Georges Pourtalet y inclut la mesure d'inflammation chronique de l'appendice et de la muqueuse du côlon. Voir le chapitre VI du livre intitulé *Le corps a ses raisons... op. cit.,* p. 265, 266 et 282.

29. Le diagnostic de la présence de l'*helicobacter pylori* s'effectue au moyen de tests sanguins mesurant la présence d'anticorps spécifiques. Si le test est positif, il est confirmé ultérieurement par une culture microbienne issue d'une gastroscopie.
30. Georges Pourtalet, *Le corps a ses raisons... op. cit.*, p. 215-218.
31. Lorsque la digestion est bonne, plusieurs aliments acides en soi (comme le citron) peuvent jouer un rôle alcalinisant à travers le processus de transformation digestive. Il faut donc améliorer sa digestion pour profiter de leur qualité alcaline. Pour en savoir plus sur l'équilibre acido-basique à travers l'alimentation, lire le volume de Christopher Vasey, *L'équilibre acido-basique,* Genève, Jouvence, 1991, 132 p.
32. Mantak Chia, *Chi Self Massage,* chapitre 7.
33. Principes qui visent la régulation du taux de sucre et qui répondent aux règles du *Guide alimentaire canadien.*
34. Certaines associations semblent parfois néfastes en raison d'allergies ou d'intolérances alimentaires méconnues.
35. Le volume de Johanne Verdon-Labelle, *Soigner avec pureté,* Fleurs Sociales, 1984, demeure toujours d'actualité. Il offre de précieux conseils pour améliorer la digestion.

Chapitre VII

1. Les Drs Robert Williams, spécialiste de l'alcoolisme; Abram Hoffer, pionnier de la médecine orthomoléculaire; Robert Atkins, spécialisé en médecine nutritionnelle et Stephen Gyland, qui a sensibilisé la médecine américaine à l'hypoglycémie. Tous cités par Danièle Starenkyj dans *Le mal du sucre,* chapitres 1 à 3. Les Drs E.M. Abrahamson et A.W. Pezet dans *Le corps, l'esprit et le sucre,* Drs Laplante et Langevin, 1965. Les Drs John Tintera, Emmanual Cheraskin, Joseph D. Beasley, Joan M. Larson, J. Poulos et Bill Wilson ont aussi précisé dans leurs écrits, à la suite d'études cliniques et statistiques, la présence de l'hypoglycémie chez la majorité des alcooliques. Voir la bibliographie.
2. E.M. Abrahamson, *Le corps, l'esprit et le sucre, op. cit.*, p. 138.
3. *Idem,* chapitre 6.
4. Nous savons que 22% de l'alcool ingéré passe directement dans la circulation sanguine à travers les parois de l'estomac. *Idem,* p. 140.
5. Médecin américain cité par Danièle Starenkyj dans *Le mal du sucre, op. cit.*, p. 46-48.
6. Les Drs Emmanual Cheraskin et W. M. Ringsdorf, dans *New Hope for Incurable Diseases,* p. 61-63, mentionnent que 90% des alcooliques se sont révélés hypoglycémiques après avoir subi le test d'hyperglycémie provoquée de six heures.
7. Danièle Starenkyj, *Le mal du sucre, op. cit.*, p. 22.
8. Dans *Le mal du sucre, op. cit.*, Danièle Starenkyj cite le Dr Abram Hoffer concernant la toxicomanie puissante du sucre, p. 21-22.
9. Cité par Danièle Starenkyj dans *Le mal du sucre, op. cit.*, p. 21-22.
10. Voir les deux ouvrages de John Tintera dans la bibliographie.
11. Tout centre de désintoxication devrait s'inspirer des suggestions alimentaires contenues dans ce manuel guide. Voir le chapitre 2. D'ailleurs, aux États-Unis, certaines cliniques

privées ont élaboré de nouveaux programmes efficaces de désintoxication pour alcooliques (en clinique externe). Ils incluent la supplémentation et le contrôle de la glycémie par une alimentation saine, dénuée de sucres concentrés et raffinés, et dans laquelle sont incluses des collations.

12. Voir les deux livres du Dr Joseph D. Beasley et du Dr Joan M. Larson dans la bibliographie, sous le thème : Hypoglycémie et alcoolisme.
13. Le Dr Catherine Kousmine suggère, dans *Sauvez votre corps* (*p. 207*), une normalisation cérébrale par l'acide lévoglutamique qui aiderait à diminuer la dépendance à l'alcool.

Chapitre VIII

1. Dans un tel contexte, il y a plus de femmes qui deviennent dépendantes des tranquillisants et plus d'hommes qui deviennent dépendants de l'alcool ou d'une autre drogue.
2. Voir la bibliographie sur les allergies, le *candida* et les troubles digestifs.
3. Voir le glossaire : névrose.
4. Maladies bipolaires appelées « psychoses maniaco-dépressives ».
5. Certaines formes de panique peuvent actuellement être bien soignées au moyen d'une médication spécialisée et d'une thérapie spécifique.
6. Les antidépresseurs, auxquels on ne reconnaît aucune dépendance physique, seront toutefois abordés sous l'angle d'une dépendance physiologique probable et sous l'aspect d'une dépendance psychologique (indirecte) en raison de leur action hypoglycémiante.
7. Le Dr Emmanual Cheraskin, pionnier de la médecine orthomoléculaire, affirmait dans *Psychodietetics* (p. 72-73) que « la personne qui souffre d'hypoglycémie a [...] des hauts et des bas émotifs difficilement contrôlables. Elle est victime d'une réaction chimique qu'elle ne peut absolument pas maîtriser et dont les effets sont si graves que, fréquemment, ils ressemblent à de la folie ». Citation relevée par Danièle Starenkyj dans *Le mal du sucre, op. cit.*, p. 33.
8. Se référer à la bibliographie pour retracer les écrits de ces auteurs sur la psychonutrition et l'hypoglycémie.
9. Danièle Starenkyj, *Le mal du sucre, op. cit.*, p. 62 et 125-135.
10. Le Dr Carl Pfeiffer, auteur d'*Équilibre psychobiologique et oligo-aliments,* et directeur du célèbre Brain Bio Center (USA), précise les conséquences du déséquilibre métabolique en oligo-éléments, p. 91-99.
11. Voir les affirmations relevées par Danièle Starenkyj (p. 17-27), qui proviennent en partie de *Sugar Blues* du Dr William Dufty, p. 62.
12. Le Dr Harry Salzer, psychiatre et chercheur au Collège universitaire de médecine (Cincinnati), affirmait, après 10 ans de recherches sur l'hypoglycémie : « Je crois que l'hypoglycémie est une des causes les plus courantes de maladies neuropsychiatriques et qu'elle est causée par des changements dans les habitudes alimentaires de l'homme. » Cité par Danièle Starenkyj dans *Le mal du sucre, op. cit.*, p. 46.

13. Michael Lesser, *La thérapie des vitamines et de l'alimentation pour retrouver son équilibre,* Paris, Éditions Terre vivante, 1980, chapitre 1.
14. Voir le glossaire définissant les réactions adrénergiques et le texte du Dr André Nadeau au chapitre I.
15. John Marks, auteur de *The Benzodiazepines use, overuse, misuse, abuse,* MTP Press, 1985, cité par Marie-Claude Roy dans *Se libérer des tranquillisants, op. cit.,* (*p. 51*), remet en question la tendance à vouloir soulager le plus rapidement possible toute anxiété et insomnie. Il préconise plutôt de rechercher les causes psychiques ou environnementales du problème. Par ailleurs, s'il y avait prescription, il suggère d'apparier celle-ci à une psychothérapie et à des modifications dans la vie de la personne.
16. Danièle Starenkyj, *Le mal du sucre, op. cit.,* p. 50, et Carl Pfeiffer, *Équilibre psychosociologique et oligo-aliments, op. cit.,* p. 76 et 82.
17. Paul Drouin, «L'hypoglycémie: un diagnostic difficile, des tests controversés», *Actualité médicale,* juin 1995; André Nadeau, «L'hypoglycémie réactionnelle, mythe ou réalité?», chapitre I, p. 29.
18. Voir le chapitre III: «Une alimentation saine et équilibrée», p. 77.
19. Dans certains cas, le sevrage de la cigarette sera le dernier à faire dans tout le processus. Certaines personnes se sentent prêtes à arrêter de fumer à la deuxième phase de sevrage, en même temps qu'elles abandonneront les médicaments; d'autres sentiront le besoin d'attendre à la troisième phase, phase complémentaire de consolidation des acquis (voir le tableau 23: «Modèle synthèse du processus de sevrage», p. 235).
20. Le foie, la thyroïde, l'hypophyse et les glandes de la muqueuse digestive jouent aussi un rôle dans les mécanismes de régulation du sucre.
21. En effet, beaucoup d'antidépresseurs modifient certaines fonctions endocriniennes et influent sur la glycémie, soit en l'abaissant, soit en l'élevant, selon les personnes et selon d'autres facteurs. Parmi eux: Elavil, Surmontil, Tofranil, Triptil, Aventyl, Anafranil, Deprex, Norpramin et Prozac (source: *Compendium des produits pharmaceutiques*).
22. Très souvent, une psychothérapie est nécessaire pour résoudre une culpabilité profonde, une colère réprimée, une honte tenace, une dépendance affective, une grande vulnérabilité et une faible estime de soi.
23. Voir la bibliographie concernant l'hypoglycémie, les allergies et le *candida.*
24. Voir le chapitre 4 du livre de Marie-Claude Roy: *Se libérer des tranquillisants,* Québec/Amérique, 1988.
25. Ressources extérieures spécialisées: diverses cliniques ou maisons de désintoxication et autres professionnels de la santé qui offrent leurs services en privé ou dans le réseau des affaires sociales (hôpitaux, CLSC, etc.); médecins, psychologues, travailleurs sociaux, psychothérapeutes ou autres intervenants en désintoxication. Marie-Claude Roy détaille ces ressources dans *Se libérer des tranquillisants, op. cit.,* p. 114 et 123.
26. Un tel rythme dans le processus de sevrage est très réaliste, car notre expérience nous démontre que la majorité des gens en arrivent à bien contrôler leur glycémie (et à pouvoir compter sur leur nouvel équilibre physique, mental et émotionnel jour après jour)

après une période dépassant souvent deux ans. Lorsqu'il y a d'autres interférences métaboliques et psychologiques influant sur la glycémie, il est possible que cette période soit prolongée.

27. Marie-Claude Roy, *Se libérer des tranquillisants, op. cit.,* p. 53-64.
28. Voir le glossaire identifiant la liste de médicaments appartenant à la famille des benzodiazépines, p. 337, 344.
29. Marie-Claude Roy, *Se libérer des tranquillisants, op. cit.,* p. 54-58.
30. La personne doit s'assurer que le centre de santé choisi offre des repas et des collations qui lui permettront de poursuivre le contrôle de son hypoglycémie.
31. Après cette étape, la personne veillera à s'offrir un soutien régulier grâce aux groupes d'entraide (pour les hypoglycémiques et les pharmaco-dépendants), et ce, aussi longtemps qu'elle en sentira le besoin.
32. Marie-Claude Roy, *Se libérer des tranquillisants, op. cit.,* p. 78.
33. Marie-Claude Roy, *Se libérer des tranquillisants, op. cit.,* p. 75-76.
34. Au chapitre IX, nous suggérons divers moyens de vaincre l'insomnie, les états d'anxiété et de dépression et la compulsion alimentaire.
35. Voir au chapitre X la section intitulée «Une invitation à retrouver l'harmonie dans tout votre être».
36. Voir la brève explication de ce terme au tableau 25, point n° 2, p. 250.
37. Marie-Claude Roy, *Se libérer des tranquillisants, op. cit.,* p. 61, 66, 78-79.
38. Marie-Claude Roy, *Se libérer des tranquillisants, op. cit.,* p. 83, 108-109.
39. En phase de réadaptation, plusieurs ex-toxicomanes minimiseront les risques de rechute en s'offrant un soutien thérapeutique individualisé ou de groupe, qui s'appuie sur une approche concrète de soutien psychosocial: approche cognitive et behaviorale.
40. De telles activités peuvent être faites sous la supervision d'un psychothérapeute en santé globale ou d'une autre ressource spécialisée.

Chapitre IX

1. Sources: Marie-Claude Roy, *Se libérer des tranquillisants, op. cit.,* p. 72-74 et Bruno Fortin, *Prendre soin de sa santé mentale,* Méridien, 1993, p. 88-96.
2. Source: Pierre Lalonde et Frederic Grunberg, *Psychiatrie clinique: approche contemporaine,* Gaétan Morin, 1988, p. 88, 132-135.
3. Bruno, Fortin, *Prendre soin de sa santé mentale, op. cit.,* p. 90-96.
4. Robert C. Atkins, *La nutrition révolutionnaire, op. cit.,* Buchet/Chastel, 1981, p. 100.
5. Sources: Aaron T. Beck, *Depression: clinical, experimental and theoretical aspects,* Harper & Row, 1976; G. Emery, *Overcoming Anxiety,* BMA, 1987; Bruno Fortin, *Prendre soin de sa santé mentale, op. cit.;* Marie-Claude Roy, *Se libérer des tranquillisants, op. cit.*
6. Liste des symptômes d'anxiété selon l'Association de psychiatrie américaine (1989) et selon Pierre Lalonde et Frederic Grunberg, dans *Psychiatrie clinique: approche contemporaine,* Gaétan Morin, 1988, p. 96-97.

7. Si le degré d'anxiété n'est pas trop élevé, à la place de la technique de Jacobson, on peut s'initier à la relaxation passive appelée «training autogène» de Schultz.
8. Emery, G., *Overcoming anxiety,* New York, BMA, Guilford Publications, 1987, Audio-cassettes.
9. Bruno Fortin, *Prendre soin de sa santé mentale, op. cit.*, p. 110-115.
10. Robert C. Atkins, *La nutrition révolutionnaire, op. cit.*, p. 94.
11. Sources: Marie-Claude Roy, *Se libérer des tranquillisants, op. cit.*, p. 70-71; Serge Mongeau, *Dictionnaire pratique des médecines douces,* Québec/Amérique, 1981, p. 132-133; Robert Atkins et Pharm Action, Feuilleton 10 495, p. 88.
12. Robert C. Atkins, *La nutrition révolutionnaire, op. cit.*, p. 86-87.
13. Yves Jovanovic, cité dans l'ouvrage de Serge Mongeau, *Dictionnaire pratique des médecines douces, op. cit.*, p. 133.
14. La Médecine Nouvelle propose une approche de guérison des maladies à partir d'une codification biologique – uniforme pour tous – des conflits intrapsychiques et des ressentis associés à chacun d'eux. Découverte par un médecin allemand, le Dr R. G. Hamer, elle décrit les processus uniformes et détaillés de développement (phase active sympathicotonique) et de guérison (phase vagotonique) de chaque maladie.

Quatrième partie

1. Le pancréas endocrine est cette partie de la glande qui sécrète l'hormone appelée «insuline». (*Voir schéma I, p. 47*)
2. «Glycémie» est un terme médical signifiant *le taux de glucose dans le sang.*

Chapitre X

1. Exemples d'agressions provenant du monde intérieur: lorsque je me dénigre ou me culpabilise, lorsque j'ai honte de mes besoins – et d'agressions provenant de l'extérieur: lorsque je me laisse humilier, mépriser, battre, etc.
2. Et non pas être aimé uniquement pour ce que vous faites en accord avec les attentes de votre père ou de votre mère, etc.
3. Le Dr Hans Selye, auteur de *Stress sans détresse,* a découvert les mécanismes physiologiques et les effets du stress dans l'organisme.
4. Guy Corneau, auteur de *Père manquant, fils manqué* et de *L'amour en guerre,* vit de façon superbe malgré une colite ulcéreuse l'affectant depuis plusieurs années.
5. Conférence donnée par Guy Corneau à la Bibliothèque Nationale du Québec à Montréal, le 20 avril 1994.
6. Guy Corneau, *idem,* note n° 6.
7. Extrait d'une communication donnée par Odette Bouchard, sexologue clinicienne, à l'Association des hypoglycémiques du Québec, le 6 décembre 1986.
8. Interprétations inadéquates et erronées: hypocondrie, dépression, absence d'amour, mauvaise volonté, mépris, infidélité, impuissance ou frigidité, état psychotique, maladie dégénérative, etc.

9. Ce thème est développé un peu plus loin dans ce chapitre.
10. On sait toutefois que le déséquilibre hormonal relié à la ménopause ainsi que les risques accrus d'infections vaginales chroniques (à *Monilia*) associés au déséquilibre glycémique du diabète ou de l'hypoglycémie sont susceptibles de diminuer la lubrification vaginale. La déficience en œstrogène chez la femme ménopausée créerait une sécheresse incommodante et parfois irritante du vagin, alors que les infections chroniques provoqueraient une sensibilité douloureuse de la muqueuse vaginale venant altérer le réflexe de la lubrification. Après la guérison de l'infection, l'application vaginale d'une gelée lubrifiante stérile lors du coït est un excellent moyen de suppléer à cette lacune. En plus de ce dernier soutien, beaucoup de femmes ménopausées assouplissent leur muqueuse vaginale en prenant soin, entre les relations, de faire des applications vaginales de crème œstrogénique ou de gelée d'aloès riche en vitamine E. Ces applications sont associées à des massages délicats de l'entrée du vagin avec les doigts. Soyez à l'affût de l'arrivée sur le marché de nouveaux produits pour les femmes ménopausées.
11. Selon une approche holistique de la santé, toute maladie est la résultante d'un déséquilibre ou d'un blocage énergétique survenu avant même l'apparition de lésions et qui affecte les trois dimensions de la personne : corps, émotions et esprit. Il en est de même pour l'hypoglycémie. Le déséquilibre hormonal qui la caractérise est associé à une perturbation dans la libre circulation de l'énergie globale de la personne, entravant plus ou moins le fonctionnement normal des divers organes et affectant aussi son état psychoémotif. Dans ce contexte, on ne peut nier l'impact négatif du déséquilibre hypoglycémique sur les mécanismes neurophysiologiques de la réponse sexuelle à ces différentes phases. Mais, puisque avec la méthode de recherche expérimentale propre à la médecine officielle on ne peut actuellement en mesurer les effets réels et constants chez tous les sujets, aucune conclusion scientifiquement valable ne peut être tirée. On peut toutefois espérer de la part de la médecine traditionnelle une plus grande ouverture d'esprit face aux approches nouvelles (alternatives) de la santé qui considèrent l'individu sain comme un tout intégré répondant à des lois énergétiques spécifiques. Une telle ouverture serait un atout de plus vers une compréhension plus globale du déséquilibre glycémique. Elle favoriserait le choix de soutiens thérapeutiques mieux adaptés à sa réalité énergétique et holistique, venant ainsi compléter avantageusement les soutiens déjà existants.
12. Le livre de Bruno Fortin intitulé *Vivre avec un malade... sans le devenir !*, Méridien, 1991, saura magnifiquement guider quiconque vit avec une personne hypoglycémique. *Voir bibliographie, p. 360.*

Chapitre XII

1. Il est inapproprié d'envisager une guérison dans le sens où l'ex-hypoglycémique pourrait délaisser impunément, pendant plusieurs semaines, ses saines habitudes alimentaires et

de vie, sans ressentir à nouveau certains symptômes. Mais un hypoglycémique qui adopte de saines habitudes alimentaires et de vie et qui s'y tient pourra manifester une vitalité insoupçonnée. Très souvent, il pourra prévenir au fil des mois d'autres difficultés de santé plus graves. Il aura la chance de vieillir tout en conservant son potentiel de santé.

2. Texte présenté par Hector Cormier, un enseignant retraité, dans le cadre d'un cours d'info-communication à l'Université de Moncton au Nouveau-Brunswick en 1992.
3. Hurdle, J. F., *Low Blood Sugar: A Doctor's Guide to Its Effective Control.*

Conclusion

1. On trouve à l'annexe 1 la liste des services offerts par l'AHQ et le Centre HYPOTALQ.
2. Ces recommandations sont issues d'une conférence donnée par Murielle Thériault au cours d'une session de formation continue pour les diététistes des régions du Saguenay – Lac-Saint-Jean (1985) et de Trois-Rivières (1986).

Annexe 3 – Glossaire

1. Les définitions des termes utilisés dans le glossaire proviennent des sources suivantes: *Larousse médical,* Paris, Larousse, 1995, 1203 pages; Chanine, Nathalie, et Régine Simonet, «Dossier sur les allergies alimentaires», *Médecines douces,* n° 34, mars 1995, p. 17-22; Parent, Gilles, *La nutrition et les maladies auto-immunes,* document d'enseignement, Montréal, novembre 1992, 75 pages.

ANNEXE 7

Les auteurs

ODETTE BOUCHARD est auteur, formatrice et consultante en hypoglycémie, psychothérapeute en psychosomatique et sexologue clinicienne.

D'abord diplômée de l'Université du Québec à Montréal en pédagogie, puis en sexologie, Odette Bouchard a œuvré pendant 14 ans dans le domaine de la santé et des services sociaux, avant d'offrir ses services à l'AHQ. Depuis 1984, elle est praticienne consultante en hypoglycémie. En plus de donner des cours sur les multiples aspects de l'hypoglycémie, grâce à des formations para-universitaires en Gestalt et en psychosomatique et grâce à l'approfondissement de la psychothérapie par l'expression créatrice, elle accompagne la clientèle en déséquilibre glycémique.

À titre de psychothérapeute en santé globale, elle s'occupe en priorité, depuis une vingtaine d'années, des cas d'hypoglycémie tenace, dont les symptômes sont persistants et entretenus par un stress chronique ou par un conflit psychologique non résolu. Elle accompagne aussi les ex-toxicomanes en phase imminente de rechute à cause d'une hypoglycémie ignorée. Elle aide les personnes dites dépressives, mais qui sont davantage en dépression hypoglycémique, ainsi que les personnes souffrant d'intolérances alimentaires ou de troubles digestifs et de l'alimentation associés à l'hypoglycémie.

Ces dernières années, sa pratique privée s'est enrichie d'autres formations complémentaires en thérapies psychocorporelle et énergétique (antigymnastique, polarité, reiki), en psychothérapie auprès des personnes en situation de crise (abus sexuels, difficultés conjugales, états limites), de même qu'en sexologie clinique spécialisée (diabète, gynécologie, homosexualité). Elle est aussi praticienne en Médecine Nouvelle.

Ce n'est nullement par hasard que Odette Bouchard s'intéresse à l'hypoglycémie. À la suite d'une détérioration majeure de sa santé, reliée à des allergies ainsi qu'à une hypoglycémie réactionnelle (diabétogène) non diagnostiquée pendant près de 20 ans par la médecine (malgré de nombreuses investigations médicales et des efforts personnels soutenus sur le plan physique et psycho-émotif pour retrouver un mieux-être), elle a voulu, après toutes ces années de recherche et de déroute, apporter la connaissance, la justice et surtout la dignité aux nombreuses personnes auxquelles les symptômes de l'hypoglycémie ont volé une partie de leur vie.

Après avoir travaillé pendant plus de 16 ans comme consultante, psychothérapeute et formatrice à l'AHQ, elle crée en 2001 le Centre d'Hypoglycémie et des Troubles Alimentaires du Québec (Centre HYPOTALQ). Elle en est directrice et formatrice. Le Centre offre à la population du Québec et des régions francophones du Canada et de l'Europe des services santé rassurants et multidisciplinaires avec une dimension biomédicale nutritionnelle et psychologique intégrée. Il a pour but d'aider la personne à dépister et à vaincre l'hypoglycémie, à prévenir le diabète, le *burnout* et la dépression. Le Centre offre un soutien global aux personnes souffrant de troubles alimentaires connexes au déséquilibre glycémique ainsi que des services de résolution de conflits pouvant être à la source de l'hypoglycémie et d'autres affections avec l'approche de Médecine Nouvelle.

Pour joindre le Centre et communiquer avec Odette Bouchard :
Le Centre HYPOTALQ
C.P. 65021, Place Longueuil
Longueuil (Québec) J5K 5J4
Téléphone : (450) 677-9935
Courriel : odettebouchard@sympatico.ca
Site Internet : **glycemiasolutions.com**

Murielle Thériault est enseignante, auteur, psychothérapeute, conférencière et cofondatrice de l'Association des hypoglycémiques du Québec.

Murielle Thériault détient un baccalauréat en pédagogie (1960) et un baccalauréat ès arts (1969). Elle a été enseignante pendant 32 ans à la Commission scolaire de Montréal (CSDM).

Elle a connu des problèmes de santé assez tôt. Des signes avant-coureurs d'hypoglycémie sont apparus à partir de l'âge de 18 ans: fatigue, fringales, tremblements, fièvre non expliquée. À 28 ans, une hospitalisation de six semaines a révélé, après un test d'hyperglycémie de trois heures, un prédiabète qui pouvait être contrôlé par une diète appropriée. Six années plus tard, en 1974, de la fatigue chronique et de la basse pression l'ont conduite chez un naturopathe qui a suggéré une hyperglycémie de cinq heures. Elle était encore affectée de prédiabète et souffrait en plus d'hypoglycémie, ce qu'il est convenu d'appeler le dysinsulinisme. Une alimentation comprenant trois repas et quatre collations par jour, à heures fixes, lui a redonné de l'énergie et la capacité de fonctionner en soirée sans consommer de stimulants ni de tranquillisants.

Puis elle a fait la rencontre, en 1974, de l'omnipraticien avant-gardiste André Sévigny. Ce médecin a mis à sa disposition plusieurs livres sur l'hypoglycémie publiés aux États-Unis. Entre 1976 et 1978, elle a offert son appui à ses amis et aux patients du Dr Sévigny. Les bases d'un premier cours étaient jetées. En 1982, après avoir donné un enseignement de trois jours par semaine pendant sept ans, Murielle Thériault fonda l'Association des hypoglycémiques du Québec.

Pour atteindre un nouveau bien-être, elle a dû recourir à diverses médecines douces comme la chiropractie, l'acupuncture, l'homéopathie, les Fleurs du Docteur Bach et le reiki. Elle a pu ainsi éliminer les infections chroniques et cesser d'être dépendante des antibiotiques qui affaiblissaient son système immunitaire d'année en année.

La prise d'antibiotiques et d'anovulants avait également laissé des traces, dont l'apparition du *candida albicans*. Le Dr Paul Drouin, omnipraticien, lui a permis de contrôler ce problème de santé dont les symptômes s'apparentent à ceux de l'hypoglycémie.

Enfin, elle a également souffert d'un problème d'allergies. Deux allergologues n'ont dépisté aucune allergie d'apparition rapide. Cependant, comme ils croyaient que le blé entier et les produits laitiers causaient souvent des problèmes, ces aliments ont été supprimés pendant une longue période. La situation s'est améliorée, mais des symptômes l'incommodaient encore. C'est Gilles Parent, naturopathe, qui lui a permis à deux reprises (1992 et 2002) de faire un autre pas vers la santé. Des tests sanguins sur 250 aliments, faits aux États-Unis, ont permis de dépister chez elle plusieurs intolérances alimentaires. Ces intolérances, parce qu'elles apparaissaient 12 à 30 heures après la consommation de l'aliment concerné, étaient très difficiles à détecter. Elles causaient une fatigue chronique et plusieurs autres symptômes.

Peut-on guérir de l'hypoglycémie? Certaines personnes contrôlent leurs baisses de sucre en quelques semaines. Pour d'autres, le processus est plus lent. Celles-ci doivent vérifier la présence potentielle du *candida albicans* et d'intolérances alimentaires, chercher le soutien de la psychothérapie (10 années dans le cas de Murielle Thériault) et des médecines douces. La santé se conquiert donc graduellement, par paliers. Cette conclusion vient après 20 années d'expérience auprès de nombreux hypoglycémiques.

Murielle Thériault a été présidente de l'Association des hypoglycémiques du Québec de 1984 à 1987 et trésorière de 1995 à 1999. Elle y agit comme personne ressource depuis 1977. Maintenant à la retraite, elle est thérapeute et peut donner des conférences dans tout le Canada et en France; elle peut aussi offrir des entrevues et des cours dans l'arrondissement de Ville LaSalle (Montréal).

Voici son adresse électronique: murielt@videotron.ca

INDEX

Absorption des aliments
tableau de la vitesse, 78
Activité physique, 144
alimentation, 146
liste d'exercices progressifs, 145
principes à suivre, 145
Aliments ou produits
conseillés, 84
non conseillés, 84
Allergies, 18, 44, 59, 164, 181-182, 225, 236, 259, 331

Cholestérol, 114, 131
Collations, 90, 201
combinaisons, 92
principes à suivre, 91
suggestions, 93
Compulsion alimentaire, 258, 261
anorexie, boulimie, 258-261
bibliographie, 353

Dépistage
glucomètre (lecteur de glycémie), 61
hyperglycémie de cinq heures, 61
outils, 49
questionnaire
pour les adolescents, 57
pour les adultes, 51
test sur papier buvard Glucoval, 62
Dépression, 250, 334
antidépresseurs, 333
anxiété, 215-218, 253-255, 333
dépendance aux anxiolytiques, 225, 230, 238
états anxio-dépressifs, 225, 244, 249-253
sevrage des anxiolytiques et des tranquillisants, 230-238
protocoles, 232-247
Désintoxication, 150, 153, 335
Diabète
Association, 18, 328, 362
courbe diabétique, 68-70
définition, 40
de type 2, 32
Diarrhée, 147
fréquente ou chronique, 149
occasionnelle, 148
Digestion
absorption des aliments, 78
allergies, 331, 351
description de l'appareil digestif, 171
équilibre de l'eau, 187
outils d'analyse, 193-196
problèmes digestifs (causes), 182
protéines, 104-108
traitement des lourdeurs digestives, 197-207

Eau
importance, 87, 187
Épicerie santé, 125

Féculents, 102-103
Fêtes et réceptions
alcool et alimentation, 141-145
Fibres alimentaires, 130-134
Fibromyalgie, 45, 261-263
Fruits, 99

Glandes endocrines, 47, 336
hypophyse, 47
pancréas, 47
surrénales, 47
thyroïde, 47
Glycémie, 66, 69, 202, 327
Glucides, 97, 119, 143, 329, 363
Glucomètre, 61
Grossesse, 154
accouchement, 155
allaitement, 156
Groupes à risque, 45
Guérison
étapes, 305, 306

Hormones, 31, 47
insuline, 48, 131, 327, 337
adrénaline, 48
glucacon, 47, 104,
Hygiène de vie globale, 265, 294
dans sa tête, 300
dans son âme, 302
dans son cœur, 298
dans son corps, 269, 294-295
dans ses relations, 296
liste d'activités, 300

Hypoglycémie
bibliographie, 347-348
causes, 32, 43-44
courbes glycémiques, 27
hypoglycémie fonctionnelle, 67-69
graphiques, 67-68
fluctuation normale, 68
courbe plate, 68, 70
hypoglycémie réactionnelle, 33
définition, 39
personnes à risque, 45
symptômes, 28, 30, 41, 80-81, 327-331

Indice glycémique, 80-81, 327-331
Intestin, 173-179
candida albicans, 168, 198, 199
côlon irritable, 197
constipation, 130-131, 168, 178-179, 186, 192-193, 198, 200
diarrhée, 133, 147-149, 197
importance de la fibre, 130, 134, 186
intolérances alimentaires, 18, 44, 149, 163-165, 167, 182, 207, 236, 331, 351-352
maladie cœliaque, 147, 331
maladie de Crohn, 44, 147, 193, 195, 331
maladie cardiovasculaire, 117
Journal alimentaire, 128-129
Légumes,
plus sucrés, 100
moins sucrés, 101
Légumineuses, 102
Lipides ou gras, 108-113
bons gras, 113-114
de source végétale, 115
de source animale, 116
gras saturés, 117

Maladies cardiovasculaires, 265
Ménopause, 355

Opinions médicales, 25-39

Parents
attitudes à respecter, 162-164
suggestions de lecture, 349
Protéines, 104-105, 210, 211
animales, 106
végétales, 107, 210-211
Psychothérapie, 197, 222, 235, 246-248, 314, 326

Repas, 88
boîte à lunch, 122-123
menus 7 jours, 120-121
petit-déjeuner, 89
du midi et du soir, 90
Restaurant, 139

Sevrage
d'alcool, 141-144, 215-223, 352
de boissons gazeuses, 87, 221
du café et des substituts, 87, 188, 221
de la cigarette, 153-154
des drogues, 215-225
des médicaments, 232-249
des somnifères, 243, 246, 247, 255-258
des sucres et des substituts, 85, 126, 192, 221, 240
protocole de sevrage, 233, 242, 246-247, 320-323
Sexualité, 277-285
baisse de libido, 41
consultation d'un sexologue, 285, 373
désir sexuel, 41, 279-280
frigidité, 283-284, 371
impuissance, 28, 41, 282, 283, 285, 371
sensualité, 280-281, 295-297
Sommeil, 255
sevrage des somnifères, 243-247, 255-258
insomnie, 255-257
principes à suivre, 147, 256
Stress, 356
chez les jeunes, 161-162
de fond et consultations, 236, 244, 273
et santé globale, 144, 146, 293, 304, 354, 356
acupuncture, 357
exercice physique, 144-146
massage, 350
ostéopathie, 357
relaxation et plein air, 356
Sucre
bons sucres, 83, 85-87
glucides, 97, 98, 99-103, 329
journée équilibrée, 119
glucose, 27, 30, 31, 39, 40, 67, 68
mauvais sucres et sucres raffinés, 83, 85-87, 198
Suppléments alimentaires, 133, 207-209, 317
Syndrome prémenstruel (SPM), 55, 355
Témoignages, 42, 286-291, 308-314
Triglycérides, 327, 341

Végétarisme, 130, 208-212
Vitamines, 44, 71, 168, 174, 181, 187, 192, 207, 208, 209, 222, 317
Voyages, 139

TABLE DES MATIÈRES

Préface 11
Avant-propos 13

Introduction
Se guérir des mauvais sucres, pourquoi ? 15

Première partie
Qu'est-ce que l'hypoglycémie ? 23

Chapitre I
L'opinion de deux médecins 25
Principales normes permettant d'identifier la présence d'une hypoglycémie fonctionnelle 26
L'hypoglycémie réactionnelle, mythe ou réalité? 29

Chapitre II
Définition de l'hypoglycémie 39
L'hypoglycémie, un déséquilibre fonctionnel 40
Les outils de dépistage 49
Les variations de la glycémie 66
Réactions diverses au diagnostic de l'hypoglycémie 71

Deuxième partie
Pour bien contrôler l'hypoglycémie 75

Chapitre III
Une alimentation saine et équilibrée 77
Une assiette santé 77
Processus de digestion et vitesse d'absorption des aliments 78
Savoir choisir les bons aliments 84
Composition équilibrée des trois repas 88
Les collations: tout ce qu'il faut en savoir 90
Glucides, protéines et gras: portions recommandées 97
Équilibrer un menu à la maison et au travail 118
Le végétarisme 130
L'importance des fibres 130
Les suppléments alimentaires 133
Les conditions gagnantes des repas et des collations 134

Chapitre IV
Conseils adaptés au quotidien et aux circonstances particulières 137
Bien manger au restaurant et en voyage 137
Les occasions spéciales 141
L'activité physique 144
Le sommeil 147
La diarrhée 147
L'importance de la désintoxication 150
La dépendance à la cigarette 153
La grossesse, l'accouchement et l'allaitement 154

Chapitre V
L'hypoglycémie chez les enfants 157
Problématique de l'hypoglycémie réactionnelle chez les enfants, les adolescents et les jeunes adultes 158
Conseils aux parents 162

Troisième partie
Les liens entre l'hypoglycémie et d'autres problèmes de santé 165

Chapitre VI
L'hypoglycémie et les troubles digestifs 167
L'importance d'une bonne digestion 170
Les principaux facteurs susceptibles de nuire à une saine digestion 182
Nouveaux outils d'analyse et protocoles de traitement 193
Les troubles digestifs d'origine psychofonctionnelle 197
Le végétarisme et les troubles digestifs 208

Chapitre VII
L'hypoglycémie chez les ex-alcooliques et les ex-toxicomanes 215
Le lien entre l'hypoglycémie et la toxicomanie 216
Conséquences du lien entre la dépendance au sucre et les drogues 218
Suggestions et conseils pratiques 220

Chapitre VIII
L'hypoglycémie, les états anxio-dépressifs et la dépendance aux médicaments 225
Le lien entre l'hypoglycémie et certains états anxio-dépressifs 225
De l'hypoglycémie aux anxiolytiques et aux antidépresseurs 228
Une double dépendance qui exige un double sevrage 230
Modèle inédit de soutien pour le sevrage des mauvais sucres
et des médicaments 232

Chapitre IX
Conseils pratiques pour atténuer divers symptômes pénibles 249
Lutter contre les états dépressifs 250
Combattre l'anxiété 253
Vaincre l'insomnie 255
Neutraliser la compulsion alimentaire 258
Atténuer les douleurs fibromyalgiques 261

Quatrième partie
Se guérir de l'hypoglycémie : une approche globale de la santé 265

Chapitre X
Dimensions psychologique et relationnelle de l'hypoglycémie 269
Une invitation à retrouver l'harmonie dans son corps 269
Aspect psychosexuel et affectif de l'hypoglycémie 277
La personne hypoglycémique et son entourage :
réponses à de courts témoignages 286

Chapitre XI
Guide pratique pour une saine hygiène de vie 293

Chapitre XII
Les étapes vers la guérison 305
Contrôler l'hypoglycémie : un cheminement progressif, par étapes 306
L'hypoglycémie ou le danger de mettre tous
ses œufs dans le même panier 308

Conclusion
Ne plus être victime de l'hypoglycémie, c'est possible ! 315
Souhaits de l'AHQ et du Centre HYPOTALQ quant au dépistage 319

Annexes
1. L'AHQ et le Centre HYPOTALQ : leur histoire et leurs services 321
2. Indice glycémique et hypoglycémie 327
3. Glossaire 331
4. Liste des tableaux, schémas et graphiques 343
5. Bibliographie 347
6. Notes 361
7. Les auteurs 373

Index 377

Cet ouvrage a été achevé d'imprimer
au Canada en mai 2003.

Transcontinental
IMPRESSION
IMPRIMERIE GAGNÉ